精神療法の深さ

成田善弘セレクション

成田善弘 著

Ψ
金剛出版

まえがき

昨年上梓した論文集の「あとがき」に「私にとって七冊目の、そしておそらく最後の論文集である」と書いたのに、また論文集を出してもらうことになった。内容は新しい論文ではなく、すでに今までの論文集に収録した論文からいくつか選んだものである。今回も金剛出版の立石正信氏のお世話になった。立石氏が、今までの論文集のうち古いものは若い人たちにはほとんど読まれていないだろうから、その中から比較的ましなものを集めて新しく一書を作ってはどうかと提案してくださった。私が昨年七十歳で臨床医としての仕事から退いたので、何か記念になるものを作ってやろうというお気持もあったのだろう。はじめは今さらと逡巡したが、そのうちに自分なりに愛着のある論文を若い人たちにも読んでもらいたいという気持になって、立石氏の提案に同意してしまった。論文の選択もほとんど立石氏がしてくださって、私はその案に二、三差し替えたり追加したりしただけである。結果として一九八二年から二〇〇一年までの間に、つまり私の四十代，五十代に書いたものから選んだことになった。順序は執筆順ではなく、大まかに言って総論的なものから各論的なものへとした。総論と言ってもすべて精神療法に関するものであり、各論は強迫症、境界例、心身症およびコンサルテーション・リエゾンについてのものである。こういう構成に、私がどういう仕事をしてきたかが端的に現れている。私は精神医学の中心テーマである統合失調症やうつ病に関する論文をほとんど書いてこなかった。私の学んだ名古屋大学にはその二つについての研究者が笠原嘉教授をはじめ多士済々であったので、私はおのずと別のところに関心を向けるようになった。中心ではなく辺縁へと志向してしまう私の性分の故かもしれない。例外として「分裂病者に会うときに」という短いエッセイを収録した。よくも悪くも治療者としての私の姿勢がよく現れていると思う。なお二〇〇二年に分裂病は統合失調症と名称が変更されたが、本書では論文執筆当時の表記のままにしてある。

書名は収録論文の一つの表題をそのまま採用して『精神療法の深さ』とした。私が人間の心の深みに届く深い精神療法を志しながら、しかしそれに畏れを抱き浅くとどまろうともしてきた、そういう姿勢がその論文だけでなく本書全体の基調になっていると思うからである。

校正刷を読んでいると、自分のしてきた仕事がこの小さな本にすっぽり納まってしまったという気がする。この程度のことしかできなかったのかとなんだかさびしくもなるけれども、一方で自分なりによくやったという気持にもなる。読者のお役に立つかどうかはわからぬが、少なくとも私という一人の精神科医が何をしてきたかを知ってもらうことにはなるであろう。

ありがたいことに、原田誠一先生に「解説」を書いていただくことができた。原田先生は認知行動療法の専門家で、精神分析を学ぶ私とは専門が異なるが、精神療法家として広い視野と柔軟な姿勢をおもちで、そのお仕事から私は多くを学んでいる。論文集に解説をという妙なお願いを御快諾くださったことに心から感謝している。

平成二十三年十二月

成田　善弘

目次

精神療法の深さ

診断と見立て

精神科医の立場から

初出『臨床心理学②診断と見立て』培風館、二〇〇〇

はじめに

本章では精神科医の立場から診断と見立てについて述べますが、精神医学の領域に含まれる各種の疾患や障害一つ一つの診断を述べるのではなく、精神科医が患者を前にして、どのように考えて診断を進めてゆくか、その考え方の筋道を述べてみたいと思います。ただし精神科医といっても専門領域や研究方法によって診断についての考え方にも多少の違いがありますから、ここで述べるのはあくまで、精神療法に関心をもっている一臨床医である筆者の考え方です。

精神科医と心理臨床家では診断や見立てについての考え方や診断基準が異なるところがあるかもしれませんが、悩み苦しむ人たちを援助するという点では両者は共通するので、診断についての考え方にも共有しうるところが多いでしょう。また多少の違いがあるにしても、精神科医と心理臨床家は共同して、あるいは協力して働く場合もあるので、心理臨床家にも精神科医の診断についての考え方を知っておいてほしいと思います（逆も同じです）。また、心理臨床家が関わる人たちの中には、精神医学的な疾患や障害をもつ人たちもあるでしょうから、精神科医に紹介したり相談したりする必要もあるでしょう。適切な紹介や相談ができるように、精神

医学の診断について知っておいてほしいと思います。

精神医学的診断には記述的診断と力動的診断（評価）の二つがあります。筆者は診断という用語は記述的な疾病診断に限って用い、力動的診断は力動的評価あるいは力動的定式化と呼びたいと考えていますので、本章ではそのような言葉の用い方をすることにします。

また、日本語には「見立て」という言葉があります。これを『広辞苑』でひくと、「①見送り、送別。②（イ）選定、鑑定。（ロ）診断。（ハ）遊客が相手の遊女を選ぶこと。③なぞらえること。④芸術表現の一技法、対象を他のものになぞらえて表現すること」とあります。「診断」という言葉は「見立て」の一部であり、診断よりも見立ての方が幅の広い概念であることがわかります。ただし、「なぞらえる」ということも診断ということに含まれると思います。診断とは、目の前の個別的なある事態を、定まった定義をもつより一般的な概念にとりあえずなぞらえてみる、ということなのです。なぞらえてみることで、その個別的事態の理解が深まり、治療法につながれば、その見立ては有効であったということになります。

本章では、まず記述的診断について、次いで力動的評価について述べ、さらに診断面接の留意点について述べることにします。

一　記述的診断

1　診断することの意味

記述的診断とは、その患者がどのような症状を示しているか、その原因は何であるか、疾患分類から見てどのような疾患に罹っているか、を明らかにし、可能なら経過を予測し、治療法を選択することを言います。記述的診断は症候論、病因論、治療論が一組となっていることが理想です。身体医学においてはこういう診断が可能な場合が多いのですが（こう思うのは、ひょっとしたら身体医学を理想化しすぎているかもしれませんが）、精神医学の領域では身体疾患の場合ほど原因が確定されておらず、治療方法も必ずしも確立していません。しかし、いずれ原因が究明され、治療法が確定することを期待して、一般医学の診断の枠組みを踏襲しています。

診断を単に分類し、レッテルを貼ることにすぎないとする批判もありますが、実は分類すること自体が判断のプロセスであって、治療を考える上で不可欠のことなのです。

疾患を分類することがなにゆえ必要かについて、ヤスパース Jaspers K[2]は次のように言っています。「第一に、現れる精神疾患を疾患単位の理念のもとに概観して、何が得られたかを認識する。第二に、精神医学各論を叙述するために分類が必要であり、そうした図式がなくては素材を整理することができない。第三に、図式が患者の大きな現在数を統計的に把握する手段として必要である」。

つまりヤスパースは精神障害を認識するための枠組みとしての診断図式、言い換えれば判断のプロセスとしての分類を目的としています。そして分離された個々の疾患は、たとえ理念（イデー）であるとしても――したがって基準を満たすものでないにしても、理念的にも実践的にも個々の研究の目標点になるとしています。

この対極にあるのがスピッツァー Spitzer RL[4] の操作的疾患概念です。スピッツァーによると、分類の目的は最も広い意味でコミュニケーション、コントロール、理解の三つにあります。コミュニケーションとは、その分類を使う人たちが互いに彼らの取り扱う精神障害についてコミュニケーションし合うことを可能にすることであり、コントロールとは理想的にはその障害の発症を予防できるか、あるいは治療によってその経過を緩和できるかといった能力の意味であり、理解とは精神障害の原因とその発症、顕在化のプロセスについてわかることである、としています。

また、吉松和哉[5]は臨床における診断の意味を「第一は、まったく治療者側の立場で、正しい診断がつくことによって正しい治療方針が立てられるという段階」であり、「第二は、患者に対してその診断名を伝えることにより、治療者と患者がその療養方針に対して共通の理解の基盤に立てる段階」であり、「第三の段階は、いわゆる精神療法的意味合いを含んだ治療的診断」であり、「この段階の診断こそ最も精神医学的であるといってよい」と述べています。

2　わが国で用いられている慣用的診断分類

身体医学における疾患とは、①特有の症状、②特有の経過、③特有の器質的変化、④特定の原因、の四つが明確になっているものを言います。たとえば肺結核は、発熱や咳などの結核に特有の症状があり、増悪と改善を繰り返す特有な経過があり、結核結節や空洞など特有の器質的所見があり、結核菌という原因を特定することができます。一般医学においては、これが疾患の定義なのです。

精神医学が扱う疾患のうちでも身体医学でいう疾患と同じ定義を満たしているものもあります。その代表が進行麻痺です。進行麻痺は痴呆を中心とするさまざまな精神症状や痙攣《けいれん》発作を呈し、梅毒感染後十年から二十年して発病し、いったん発病すると放置すれば数年で死亡するという特有の経過を示し、梅毒特有の脳の実質的変化があり、梅毒スピロヘータという原因を特定できます（わが国の野口英世が一九一三年に、患者の脳内にスピロヘータを発見し、原因を確定しました）。これは精神病の疾患単位のモデルになった疾患であり、いずれ他の精神病もこのように病理所見や原因が確定されるものと期待されたのです。しかし必ずしもそうはゆきませんでした。

精神医学の取り扱う疾患あるいは障害は、必ずしも身体医学で言う疾患の定義を満たしていません。たとえば分裂病や躁うつ病などの内因性精神病と言われる疾患においては、近年研究の進歩が著しいとはいえ、特有の器質的変化はまだ見つかっておらず、原因もまだ特定しがたいのです。しかしいずれ病理所見がわかり原因が特定できるであろうと期待して「病」と呼んでいるのです。心因性の精神障害においてはもちろん病理所見は認められず、身体的原因はないとされます。

現在、精神医学の取り扱う疾患あるいは障害は、わが国では慣用的に次の三種に分類されています。①身体に基礎づけられる精神障害、②身体に基礎づけられると想定されるが、現在のところ、身体的基盤を特定できない精神障害、③心理的原因によると考えられる精神障害、の三種類です。①を外因性あるいは体因性精神障害（あるいは精神病）、②を内因性精神障害、③を心因性精神障害と呼び習わしています。③に神経症を含める場合もあります。これらは病気ですから、生まれつきのものではなく、人生のある時期から始まるものです。

広義の精神障害には、このほかに生来性のものとして、精神発達遅滞と人格障害が含まれます。この慣用的分類を表１に示します。

表１　わが国における精神障害の慣用的分類

Ⅰ．身体因（外因）性精神障害（身体的基盤のあるもの）
（１）器質性精神病：脳の器質的疾患に基づくもの：梅毒性精神病（進行麻痺），初老期痴呆，老年痴呆，てんかん性精神病，頭部外傷によるもの，脳疾患（急性髄膜炎，脳炎，脳腫瘍，その他）によるもの，など
（２）中毒性精神病：アルコール精神病，薬物その他の中毒によるもの
（３）症状精神病：急性伝染病，肝臓疾患，腎臓疾患（尿毒症・人工透析によるものを含む），代謝疾患，内分泌疾患などによるもの

Ⅱ．内因性精神障害（現在，身体的基盤が確認されていないが，いずれ明らかにされるはずだと考えられているもの）
（１）精神分裂病
（２）躁うつ病
（３）非定型精神病

Ⅲ．心因（反応）性精神障害（心理的原因によるもの）
（１）原始反応，反応精神病（拘禁反応，感応精神病，うつ反応，妄想反応，分裂病様反応など）
（２）神経症

最近はＩＣＤ-10やＤＳＭ-Ⅳの分類がわが国でもしだいに用いられるようになっていますが、これらが病因論や治療論につながりにくい症候だけの分類であるのに対し、この慣用的分類は病因論を含んだもので、現在でも十分にその価値をもっているものと筆者は思っています。

ただし、外因（体因）、内因、心因という分類はかなり単純化した分類です。内因性精神病が将来、すべて身体に基礎づけられるかどうかは疑問であり、多くの研究者が心理・社会的要因の関与も否定できないと考えています。身体、心理、社会のさまざまな要因が重なり合って多元的に規定されるものかもしれません。

また心因性と従来考えられていたもの、たとえば不安神経症や強迫神経症に近年、身体的基盤が見出されつつあり、これらを単純に心因性とすることはできなくなりつつあります。とはいえ、この分類はまだ大まかには有効であり、原因とともに経過の見通しや治療法に結びついた分類ですから、現在でも

多くの精神科医によって用いられています。

3　身体因、内因、心因の順に考える

精神科医は診断するに当たって、身体因、内因、心因の順に考えます。決してこの逆ではありません。身体因を見落としていては、場合によっては患者の生命の危険を招くかもしれません。また身体因であることがはっきりすれば、有効な治療法のあることも多いのです。

たとえば、うつ状態を示す患者を診た場合、精神科医はまず身体的基盤の有無に関心を払います。患者自身や家族はしばしば心因論者であることがあります。会社でのストレスから憂うつになったのだろうとか、失恋が原因なのだろうとか考えがちです。しかし、うつ状態はさまざまな身体疾患の症状としても出現します。内分泌性疾患、膠原病、腎不全、肝疾患、悪性腫瘍（特に膵臓癌）などにうつ状態が生じることは珍しくありません。さまざまな薬物によってうつ状態が生じることもあります。こういう身体因性のうつ状態を示す患者は動作が少なく、かつ緩慢となり、表情は乏しくなります。泣いたりすることはむしろあまりありません。どちらかと言えば、内因性うつ病と似た病像を示します。ですから、うつ状態を示す患者を診たら、精神科医はまず身体因を疑って他のさまざまな症状の有無を調べます。たとえば下垂体の病気を疑えば体重の減少、体毛の減少、声がれなどがないかを診ると同時に、内分泌的な検査を行います。時には前頭葉の腫瘍がうつ状態を示す場合もあります。これを疑えば、頭痛や吐き気などの脳圧亢進症状の有無を調べ、頭部ＣＴやＭＲＩを撮ります。また治療のために使われている薬剤、たとえばステロイドやβブロッカーなどがうつ状態を招くこともありますので注意が肝要です。

身体因性精神障害の診断において最も重要なことは意識障害を見逃さないことです。内因性、心因性の疾患が原則として意識の障害を伴わないのに対し、身体因性精神障害には意識障害が伴うことが多いのです。意識が障害されていれば容易にわかるだろうと思われるかもしれませんが、昏睡のような深い意識障害なら容易にわかるとしても、軽い意識障害はなかなかわかりにくいものです。簡単な言い間違いやちょっとした錯覚などに注意を払い、軽い意識障害の存在を疑って問診しなければなりません。うつ状態を診た場合も、精神科医はそこに軽い意識障害が存在していないか、あるいはしだいに出現してきはしないかに注意を払います。

うつ状態について、身体因性のものが除外されたら、次に内因性のうつ病を疑います。患者がいかにも悲しげに泣くといった状態よりはむしろ感情が乏しいかに見えること、不眠、食欲不振、体重減少、便秘、性機能障害、その他の身体症状を伴うこと、希死念慮のあること、気分や体調の日内変動があること、そして病相のあること、などが内因性と診断する重要な手がかりになります。内因性うつ病であれば、ほとんどの場合、休養と適切な薬物療法によって治癒します。診断を誤っていたずらに精神内界を探究し、うつ状態を悪化させることのないよう注意しなくてはなりません。

身体因性でも内因性でもないことが明らかになって初めて心因性を疑います。つまり心因性という診断は除外診断なのです。身体因性や内因性の疾患でも、発症に先立ってあたかも心因と思われるような出来事があることも珍しくありません。しかし、それはきっかけにすぎないことも多いのです。患者や家族はしばしば心因論的解釈をしがちですから注意が必要です。除外診断で心因性が考えられるとなったら、心因的な出来事、体験と現在の状態の間に意味関連があるかどうか、了解が可能かどうかを検討します。了解には、体験されたものをそのままとらえる静的了解と、心的なものが心的なものから生じているということを確かな明証性をもって了解する発生的了解とがあります。心因性と診断するためには発生的了解が可能であることが求められます。つまり患者に感情移入して追体験することにより、そのような体験をすればそういう状態になるのも無理はない、と感じられることが必要なのです。

4　主観的体験と客観的所見

記述的診断は患者本人の主観的体験の内容と、客観的に観察される言動の両面から行われます。患者本人の主観的体験を把握するには、知覚、思考、情動、意思などに注目します。具体的には幻覚や妄想があるかどうか、思考の障害があるかどうか、気分はどうか、意欲はどうか、などを診ます。その上でその人の内的体験を全体として理解しようと努めます。主観的体験は患者自身に語ってもらわなくてはわかりませんから、患者の話をよく聴くことが診断をするために最も大切なことになります。

客観的には、患者の表情、態度、服装、それらが全体として面接者に与える印象に留意します。表情だけからでも実に多くの情報が与えられるものです。表情を一瞥《べつ》しただけで分裂病と診断のつくことさえあります。

こういう状態像を観察し、記述するに当たっては、面接者は患者から距離をおいて客観的に把握する態度と、語られる体験を知的に理解するだけでなく、情緒的に関心を向けてその意味を理解しようとする態度の両方をとる必要があります。そしてその患者の正常な人格からの意識や体験の連続性をたどりながら、その中のどの部分が、いつからどのように病態化し、異常として本人に体験されるようになったのか、あるいは病態化しているにもかかわらず、本人が異常として体験していないのか、に注目します。

5　主訴に注目する

患者本人が異常として気づいているところ、そしてそれによって苦痛を体験し、それを取り除きたいと思っているところが主訴として表れてきます。そしてそれが患者が受診する理由になります。診断のためにも、また治療のためにも、まず主訴を明確にすることが必要です。主訴にはさまざまなものがあります。特定のあるいは漠然とした不安であったり、憂うつや焦燥感であったり、「人が怖い」という訴えであったりします。さまざまな身体症状の訴えであることもあります。主訴として訴えられるということは、その体験が自我違質的に体験されているわけで、それを自我違質的に体験している人格の部分が健康な部分です。こういう受診の仕方は神経症圏の患者に多く見られます。

境界水準の患者の場合には、主訴が漠然としていることが多くあります。彼らはさまざまな行動化をしつつも、それを主訴として訴えるのではなく、「空しい」とか「居場所がない」「自分がない」とかと訴えて受診します。彼らは不安を特定の症状に限局化する能力に乏しく、面接者との関係を症状解消のための手段とはみなしていません。空しさを埋めてくれる関係そのものを希求しているのです。

本人が苦痛を感じて自ら受診するのではなく、周囲の人たちが、どうもおかしいと気づいて受診を勧め、本人が連れてこられる場合もあります。こういう受診の仕方は子どもの場合はむしろ当然ですが、青年や成人の場合は精神病圏の患者、アルコールや薬物依存、痴呆、パーソナリティ障害などの場合に見られます。こういう患者は病的な部分を自我違質的に悩むことがなかったり、乏しかったりします。人格全体が病んでいるのです。周囲が気づいている病的なところと、本人が悩み訴えているところがずれている場合もあります。たとえば分裂病患者が誰かに監視されている、嫌がらせをされていると感じて、周囲の人たちに対して攻撃的になったり、閉じこもったりし、まわりから「おかしい」と思われていても、本人は周囲の嫌がらせに対して仕方なくそうふるまっているだけで、自分で異常とは体験していないことがあります。しかしそういう患者も、そういう状況での不安や不眠に焦点を当てて質問すると、肯定することもありますから、まずそれを主訴として取り上げ、当面の治療の目標とすることで合意ができる場合もあります。主訴のないところに治療をしようとすれば、押しつけになったり、強制になったりします。診断においても治療においても、常に主訴に注目し、主訴から出発するのがよいのです。

二　力動的評価

1　正常、健康な面から

力動的評価とは、患者の心理・社会的側面を明らかにし、記述的診断との統合をはかって患者の全体像を理解し、治療方針を選択する指針を得ることを言います。力動的評価に当たっては、まず第一に患者の正常なところ、健康なところに注目します。患者が面接者と同盟を結んで診断の過程や治療に協力しうるか、病的体験を自我違質的なものと体験して訴えることができるか、病識をもっているか、面接者の説明を理解して治療的指示を守ることができるか、などに注目します。精神療法を行うかどうかで重要なのは、患者が「心理的に考える能力（psychological mind）」をもつかどうかです。すなわち、自分の問題について、どのような自己理解があるか、自分の問題を内的、情緒的なこととの関わりで理解してゆくことができるか、記憶や体験を組み立てて一連のつながりのあるものにし、自己探究してゆくことができるか、言葉を用いてある程度の抽象的な思考をしたり、比喩を用いたりできるか、情緒を言葉で表現し伝達することができるか、などを見定めます。これらは患者に精神療法を行うかどうか、行うとしたらどのような精神療法（言語的か非言語的か、探究的か支持的か）が適しているかを判断する上で重要なことです。

2　病理面の評価

第二に、これは第一と表裏のことですが、患者の現在の適応状態を病理の面に注意を払いつつ評価します。最も重要なことは、自我機能の評価です。たとえば、考えたり、話をしたり、勉強したり、仕事をしたり、といった日常生活がどの程度維持され、どの程度障害されているか、患者は不安や葛藤をどの程度精神内界に保持し、主観的に体験できるか、衝動をどの程度コントロールできるか、趣味などの昇華経路がどの程度ひらけているか、などを診ます。さらには現実検討能力を評価します。現実検討能力とは、本人が主観の中で描き出しているイメージや願望や空想と現実とを照合する能力をいいます。すなわち、夢と現実、観念や空想と現実との区別がどの程度できているか、ということです。たとえば幻聴に支配され、幻聴の命じるままに行動してしまうような患者は現実検討能力に欠けると言わざるをえません。また、どんなときにどの程度、自分の内的な情動や不安を外界に投影して、それを現実と思い込んでしまうかを診ることも必要です。たとえば、ある青年は内心、父親に激しい怒りを抱いていたのですが、それを自覚せず、父親に攻撃されると感じて父親を極度に恐れていました。彼の投影はなかなかに強固で、彼が自身の怒りと現実の父親を認識するには何カ月もかかったのです。

さらに、患者がどのような防衛機制を用いているか、それらの防衛機制がどの程度適応的に働いて、内的安定を保つことに役立っているか、それとも防衛が成功せず不安があらわになっているか、その防衛がかえって不適応を引き起こしていないか、などを検討します。そして、これらの防衛機制がどれほど柔軟に働いて、本人がその防衛の働きについて意識化が可能か、それともその防衛が過剰に硬化していて、本人がそれを意識化することができないでいるか、などを評価します。

防衛機制には大別して、抑圧を中心とする比較的成熟した防衛機制と、分裂を中心とする原始的防衛機制があります。前者には抑圧、知性化、合理化、置き換え、昇華、反動形成などが含まれ、後者には分裂、投影性同一視、否認、原始的理想化、価値切り下げ、などが含まれます。神経症の特定の類型は特有の防衛機制と関連づけて理解されます。たとえば強迫神経症では、反動形成、知性化、置き換え、隔離、取り消し、などが主として用いられ、それらは肛門期への退行として理解されています。

3　発症状況

第三に、現在の病状がいつどのようにして生じてきたか、どのような状況や出来事が発症に先立って存在していたか、それがどの程度ストレスとなっていたかを診ます。また発症前の適応状態はどうであったか、それが現在どのような状態になっているかを評価します。ただしこの場合、発症に先立つ出来事を直ちに心因と考えるのではなく、まず時間的関係を把握し、その意味づけは治療過程の中でしだいに明らかになればよいと考えておきます。たとえば、ペットの死のあと抑うつ的になった患者について、しだいにそれ以前により重大な喪失体験のあったこと、それへの喪の仕事が十分なされていなかったことが明らかになった、という例があります。ペットの死が、かつての対象喪失とそれへの喪の仕事の引き金になったのです。

4　ライフサイクル

第四に、患者がライフサイクルの観点から見て、どのような年代にあり、どのような発達課題に直面しているかを評価します。精神障害の発症は、なんらかの発達課題の達成の挫折と関連して理解しうる場合があります。たとえば思春期・青年期であれば、発達課題として、①変貌する身体の受容、②親からの分離・自立、③同世代の同性集団への参加、④現実的自我理想の確立、⑤異性との関係の確立、などが課題と考えられます。患者がこれらの発達課題にどのように直面し、どのように乗り越えているか、あるいは乗り越え損なっているかに注目し評価します。この評価は治療方針の決定に当たって、きわめて重要です。親や周囲の人たちにどう働きかけるかにも手がかりを与えてくれます。

5　面接への期待

第五に、なぜ患者が現時点で面接を求めたのか、あるいはなぜ周囲の人たちが現時点で患者を連れてきたのかを明らかにします。症状が急激に出現したためか、以前からの問題が生活状況の変化によって顕在化したり増悪したりしたのか、成長と発達によって患者が自ら悩むことができるようになったのか、を明らかにします。次いで、患者が面接に何を期待しているかをみます。患者の期待はさまざまです。面接にくる意志がなく、強制的に連れてこられたような場合は、患者は面接には何も期待していないし、面接者に問題解決への助力を依頼することもありません。またある場合には、面接者に依頼しさえすれば面接者がたちどころにすべて解決してくれるであろうという万能的期待を抱いていることもあります。そういう期待のあり方は患者の病理と深く関わっています。期待を明確にしないまま安易に面接を引き受けてしまうと、患者が途中で著しく失望したり、裏切られたと感じたり、ときには面接者に攻撃的になったりします。面接者は患者の期待を明確にするとともに、それに対して自分が何をなしうるかを告げなければなりません。

6　力動的定式化

最後に、以上を踏まえて、その患者の生活歴、発症状況、病歴、現在の状態を総合的に把握し、その患者がどのようにして現症を呈するに至ったかを再構成します。その人の人生における病の意味と由来を明らかにするのです。これを力動的定式化と言います。その人の人生について、最もありそうな物語を作ることだと言ってもよいでしょう。この定式化は治療の進展に伴ってしだいに詳細化され深化されることが期待されます。ある物語が作られ、患者と面接者がそれに合意したときには、治療の重要な部分が終わったと言ってもよいのです。

三　診断面接における留意点

1　面接を構造化する

小此木啓吾(3)が強調しているように、診断のためにはできるだけ構造化された面接を行うのがよいでしょう。構造化された面接とは、面接室で一定の時間、何回か続けて行う面接です。ここでいう面接とは、もっぱら対面法による面接です。対面法には文字通りの対面法と、九十度面接といって面接者と被面接者が九十度の角度で座り、直接目を合わせない方法があります。その中間的な席の取り方もあるでしょう。互いの表情や視線を直視するような席の取り方ですと、互いに相手の反応を意識する度合いが高まり、緊張が高まりやすくなります。九十度法の方が多少気が楽で、沈黙があってもそれほど緊張が高まらず、相手の反応よりも自分の精神内界に目が向きやすくなります。

実際の臨床場面では、必ずしも常に構造化された面接が行いうるとは限らず、病棟の廊下で立ち話をしたり、ベッドサイドで話を聞いたり、作業やレクリエーションに加わりながら話し合ったりすることによって診断しなければならない場合もあります。また、そのような関わりが治療的に大きな意味をもつこともまれではありません。しかし正確な診断に到達するためにも、臨床家としての基礎を築くためにも、そして何よりも患者に安全感を提供するためにも、できるだけ構造化された面接をするよう心がけたいものです。そこで得られる認識が、その他の場面における関わりを評価する軸になるからです。

2　面接の目的を明確にする

面接をするに当たっては、その面接の目的を患者に伝えることが必要です。たとえば初診の患者に予診をとる場合は、予診のあと担当医が面接することになるので、予診者はその後の治療を担当するわけではありません。あるいは治療を受け持っている精神科医から、心理学的あるいは精神力動的理解を得ることを期待して、心理臨床家に面接が依頼される場合があります。そのような場合は、自分の役割を患者に伝えた上で、その範囲で話を聴くことが大切です。話だけ聴きだされて見捨てられた、といった気持ちが患者に残ることがないよう配慮すべきです。

3　患者にできるだけ自由に話してもらう

診断面接では、まったく患者に自由に話してもらうということでなく、症状や病歴を把握するために面接者が質問することもありますが、それでもまず、できるだけ患者が自由に話せるような雰囲気をつくることが必要で、結局はその方が診断についての重要な情報が得られるものです。「どういうことで来られましたか」と問うて、そこから患者の話すことについてゆきつつ適宜質問をして、必要な情報を得るという姿勢がよいでしょう。

4　面接（者）に対する患者の気持ちに配慮する

患者は面接を受けるということ自体に、面接者に自分を見知られ、秘密を探られ、評価されるという不安を抱いているものです。とくに精神科を受診する患者では、自分が狂気とみなされるのではないかという恐れや、とうとう精神科にかかることになってしまったという屈辱感をもっていることもしばしばあります。面接について患者があらかじめ抱いている不安について十分留意し、できるだけその不安について話すように促し、その多くを人間にありうる気持として認め、しかもそれをできるだけ軽減するよう働きかけなければなりません。

患者は面接者に対しても、面接にくる以前から何らかのイメージを作り上げている場合があります。そのイメージは精神科医や心理臨床家一般について患者がもつイメージ、たとえば何でもフムフムと聴いて受け容れてくれる人とか、あるいは他人の心の中に無作法に侵入し、秘密をかぎ回る人とかであったり、以前の面接経験の持ち越されたものであったり、ときには親や兄弟に対する感情の転移されたものであったりします。そのあたりを見きわめて対応することが必要です。

5　「いま・ここ」での精神力動を理解する

一例をあげます。

患者は高校生の男子で、不登校と家庭でときどき暴力をふるうということで、母親に伴われて受診しました。母親に引っ張られるようにして面接室に入ってきたときから、いかにも不機嫌で表情も険しく、面接者が「どういうことで来られましたか」と問うても、ぶっきらぼうに「知らん」と答えるだけでした。面接者が「なにか気分が悪そうですね」というと、「本当は来たくなかった。こんなところに来ても無駄」というので、「お母さんがお膳立てして、それに乗せられて来てしまったということですか」と聞くと、すこし表情をやわらげました。そしてそのあと、今までの進路の選択はみな親が選んで勧めたものだったこと、そこから脱け出して自分らしくしたいと思っても、結局いつもうまくいかなかったことをポツリポツリと語りました。途中で母親が「あなたもそうしたいと言ったじゃない」などと何度も口を挟もうとしましたが、面接者はその都度「お母さんの話はあとで伺いますから、まずご本人に話させてください」と母親の介入を遮りました。そして面接者が「いやだいやだと思っても、結局今日もここに連れてこられてしまったんですね」と言うと、彼はうなずきました。彼はもう拒否的ではなくなっていました。

彼は今までずっと親の敷いたレールの上を歩かされて、それを嫌だと思い、何とか自分らしく生きようと努力してきたが、いつもその試みが挫折して現在に至っていました。お膳立てされたものはもう嫌だと思いつつ、結局それに乗ってしまっていたのです。内心依存したい気持もあって、本当に自分で決めることに不安を抱いていたとも考えられます。こういう葛藤が今この面接場面でまさに演じられているのです。おそらく不登校も家庭内暴力も、この葛藤の反映なのでしょう。

こういった力動は青年期の患者にはよく見られるものです。それを「いま・ここ」の面接場面と結びつけて理解し（診断し）、患者に伝え返すことが重要です。

6 面接者自身の感情を検討する

面接者自身の心身の状態や気持ちも診断面接に影響を及ぼすことがあります。あまりにも疲労していたり、自分自身の悩みごとで頭がいっぱいになっていたりしては、患者のことに心を向けることがむずかしく、精神療法はもとより、診断面接にも支障をきたします。また面接者の疲労や不安は患者に察知され、患者を不安にさせます。患者は面接者の疲労や不安を自分のせいだと思うかもしれません。患者のそういう解釈の仕方が診断の一助になる場合もありますが、診断を混乱させる場合もあります。

たとえば、先にあげた高校生の男子の例で考えてみます。面接者自身が親からの自立をめぐって未解決の葛藤をもっていたとしましょう。自立したいと思いつつ、現実には親の言うことに従って生きてきたとします。その面接者は患者の自立したがっている部分に過剰に肩入れして、親への反抗をそそのかすかもしれません。自分が願望し、しかし現実には成しえなかったことを患者にしてもらおうとするのです。こうなると、その面接は、自立したい子どもを押さえつける悪い親を、患者と面接者がいっしょになって攻撃するといった雰囲気になりかねません。そうなってしまっては、面接者は患者の中にある自立したい気持ちと依存したい気持ちの葛藤を認識することができなくなります。

あるいは、その面接者がかつて親から自立した際に、親を見捨てたように感じて後悔していたとしましょう。彼には親の気持がよくわかるので、自立しようとする患者に対して、まだ早すぎると押さえにかかるかもしれません。そうなるとその面接は、親と面接者がいっしょになって患者を制止したり説教したりする場になりかねません。この場合も、面接者は患者の中にある自立と依存の葛藤を読み取り損ねます。患者は親と面接者が共謀していると感じて、心を閉ざしてしまうでしょう。いずれの場合も、面接者は適切な力動的評価をすることに失敗してしまいます。

面接者は、自分の個人的な見解や価値観を押しつけないように、また自分で意識しない感情に衝き動かされて患者に行動化を促したり説教したりしないように努めなければなりません。患者が自身の意見や感情を表現しやすい雰囲気を作りだすことを優先し、自己主張を断念しなければならないのです。

7 診断を患者に伝える

一定程度の記述的診断に到達したら、可能なら経過の見通しを述べ、治療方針を説明します。治療に選択肢のある場合はそのことを説明し、患者に選択してもらうようにします。患者が混乱している場合は、今は患者自身が決めかねる状態にあるということを患者と合意した上で、面接者が決断することもありえます。

その診断を患者や家族がどう受け取るか、その診断に対してどういう気持をもつかに留意します。たとえば、うつ病という診断は現在の精神科医にとっては予後が良いことを意味しますが、患者や家族は不治の精神病と言われたように思うかもしれません。そのあたりに留意して、よく説明することが必要です。一回の面接で確定診断に至らない場合は、「もう二、三回お会いして、はっきりわかってきたらお話しします」と告げておきます。このように告げることは、むしろ面接者に対する信頼を増しこそすれ、不信にはつながらないものです。

力動的評価についても可能な限り患者に伝え、それについて患者がどう思うかを問うようにします。先にあげた男子高校生に対する面接者の言葉もその一例ですが、力動的評価が適切になされれば、それは共感でもあり解釈でもあるのです。

文献

（1）藤縄昭「精神医学における診断図式序説」、土居健郎・藤縄昭編『精神医学における診断の意味』東京大学出版会、一九八三

（2）Jaspers K : Allgemeine Psycho-pathologie, 5Aufl. Springer Verlag, Berlin und Heiderberg, 1948. 内村祐之・西丸四方・島崎敏樹・岡田敬蔵訳『精神病理学総論（上・中・下）』岩波書店、一九五三

（3）小此木啓吾「記述的診断と力動的診断、診断面接の実際」、小此木啓吾・深津千賀子・大野裕編『心の臨床家のための精神医学ハンドブック』創元社、一九九八

（4）Spitzer RL & Williams JBW : Classification in Psychiatry. In Kaplan, HI et al. (eds), Comprehensive Textbook of Psychiatry, 3rd ed. Williams and Wilking. Baltimore/London, 1980

（5）吉松和哉「臨床精神医学における診断の落とし穴」、土居健郎・藤縄昭編『精神医学における診断の意味』東京大学出版会、一九八三

転移／逆転移

役割からの逸脱と再統合

初出『転移／逆転移』人文書院、一九九七

はじめに

転移と逆転移は精神療法において、とりわけ精神分析的精神療法において、最も重要な概念であり、それをどう理解しどう把握するかは、治療者の治療観ひいては人間観にかかわると同時に、治療技法に直接かかわってくる問題である。本稿ではまず転移／逆転移の概念の歴史を粗描し、ついで「患者と治療者おのおのの役割とそこからの逸脱および再統合」という観点から転移／逆転移についての私の見解を述べ、さらに境界水準と思われるある患者との治療経験をとりあげてその諸相を検討する。

一　「転移／逆転移」概念の歴史

1　転移について

精神分析の第一症例と言える患者アンナ・O嬢は治療者ブロイエル Breuer J に著しく依存・愛着し、ついには「ブロイエル先生の赤ちゃんが生まれてきます」と叫ぶにいたった。驚いたブロイエルは、妻とともに一時ウィーンを逃げ出さざるをえなかった。フロイト Freud S がそこに父親への抑圧されていた感情が治療者に向けて現れていることを見出した。

これが転移の発見であった。つまり精神分析の誕生の時期においては、転移は、治療を妨げるもの、回避すべきものであった。その後フロイトは転移を定義してこう述べている。(3)

転移とは何か、それは分析によって惹き起こされる衝動や空想の改訂版、あるいは模写である。しかしそれは早期のある人物を医師という人物に置き換えるという固有の性質を備えている。言い換えれば、一連の心理的体験の一切が、過去に属するものとしてでなく、現在の時点において医師という人物との関係にあてはまるものとして改訂される。

こう述べるときのフロイトは、転移を過去と神経症（現在）の架け橋、治療の行われる重要な場所と考えている。

グリーンソン Greenson RR は「転移とは、現在のあらゆる人物に対して、ある感情や態度、防衛が体験されることであり、しかもそれがその人物に不適な反復――つまり早期幼児期の重要な人物との関係に由来する置き換え――がある場合のことである」としている。[7] このグリーンソンの定義は、患者の習慣化した反応型（性格の一部となっているような傾向・態度）をも含み、しかも、かならずしも分析状況で発生・発展するものにかぎらず、あらゆる人物に対して向けられるとする点で、フロイトの意図したものよりはるかに広い。[15] さらに彼は、転移の備えるべき特徴として、それが「過去の反復」であり「現在の時点で不適切なもの」であることの二つをあげている。

メニンガー Menninger K[11] は退行との関連で転移を論じている。すなわち、患者は初めは「私は治療者から治癒を望む I want cure from the therapist」と言うが、分析の過程でこの間接目的語の退行が生じて、治療者が母になる。それに伴って他の要素も退行し、「幼児の私は母からの愛情を望む」となると言う。

しだいに分析家たちは、患者が治療関係のなかで示すあらゆるコミュニケーションを、早期幼児期の対象関係の転移として理解するようになっている。さらに最近では、投影性同一視の概念の導入により、患者は治療者のなかに自己（の一部）を見る場合もあると考えられている。

転移とは、患者の過去と現在をつなぐ架け橋であり、患者は転移のなかで治療者をとおして、過去の重要な人物たちと、そして自分でも気づかぬ自己（の一部）と、意味深い対話をするのである。

2　逆転移について

転移について多くを語ったフロイトだが、逆転移について「逆転移」という言葉を直接用いているところは（ストラッキーによると）二箇所しかない。ひとつは「精神分析療法の今後の可能性」[4]という論文で、逆転移を無意識の層に属する治療上の抵抗として概念化し、その抵抗の克服のために自己分析の重要性を指摘しているところ、もうひとつは「転移性恋愛について」という論文で、女性患者の恋愛感情に対して治療者が起こす逆転移を戒めているところである。ただしフロイトは「逆転移」という言葉を用いることなしに、技法論文[5]のいくつかの箇所で、患者の心的な影響あるいは転移に対する治療者の反応や連想こそ最も重要な治療の手段であると述べ、治療者はそれゆえにこそ平等に漂う注意を保ち、患者のこころを映し出す鏡のような役割を果たさなければならないと説いている。

転移が、初めは治療を妨げるものと捉えられていたのに、しだいに治療上最も重要な手がかりと考えられるようになったのと同様に、逆転移についてもフロイト以後の分析家たちは、それが治療を妨げるものであるよりは、治療者・患者関係の理解を深め治療を進展させる手がかりとなると考えるようになっている。とくに対象関係論学派は、投影性同一視の概念を駆使して、患者の精神内界と患者―治療者の対人関係を関連させて理解しようとしている[2,12]。

ハイマン Heinmann P[9]は、治療者が自分の感情を感知するというかたちで患者の無意識が表面化してくると考えた。つまり、治療者の内部に生じてくる感情反応を、患者のコミュニケーションの隠された意味あいを理解するための有用な道具として使おうという考えかたである。

ラッカー Racker H[14]は融和型同一視と補足型同一視という概念で逆転移を捉えている。融和型同一視とは、治療者が患者の内的自己像に同一化することで、通常「共感」とよばれるものにあたり、補足型同一視とは、治療者が患者の内的対象像に同一化することで、たとえば「こんな患者では、母親が怒るのももっともだ」と感じるような場合をいう。

グリンバーグ Grinberg L[8]は、治療者が患者からの投影性同一視に翻弄されて、患者の振り付ける役割を無意識のうちに演じてしまうことを論じ、こういう治療者の特殊な反応を逆投影性同一視とよんでいる。

さらにビオン Bion W[1]は「コンテイナー、コンテインド」モデルによって、転移／逆転移状況を、赤ん坊と母親の関係になぞらえて描き出している。すなわち、赤ん坊は自分の対処できない経験を投影性同一視により母親のなかに投げ入れ、母親は、夢想（reverie）の機能によってその意味を理解して赤ん坊に返してやる。このようにして赤ん坊は、自分の経験を自己の内に受け容れられるようになる。治療者はこういう母親の機能を果たし、患者が分裂・排除した不安・恐怖や自己の一部を患者に返してやる。ビオンは、患者の投影性同一視を安定した気持で受け容れられる治療者の能力を、保持する力（capacity to contain）と概念化し、治療者の主要な機能としている。

ラングス Langs R[10]は治療者の役割と患者の役割を次のように説明している。すなわち治療者の役割には、①治療の枠組・基本的ルールを設定し維持する、②患者を抱え、投影性同一視を保持し《コンテイン》代謝《メタボライズ》する、③患者の象徴的連想、投影性同一視そして意味を破壊する努力を解釈する、の三つがあり、これに対応して患者は、①安全感を獲得し、②投影性同一視していたものを自己の内界に保持するようになり、③自己の言動の意味を理解できるようになる、という。

こういう治療者の役割を果たすためには、転移／逆転移状況を生きつつ、その由来と意味を洞察することが必要である。

二　治療者と患者の役割　そこからの逸脱と再統合

1　「治療者・患者」関係の二重性

精神療法における治療者・患者関係は二重性を帯びている。一方で患者は、治療者と対等の自己決定権をもった人間として、治療者とのあいだに治療契約をとりかわす（昨今この契約のありかたとしてインフォームド・コンセントということが強調されている）。ここでは治療者と患者の関係はあくまでも意識的であり、現実的であり、理性的であり、そして現在的である。

しかし、いざ精神療法的関係が始まると、両者の関係はかならずしもすべて意識的ではなく、無意識的となり、現実的ではなく空想的となり、理性的ではなく情緒的となる。そしてその関係のなかに、現在ばかりでなく過去が甦ってくる。幼児期から現在にいたるさまざまな時代が重層的に、ときには濃縮されて現れてくる。そしてそこにある共通性が浮かび上がる。「現在的」と対比してこれを「通時的」とよぼう。

表1　精神療法関係の二重性

A関係	B関係
意識的	無意識
現実的	空想的
理性的	情緒的
現在的	通時的
職業的	個人的
契約的	転移／逆転移

前者の関係は職業的・契約的関係であり、後者の関係は個人的・転移／逆転移的関係である。前者をA関係、後者をB関係として両者の比較対照を表に示す。

精神療法的関係とは「まずA関係が成立し、その枠組のなかでB関係が発展して、そこで患者の問題が展開され理解される。そしてふたたびA関係が再確認されて終結となる」そういう関係である。A関係は、そこでB関係の展開が可能になる舞台のようなものであり、その舞台でB関係が演じられる。B関係のドラマの最中には、A関係のことは忘れられているかにみえるが、B関係のドラマが終わると、A関係がずっと存在しつづけていたことが改めてみえてくる。

まずはこのように精神療法的関係をA・B両関係の二重性をもつ関係と捉えておく。現実の臨床では、この両関係は重なりあい、交わりあい、ときには混同される。治療者はA・B両関係を生きつつ、A関係のなかにB関係がなにゆえどのように登場してきたかを理解し、ふたたびA関係に立ち戻ろうと努める。その繰り返しが精神療法的営みである。

2 治療者と患者の役割　その逸脱と再統合

それでは、A関係において治療者と患者がそれぞれどのような役割をもつのか、つまり精神療法（とりわけ精神分析的精神療法）のなかでは治療者と患者にそれぞれ何をすることが期待されているか、について考えてみたい。私はそれを次のように整理している。[13]

患者の役割

①自身の問題の解決を求めて専門家に助力を依頼する（依頼者になる）。
②治療構造を守る。
③自分の内界を包み隠しなく言葉にする。
④治療者の介入を受け入れて自分の言動の意味を理解できるようになる。それによって自分の問題（不安や葛藤）をいまいちど自分の中に引き受ける。

⑤自分の問題に自分で対処できるようになる。つまり患者（依頼者）でなくなるように努める。

治療者の役割

①依頼に応えうる知識と技術をもつ（と想定される）専門家として患者の依頼を受け入れる。
②治療構造を設定し、維持する。
③患者に傾聴し、理解する。
④理解したところを患者に言葉で伝達する。それによって患者の問題をいまいちど患者のなかに差し戻す。
⑤面接の仕事のなかでの治療者の分担をすこしずつ少なくする。つまり治療者でなくなるよう努める。

これがA関係が成立するときに患者と治療者おのおのに期待される役割である。もちろん、現実の患者と治療者がすべてこうであるという意味ではなく、これはいわば理想的な患者と治療者の役割を示したものである。

3　役割からの逸脱と再統合

先ほど述べたB関係は、このA関係における役割からの逸脱として捉えることができる。精神分析の諸概念はこの逸脱に着目し、それをさまざまな観点から概念化したものと考えられる。以下、治療者と患者おのおのの役割①～⑤について検討する。

①について　精神療法的関係とは、援助を求める依頼者とそれに応えうる知識と技術をもつと考えられる専

門家とのあいだの職業的関係であり、まず依頼があって始まる。しかし、われわれ精神科医が関わる多くの患者は、初めからこういう依頼者としてわれわれの前に現れるわけではない。たとえば病識のない精神病者はそもそも受診しようとしない。さまざまな行動上の問題をもつ人格障害の患者も、その行動が自我親和的であるかぎり、わざわざ解決を依頼したりはしない。そういう場合は、彼らにどうしたら依頼者になってもらえるかが問題であり、彼らのなかに潜在的依頼者を見出しはたらきかけることが必要である。依頼する気持が一方であっても、精神科医へのなんらかの先入観、不信や敵意があれば依頼しにくい。こういう患者は治療者に「依頼に応えうる専門家」以外のものをみているわけで、そこにはすでに「転移」がはたらいているといえる。また治療者が、援助する専門家としてではなく、たとえば救い主として出現したいと思うときは、そこに「逆転移」がはたらいている。

②について　治療者は治療構造を設定し、患者はそれを守ることが期待されるが、じつはこれがなかなか困難なことである。たとえば境界例はしばしば遅刻し、欠席し、あるいは時間がきても面接室から去ろうとせず、ときには時間外に、それも面接室以外のところで会いたがる。場合によっては、治療者の自宅に押しかける。時と所をかまわず電話をかけてくる。こういう振舞いが「抵抗」とか「行動化」とかよばれる。こういう振舞いをするときの彼らは、治療者を専門家以外の者たとえば母親とみているので、そこに着目すれば、「転移」が生じているといえる。治療者のほうから治療構造を破ってしまう場合、たとえば面接室でなく喫茶店で患者に会ったりする場合、それは治療者の「行動化」であり、そこに「逆転移」がはたらいている。

③について　患者は自己の内界を包み隠さず言葉にすることが期待されるが、これもしばしば困難な仕事である。患者が内界の感情を、主観的に体験できなくて言葉にしにくい場合もある。あるいは「こんなことは治療に関係ない」「これを言うのは恥ずかしい」「こんなことを言うと見捨てられる」など、さまざまな気持のた

めに包み隠しなく言葉にすることができなくなる。言葉にしないということが「抵抗」であり、その背後にある気持が「転移」である。言葉で表現する以前に行動に発散する（つまり行動化する）患者もある。治療者は傾聴し理解する。そのためには患者の話を患者の文脈で聞かなくてはならない。これが困難になるとき、そこに逆転移がはたらいている。

④について　治療者は、理解したところを患者に言葉で伝達する。これが「解釈」であり、治療者の最も重要な仕事である。解釈は、患者にその役割からの逸脱に目を向けさせ、その由来と意味を理解させる。これによって逸脱がふたたび役割のなかに再統合されるのである。ただ受け身的なだけの治療者にはこれができない。あるいは、治療者が言葉で伝達する以上の（あるいは以外の）ことをしたくなる（あるいはしてしまう）こともある。患者のこころのなかに孤独をみてとると、その理解を伝えるのではなく、患者を慰めてやりたくなる。面接時間を延長したり、回数を増やしたり、ときには面接室以外で会おうとする。患者を抱きしめてやりたいと思い、ときには実際にそうしてしまう。これらは治療者の「行動化」であり、その底にある感情が「逆転移」である。

患者は治療者の介入を受け入れて、自身の言動の意味を理解できるようになる、つまり自分の問題を改めてより意識化されたかたちで自己の内に引き受けることが期待される。これも困難な仕事である。たとえば治療者の言葉がまるで権威的・圧倒的な父親の言葉のように思えて反撥してしまう。反撥が「抵抗」であり、反撥を生じさせる感情が「転移」である。

⑤について　患者は依頼者であることから、治療者は援助者であることから、なるべく早く脱却しようと努めなければならない。これは奇妙なことのように聞こえるかもしれないが、じつは患者・治療者双方にとってきわめて重要な仕事である。患者がいつまでも依頼者にとどまろうとするときは「退行」が生じているわけで、

そのままでは患者は自立した個人になれない。いつまでも援助者としての役割にとどまろうとする治療者は、じつは自分に依存してくれる人を必要としていて、そのために患者を幼児扱いする。子離れできない親に対して子どもがいかに苦闘しなければならないかを思い浮かべてみれば、この治療者の仕事の重要性がわかる。

以上が、精神分析的精神療法において治療者と患者が守るべき役割とそこからの逸脱についての私の理解である。ここで注目すべきことは、患者はその役割を守ることを一貫して期待されはするが、同時に、その役割から逸脱することを予期されているということである。精神分析の諸概念（たとえば抵抗、退行、行動化、転移など）は、この逸脱に着目し、それにある意味を付与して概念化したものである。

たとえば「抵抗」は、患者が治療構造を守らない、内界を包み隠しなく言葉にしない、治療者の介入を受け入れない、というようなことを言う。「退行」は患者がいつまでも依頼者（つまり被援助者）でありつづけようとすることを言う。「行動化」とは患者が自己の内界を言葉で表現せず行動に発散することを言う。「転移」は患者が治療者に対してここであげた治療者の役割以外の（あるいは以上の）ことを求めることを言う。この意味では、抵抗・退行・行動化とよばれる現象の底にある感情を「転移」とよぶと言ってよい。つまり、転移が作動しているときには、患者はその本来の役割を守りにくくなる（あるいは守らなくなる）。逆に言えば、患者がその本来の役割を守らないときにその底にはたらく感情を転移と言う。

精神分析的精神療法とは、患者がその本来の役割から逸脱するところに注目し、とりあげ、患者がなにゆえ逸脱するのか（せざるをえないのか）の探究に患者を誘い、それをとおして患者をその本来の役割に差し戻そうとする営みの繰り返しである。また「逆転移」とは、治療者がここで述べた役割を守りにくくなるときにその底にはたらいている感情を言う。つまりA関係のなかにB関係が侵入してきて、A関係が危機に瀕するときに、そこで作用している患者および治療者の感情が転移および逆転移である。

以上述べたように、転移／逆転移は、（私の考える）患者と治療者の理想的役割の遂行を妨げるものとして現れてくるのだが、精神分析的精神療法は、その妨げとなるところをむしろ治療の手がかりにし、その意味と由来を探究することをとおして、患者と治療者をふたたびその理想的役割に差し戻そうとするダイナミックな営みであるところが、ほかの精神療法と異なる特徴である。ほかの精神療法では、患者がその治療法が期待する役割を守らないときには、適応外とされるであろう。役割からの逸脱にむしろ注目し、それを役割のなかに再統合しようということが、精神分析の豊かな発展を可能にしてきたのであろう。

三　一境界例とのかかわりから

私自身が何年かまえに経験した一境界例とのかかわりを述べ、そこに作用していたと考えられる転移／逆転移関係をふり返り、前節で述べた視点から検討してみる。かつてのごく短い症例報告を手がかりに当時をふり返り、それにいまの私がコメントするようなつもりで、この経験を検討してみたい。

患者は二十代半ばの女性である。彼女が四歳のとき、慕っていた父親（研究者であった）が不審な死を遂げ、六歳のとき母親の再婚先について行きそこで育った。患者は、心臓病のある母親に負担をかけまいと、「良い子」を演じてきたが、高校卒業前後から不安、抑うつ、リストカットなどが生じ、いくつかの病院を転々としたのち私のもとへ受診した。彼女は初めは治療者を理想化し同一化の対象とするようにみえたが、しだいに感情不安定となり、面接場面でカルテを破ろうとしたり、手首を切ろうとしたり、それを止めようとする治療者に殴りかかろうとしたりした。治療者（私）はこの患者の変化の意味が理解できず、困惑と怒りを感じたが、黙って我慢していた。こういう関係が二、三カ月続いたころ、たまたま治療者に数カ月先の転勤の話がもちあがった。治療者がそれを告げてしばらくしたころ、患者は「先生のそばにいると、こころのなかのドロドロしたものが溢れ出てきて、手に負えなくなるから、別の病院に変わりたい」と言い、治療者も同意して転院した。その後その病院に入院したが、そこの医師とも安定した関係がもてず、一カ月ほどして治療者（私）のもとに戻ってきた。

再開後最初の面接で、患者は、最近友人が死亡したこと、その友人に患者は何もしてやれなかったことを語った。ついで話は母親の再婚のときのことに及んだ。母親は再婚するとき患者を父親の実家に置いていこうとしたが、患者が「連れて行って」と訴えてついて行ったのだという。面接はその話に終始した。そのとき私は中断・再開の意味を話し合おうと思っていたのだが、患者はそれにふれず話題にしなかった。

この患者は、私が精神科医になってまだ日の浅いころに面接を始めた例である。彼女は知的会話を好み、精神医学や心理学に関心を示し、面接場面でも知的議論を好んだ。ところがしだいに感情不安定になり、治療者を攻撃しはじめた。ほかの人たちに対してはあいかわらずきちんとした知的な女性である彼女が、なぜ私にだけ不安定になるのか、私にはわからず、困惑した。面接が重荷になっていたが、当時スーパービジョンを受ける機会もなく（というより受けることへの不安と抵抗があり）ひとりで悩んでいた。

患者は、早く亡くした父親を理想化し、父親のような知的職業に就きたいと願い、自分が女であることを嫌って「中性」になりたいと言っていた。彼女は治療者に父親を見て、治療者を理想化し同一化しようとしていたのであろう。しかし同時に、自分とさして年齢のかわらぬ治療者をライバル視し、知的に治療者に打ち勝とうとしていた。こういう理解を患者に伝え、患者がどう応じるかを見てみるべきであった。傾聴し理解し、その理解を患者に伝えるのが治療者の仕事であるはずである。

なぜそういう理解にそのときいたらなかったのか（あるいは多少とも理解したのになぜ伝えられなかったのか）。つまり、治療者としての仕事がなぜできなかったのだろうか。私のなかに、彼女から理想化されることにある種の自己愛的満足があったのかもしれないと思う。理想化され同一化の対象とされることは快いものである。とりわけ当時私自身がそうでありたいと思っていた方向（知的な研究者）への理想化は、私の自己愛を満たしたのであろう。

ところが患者はしだいに治療者に攻撃を向けるようになる。「不眠を訴えたのに、無視して、睡眠薬を変えてくれなかった」「いつも面接の終わりに『また来週』と言うのに、先週は言わなかった。私を嫌っているんでしょう」など、些細な（と私には思われた）ことで責められて、私は当惑した。

後に思うに、理想化と同一化の対象であった父親（治療者）がしだいに愛情の対象になりつつあること、そのことに患者が戸惑いや罪責感を抱き、自分にそういう感情を抱かせる治療者（父親）に怒りを感じていたのであろう。こういう父親転移に、当時の私は充分に気づいていなかった。それまでは特に負担にならず楽しみでさえあった彼女との面接が、気の重い、できれば避けたいものになっていたが、ここで患者を放り出しては、前医に「見捨てられた」体験の繰り返しになるから、なんとか面接を続けたいと思った。もうひとつ、この治療を中断することが同僚や先輩からどう評価されるかという不安もなくはなかった。私はどうしてよいかわからない、どうすることもできない、という心境だった。

そのころ私に、数カ月先の転勤の話が生じた。患者にそれを告げるとき「患者がこれを機会に治療者交代を言いだしてくれれば助かる」という思いがあった。「合法的」に患者から離れられることを望んでいた。そのあと二、三カ月して、先に述べたような患者からの中断の申し出があった。そのとき私は、これが治療者の転勤（の見込み）に対する反応かもしれないと思いつつも、その検討をすることなく、患者の申し出をいわばやすやすと受け入れた。

中断の申し出は、治療構造を設定し維持するという治療者の仕事に直接かかわる重大事であるのに、それをやすやすと受け入れたのでは、治療者の仕事をしていないことになる。それは右に述べたようないくつかの逆転移による。私の逆転移は、一部は、私の置かれていた状況（知的な職業人を目指して精神科医になったばかり）への反応であり、一部は、患者の転移に対する反応である。そして、その逆転移が患者の転移の認識を困難にし、治療者としての仕事を不可能にしていたのである。

再開後の第一回目の面接で、患者は友人の死と母親の再婚のときの話をした。別れ・喪失・見捨てられを語ったのである。これは、いま思えば明らかに治療者との関係を暗示していた。治療の中断は、彼女にとっては、友人の死や母親からの見捨てられと等価であったのだろう。

中断と再会をA関係のレベルでみると、いったんは依頼者たることを放棄した患者がふたたび依頼者として現れたのだから、その意味を検討し、再依頼の理由を明確にし、治療構造を再設定するのが治療者の仕事である。そのときなぜ、それができなかったのか。ふり返ってみると、私との関係自体を話題にすることが患者のこころのなかに（じつは私のこころのなかに）「ドロドロした手に負えないもの」をふたたびあらわにするのではないか、という恐れが私のなかにあった。だから、患者が直接話題にしないことを幸いに、それをとりあげるのを避けたのだと思う。ただそのときの私は、そういう恐れが自分のなかにあることすら気づいていなかった（問われればすぐ肯定しただろうと思うが）。患者もおそらく同様の恐れをもっていたであろう。中断のときにそう口にしたぐらいだから、再開のときも、こころの底でそう恐れていたであろう。そういう（無意識的）恐れゆえに、患者も、治療者との関係を直接話題にすることを避けたのであろう。もし私がその恐れを自覚できていれば「治療者の感情をとおして患者の無意識が顕在化した」と言えたであろう。私は深い感情的関係に立ち入って、そこで生の感情が露呈することにいくばくか恐れを抱いている。日常の人間関係のなかでも、できるだけ距離をとろうとしがちである。こういう私の恐れが、この患者との面接のなかにも現れたのであろう。

もうひとつ重要なことは、患者の連想が母親に及んでいることである。それまで患者は、亡き父親について語ることが多かったのだが、治療の再開に際して母親の再婚を語っている。治療者が転勤して彼女を置き去りにしようとしたように(私が内心そうしたいと思ったことを彼女は感知したのだろうか)、父親は彼女を残して逝き、母親も彼女を置き去りにしようとした。中断の申し出は、置き去りにされるよりは置き去りにしようとする、運命の犠牲者であるよりは運命をみずから作り出そうとする、彼女の試みであったろう。

彼女は母親に訴えて再婚先へついて行った。以後は再婚先で母親を困らせることのないよう「良い子」で過ごしてきた。母親には心臓病があり、患者は母親に負担をかけることが母親の病いを重くはせぬかと恐れていた。しかし、母親について行きたいと訴えたときの彼女は、母親に愛を求めつつ、自分を置き去りにしようとする母親に怒りをも抱いていたであろう。愛と怒りの両価的感情がそのとき彼女のこころに渦巻いていたであろう。彼女が治療者に向けている、依存しつつ攻撃するという矛盾した態度は、あるいは母親への感情と重なっていたかもしれない。父親転移とみえていたものの背後に母親転移が重なっていた。彼女は、自分を見捨てて転勤しようとする治療者のところへ戻って来つつ、そういう治療者に怒りを抱いていた。そういう両価的感情が露呈することは、彼女にとって収拾困難な事態だったのであろう。

彼女は青年期に入って母親に対して「良い子」ではなくなり、反撥しはじめた。母子の関係は緊張をはらんだものになっていった。狭心症の持病がある母親は、いつも心臓の薬を持ち歩き、発作のときに服用していた。患者は母親に腹が立ったときに「母親の薬と自分の服用している精神安定剤とを差し替えておこう。そうすれば母親は狭心症の発作で死ぬかもしれない」と密かに思ったという。彼女がこういう思いを抱いてから数週間後に、母親が実際に狭心症の発作を起こし、重態になった。患者はたいへん動揺し、抑うつ的となった。私は、毎親の病気は患者の責任ではないことを繰り返し保証し、抗うつ薬を処方した。

ところが患者は、私が処方した抗うつ薬四日分の処方箋を十四日分と改竄して薬局で受け取った。そしてそれだけの量の薬をすぐに一度に服用した。

外来の待合室で傾眠状態になっているところを看護師に発見されて、診察室に運ばれてきた彼女に、私は「薬を飲んだの？」と呼びかけた。ひょっとして大量服用するのではないかと恐れていたので、四日分だけの処方をしたのだった。彼女が持っていた薬の袋から、彼女が処方箋を改竄して十四日分を一度に服用したことがわかった。そのとき私の言った言葉をいまも覚えている。「それは、私の処方ではない」。

患者は重態に陥った母親を見て、自分も死なねばならぬと感じたのであろう。薬を差し替えようという自分の恐ろしい思いが母の死を招いたのでは、と思い、激しい罪責感をもったのであろう。患者は治療者の手にかかって死ぬことで、母親への償いをしようとしたのであろう。あるいは自分を母親と同一視し、治療者に自分を見て、自分の手にかかって死ぬ母親を演じたのだろうか。

いまこれを書いていて愕然とするのは、そのとき私がまず「それは、私の処方ではない」と言ったことである。患者が処方箋を改竄したのだから、たしかに患者の服用した薬は私の処方ではない。私には責任はない。母親が重態になったとき、患者は「自分が薬を差し替えたわけではない」と繰り返し言い、治療者もそれを支持し「あなたには責任はない」と繰り返し告げていた。私は患者の立場にたって、母親役を演じて死のうとする患者に「自分のせいではない」と叫んだのであろうか。彼女と私のあいだで自他が逆転し、患者は治療者に、治療者は患者に、患者は母親に、治療者は娘に、なっていたのだろうか。投影性同一視の行き交う場では、こういう自他の逆転がしばしば起こるものである。しかしそのときの私には、そういう理解をもつ余裕はなかった。「それは、私の処方ではない」という私の言葉は、「患者の死（の可能性）への責任を回避したい」という気持が言わせた言葉であろう。私のなかに密かに大きくなっていた患者への怒りを否認しようとした言葉だったのであろう。

こういう転移／逆転移状況に気づかなかった私は「患者の行動化の意味を理解しそれを患者に伝える」という治療者のすべき仕事をすることができなかったのである。

幸い母親は回復し、患者も大事にはいたらなかった。この事件のあと患者は母親から距離をとるようになり、精神状態もいくぶん落ち着いた。自殺を企てたことで彼女の自罰欲求が満たされ、罪責感が和らいだのであろうか。あるいは、自分が母親となりその死を演じることで、彼女のこころのなかの巨大な母親像を葬ったのであろうか。そのときの私には、患者がいくぶんか落ち着いた意味が理解できず、患者に伝えることもできなかった。ただ、母親も患者も無事であったことにはほっとして「二人とも無事でよかったですね」と伝えただけだった。この治療者の無邪気な言葉は患者をほっとさせたかもしれない。

その後、私の転勤に伴って治療者が交代した。患者は淡々と別れを告げた。新しい治療者によると、「前治療者（私）が母親と重なっていたのでは」という彼の示唆を受け入れた患者は、まるで憑きものが落ちたかのように穏やかになったという。

この例で私は転移／逆転移の渦の中に巻き込まれ、患者の言動に振り回されていただけであった。患者と治療者の言動を「それぞれの理想的役割からの逸脱」に着目して見直し、その由来と意味を検討するという視点が欠けていたゆえと思われる。

おわりに

転移と逆転移は、依頼者と専門家という役割関係で始まる「患者─治療者」関係のなかにすこしずつ忍び込み、しだいにその力を増し、やがては治療の舞台中央に躍り出る。患者と治療者は、あたかもオペラの舞踏のパートナーのように、たがいに（無意識的に）協力しつつ転移／逆転移関係を踊る。二人がどういうドラマを演じるかに、おのおのが生きてきた人生が凝縮され、映し出される。治療者はこの舞踏の一方のパートナーを演じつつ、同時に、自分がどのように振り付けられているかを（意識的に）理解し、その理解を患者に伝えなければならない。理解が共有されると、転移／逆転移関係のドラマはしだいに終わり、両者は舞台のソデに引っ込むのである。

──世界は舞台だ。すべての男と女は役者に過ぎぬ。誰にも出があり引っ込みがある。（シェイクスピア）

文献

（1）Bion W : Learning from Experience. Heinemann, 1962
（2）遼藤裕乃・福島章「逆転移の研究──概念の歴史とその治療的意義」上智大学心理学年報、20、一九九六
（3）Freud S. 1905. 細木照敏・飯田眞訳「あるヒステリー患者の分析の断片」、『フロイト著作集5』人文書院、一九六九
（4）Freud S. 1910. 小此木啓吾訳「精神分析の今後の可能性」、『フロイト著作巣9』人文書院、一九八三
（5）Freud S. 1912. 小此木啓吾訳「分析医に対する分析治療上の注意」、『フロイト著作集9』人文書院、一九八三
（6）Freud S. 1915. 小此木啓吾訳「転移性恋愛について」、『フロイト著作集9』人文書院、一九八三
（7）Greenson RR : The problem of workingthrough. In (Schur M ed) Drive, Affects, Behaviours. International University

Press, 1965
（8）Grinberg L.: On specific aspect of countertransference due to projective identification. Int. J. Psycho-Anal, 43, 1962
（9）Heinmann P: On counter transference. Int. J. Psycho-Anal, 31, 1950
（10）Langs R: Psychotherapy A Basic Text. Jason Aronson, 1982
（11）Menninger K. 1958. 小此木啓吾・岩崎徹也訳『精神分析技法論』岩崎学術出版社、一九六九
（12）成田善弘「投影性同一視と逆転移」、『精神療法の探究』金剛出版、一九九四
（13）成田善弘「精神療法の失敗について」精神療法、20、一九九四
（14）Racker H. 1968. 坂口信貴訳『転移と逆転移』岩崎学術出版社、一九八二
（15）Sandler J, Dare C and Holder A, 1973. 前田重治監訳『患者と分析者』誠信書房、一九八〇

解釈の実際

転移と逆転移の観点から

初出「精神分析研究」三一巻一号、一九八七

一　共感から解釈へ

本学会には精神分析について正統的、専門的に学んでおられる方々が多々おられるのに、私のような中途半端な者 ―― 力動的精神療法を志してはいるが、精神分析の正統的訓練を受けたことのない者 ―― がこういう場で発言の機会を与えられたことをありがたくかつ心苦しく思っております。

私は精神科医になってはじめの数年間、非指示的精神療法を学び、もっぱら患者の感情を反射し明確化することに努め、それ以上の介入をしないよう心がけてきました。やがてしだいにそこに限界を感じ精神分析的な考え方に傾いてきましたが、それでも私にとって解釈とは、患者に共感しその感情を明確化することをほんの少し先に進めたもの、患者がいまだ自覚していないがいま一歩で自覚に至りそうな感情を、自分が患者に身を重ね合わせて言語化することでした（今でも多分にそうです）。したがって理想的な場合には、患者と私が共同で一つの文を完成するような感じで、われわれの感情を言葉にすることになります。私が実際言葉にする場合、主語はしばしば省かれますが、気持としては「われわれはいま〜と感じている」といった気持です。

二　症例一　患者の感情と治療者の感情

ラプランシェ、ポンタリス Laplanche J et Pontalis J-B[6] の『精神分析用語辞典』によると、解釈とは「主体の言動の潜在的意味を分析的研究によりとり出すこと、解釈は防衛葛藤の様相を明らかにし、究極的には無意識のさまざまな産物として表現される欲望を追及する。治療ではその方針と進展により定められる規則に従って、自身の言動の潜在的意味に患者を近づかせようとして与えられる説明を意味する」とあります。

こういう、分析者が患者に「説明を与える」といった解釈は、たとえ質問の形をとって行うにせよ、結局は「あなたは～である」と患者（の内界）を規定することになる可能性が高いと思われますが、人はこのように他者から規定される（とくにその内界を）ことには抵抗したくなるものだと思います。本来、人は観察され、分析され、規定される、つまり客体化されることを欲しないのではないでしょうか。したがってこういう解釈が受け入れられるかに見えるときは、患者が分析者の言を容れて従うといった関係がすでにでき上っているときか、あるいは患者の自我がより弱い場合には分析者の言葉が患者の中に侵入しその内界を規定しているか、いずれかである可能性を念頭に置かなければならないでしょう。こういう場合、分析者による患者理解が深まったように見えて、実は患者がより依存的、退行的になる恐れがあります。

私の経験では、患者に「説明を与える」というよりも、私が自分の感情を正直に言葉にできたときに、面接が深まると同時に患者の自主性が育ってくる、つまり真の意味で治療的進展が生じるように思います。そのあたりのことについて二、三の経験を述べ、転移と逆転移の観点から検討してみます。なお私のこういう経験は、神経症水準や境界水準の患者との週一回三十分から五十分の対面法による、精神分析的精神療法であろうと志して行っている面接のなかから得られた経験です。

ある恐怖症者、三十代なかばの女性です。父親の秘蔵っ子としてかわいがられて育つが、患者八歳のとき父が事故死。高一のころ母親の男性関係を知りショックを受け、そのころから針恐怖が出現し、約十年にわたってある治療者の治療を受ける。その治療者の転勤により一応治療を終了し、それと相前後して結婚。妊娠中から針恐怖が増悪し、「あれは針じゃないか」「こうしたけど針が刺さらないか」「大丈夫か」としきりに他者に確認を求めるようになった。とくに母親に再三確認、保証を求め、母親は応接にいとまがなく疲労困憊してしまう。患者はこういう症状のため家事、育児ができず、夫との衝突も頻発し、子ども（幼女）を夫の実家に預けている。こういう時点で私を受診。

私との面接中も保証、確認の要求が多く、成育歴や夫との関係など重要な話題が深まりません。多弁で話題がころころ変わり、すぐ保証、確認の要求が出現します。このことについて私は「話題がよく変わりますね」とか「大事な話になると話がそれたり、症状の確認が出てくるようですね」と直面化したり、「あなたは保証、確認の要求によって、ここで自分の気持を見つめることを回避しているようですね」と解釈したりしていました。しかしこういう介入はそれほど有効でなく、患者は治療者の介入を一応肯定するもののすぐまた以前と同様の早口で話し始めたり、時には「先生は冷たい」と言ったりしました。

治療開始後一年半ほどしたある面接で、彼女は夫の実家に預けている子どものことを語り、「あの子が母親（患者）がいないので『おかあちゃん』と呼んでいるかもしれない。自分もこのごろになってやっと本当に子どもに会いたくなった」と語りました。彼女は子どもを産んだときにもあまり喜びがなく、面接場面でもそれまで子どものことについてあまり語ったことがありませんでした。このとき子どもについての感情が初めて語られ始めたのです。しかし彼女はそのときもまたすぐに保証、確認の要求に移り、「大丈夫？」と繰り返しました。このとき私は、この確認要求がもつ回避の側面を直面化したり解釈するのではなく、「そうか、昔から『大丈夫だよ』といってくれる人を求めていたんですね」と応答しました。患者は「そうかもしれない」とめずらしく考え込むように言いました。私がいままでいろいろ言ってきたことのうち、この言葉が初めて患者の心にしみ入ったようでした。（抄録を拝見すると、奥村満佐子先生と佐藤倫明先生の御発表[8]のなかに、強迫神経症の患者に対して治療者が「そうやって念を押して私に『大丈夫』と言ってもらいたくなるね。本当は御主人に言ってもらいたいがそう言ってくれないので私に代わりに言ってもらいたいとなっているのでしょうか」と解釈したら、急速に症状が軽快したという記載があります。私の症例の場合それほど劇的ではありませんがそれでも）これ以後患者の保証、確認の要求は目に見えて減少し、前医にも私にも父親を見ていたこと、「安心させてもらいたくて」治療に来ていたことを語りますが、さらに、子どものころからずーっと孤独な気持があったことが語られ、連想はしだいに母親に移ります。

ふり返って考えてみますと、そのとき私が「大丈夫と言ってくれる人を求めていたんですね」と言ったのは、患者が子どものことを語り、その子が不安のなかで母を呼んでいるのではないか、自分も会いたくなったと語ったあとだったからです。患者自身と患者の子どもが私の心のなかで（そしておそらく患者の心のなかでも）重なって、その重なった存在が不安な子どもとして私のまえにいました。そしてその子どもが「大丈夫？」と母親（私）に繰り返しきいていました（と私に感じられた）。つまり、患者の話の内容（子どもが安全感を求めて母親を呼んでいる）が、いま・ここで治療者である私との間に振り付けられ（実演され）ていたわけです。以前は私は自分が父親と見られていると思っていたのですが、このエピソードから実はその奥で母親と見られていることに気づきました。患者も、私の言葉のあと父親の話をするのですが、しだいに母親の話に移り、その話からは母親との間で充足が得られていなかったことが窺われるのです。

――私自身かつて自分の母親に呼びかけてきてそれが必ずしも応えてもらえなかったという気がしています。そういう気持は中年になった今も存続していますが、しかしこのごろ、母親は子どもに応えてやろうとして、しかも子どもの望むようには応えてやれないらしいと感じて寂しく思っていたかもしれない、とも思うようになりました――。

私のなかに自分と母親についてのこういう気持があって（そのときすべて自覚されていたわけではありませんが）、「大丈夫と言ってくれる人を求めていたんですね」と言えたのかもしれません。

「大丈夫と言ってくれる人を求めている」。これはそのとき十分には意識化されていない患者の感情です。おそらく患者の過去（母親との関係）に由来する無意識的ファンタジーに基づいた感情であって、それが治療者である私に向けられた感情と重なっているのですから、私の言葉は不十分ながら（治療者に向けられた患者の言動の潜在的意味をある程度言語化しているが、その背後にある無意識的ファンタジーにふれていないという意味で不十分）転移解釈といってよろしいでしょう。しかし、先ほどの私の連想からもおわかりのように、それは、ふだんはもはや意識に上らなくなっていた私自身の過去に由来する感情が、患者の言動によって触発されて甦ってきたものでもあります。したがって「大丈夫と言ってくれる人を求めていた」という文の主語は患者であると同時に私でもあるわけです。患者の感情と私自身の深いところにあった感情とが、ここで共鳴したといってよいと思います。こういう体験から、患者が「大丈夫？」と問いかけ訴えているのは実は母親なのだとあらためて得心するわけです。

患者が治療者に安全の保証を求めてくる――子どもが母親に求めるごとく――ということは、実はこのエピソードの少しまえから頭ではある程度気づいていたことでした。しかしそれをそのまま解釈してみても、つまり「あなたは私を母親とみなして、母親に求めるように私の安全の保証を求めているのです」と言っても、おそらく治療の転機にはなりえなかっただろうと思います。私はこの種の解釈を、ある患者の言葉を借用して「平行移動の解釈」と呼んでいます。患者が過去の重要人物に向けていた感情がそのまま治療者に向けられる、過去から現在へ平行移動してくるという意味です。私の経験ではこういう「平行移動の解釈」はあまり奏功いたしません。こういう解釈は治療者のあらかじめもっている理論や知識に基づく説明であり、しかも根本において「あなたは正当でない」(あなたがいま私に向けている感情は正当な感情ではない)と告げることになります。神田橋條治先生[4]は第二六回の本学会シンポジウムで「転移解釈の技法」というお話をされたおり、「現在の言動を過去からの持ち越しとして眺めるという見解は、説明された人の内部に、ひどい自尊心の傷つきをひき起こすもの」であると指摘されています。私も同感であります。こういう解釈には、その事態への治療者の参加と責任、そこでの治療者の感情が不問に付されています。患者は観察され、分析され、規定されているだけで、治療者という一個の人間と出会えていません。そういうところでは人間が本当に揺り動かされるということは少ないでしょう。

——私が子どもとしての患者の気持がわかったと思ったとき、母親の気持にもなったのだと思います。母親は子どもに応えてやろうと努めながら子どもの望むようには応えてやることができなかったのだと、私(＝患者)だけでなく母親もまた満たされぬ思いをしていたのだとあらためて(ひょっとしたらその深さにおいて初めて)気づいたのです。私は母親の気持にもなっていたのだと思います。そしてそれはそのときの母親としての患者の気持でもあるはずです——。

「大丈夫と言ってくれる人を求めていたんですね」という私の言葉は、神田橋先生[4]の言われる「過去の対象関係の相手（この場合は患者の母親）と、現在ここにいる私とのどちらが使っても自然でしっくりなじむような台詞」「過去の関係と今の関係との両方に同じ程度にあてはまるようなコトバ」になりえていたかもしれません。ただし、神田橋先生の場合は意識的に工夫された技法ですが、私の場合は、思わず言ったことにあとから理屈をつけたというのが実情です。

三　症例二　患者の葛藤と治療者の葛藤

さてここまで述べてきて、私が今まで述べてきたことは、つまるところ、患者の訴えが自分にも若干憶えがあるような場合に、すなわちまえもって馴染みがあった場合にわかったような気になる、ということにすぎないではないか、という不安が生じてきました。こういう危険性には土居健郎先生[1]がすでに繰り返し注意を促しておられます。私の述べてきたことは必ずしもそうではないと思うのですが、そのあたりを吟味するために、別の例をお話しします。

この例は境界例と思われます。すでに、別のところに詳しく報告[7]したことがありますが、以下にその一部をとりあげます。

患者は初診時十五歳の少年。ひとりっ子で、母親に「着せ替え人形」のように育てられ、いつも母親について回っていて、幼稚園にも行きたがりませんでした。勉強は母がつきっきりで教えていました。小学三年のとき引越し。新しい学校に馴染みにくく、試験や運動会のまえになると頭痛、腹痛を訴えたり、風邪をひくようになりました。小学四年ごろから神経質なところが目立ってきて、恐怖症的、心気的訴えが出現し、母親がいくつかの相談所や病院につれていきましたが、患者が他人のまえではしっかりしているので、「母親の心配しすぎ」と母親が叱られることが多かったと言います。中学は母の意見により有名中学に越境入学。皆がすごく大人に見えて圧倒され、さまざまな身体症状や強迫症状がふえ、勉強がはかどらず、不安、焦燥がつのりました。ひっきりなしに母につきまとって「どうしたらいいんだ！」と怒鳴ったり、障子を破ったり、刃物を持出したりするようになり、中学三年の秋、母につれられて当科を受診。以後十年余にわたって私がかかわり、その間に数回の入院歴があります。患者の訴える症状が多彩なわりにいま一つこちらに伝わりにくく、加えて自傷行為やバイクの乱暴な運転などの行動化のコントロールが困難であったので、治療者である私の方にも複雑な感情の動いた例です。

いったん高校を中退したあと、二十歳を過ぎて再び学習塾に入ったり、通信高校に入学したり、工場でアルバイトを開始した、いわば「自立への踏み出し」とも言うべき時期の、短い入院中のある面接で、彼は一方的にやや矛盾したわかりにくい話をしたあと、「先生が口をはさんで、まだそこがいけないと言う。先生と話していると自己否定に陥ってしまう」と言います。私は患者の見幕に圧倒されて何も言えなかったのですが、あとで、患者の母親がいつも患者の言うことに口をはさんでいたことを思い出し、患者はそういう母親像を私に投影していたのだろうと気づきました。しかし「あなたは私を母親とみなして、母親が口をはさんだように私が口をはさむと体験しているのです」といった「平行移動の解釈」は気がすすみません。仮にその時点で私がそう言っても、その言葉自体が「先生が口をはさんで、まだそこがいけないと言う」と体験されたでありましょう。そこで次に同様の事態が生じたとき私は「私がそんなに口をはさみましたか？　どこで？」と問い返しました。私は現実にはほとんど口をはさまぬようにしていましたから、この問い返し（直面化）によって患者が投影に気づくことを期待しました。しかし患者は「そういう気がするんだ」と言うのみで、緊張した雰囲気が続きます。私はついに「あなたの言っていることがもう一つよくわからなくて、あせりや無力感を感じる（この患者との面接の中で私は以前からしばしばこう感じていました）。おそらくあなたも同じような気持ではないか」と言いました。すると患者は「自分でも自分の状態や気持がよくわからない。ずっと母の言う通りにしてきて自分というものがなかった」と言い、緊張感が和らぎました。

私はこのエピソードを、治療者である私が自分の気持を正直に言葉にできたときに、それが患者の感情とも重なって、共感の表明になりえたのだと理解しました。すでに土居先生[1]は「面接者が感じている不快な感情は、実は被面接者が内心深く感じているものの反映であると考えられる節がある」と述べておられます。

この患者はその後自ら「退院します」と「宣言」して退院しますが、そのときに初めて「先生にも親と似たような気持で接していた。先生から一生離れられないような気がしていた。縛りつけられているみたいだった。でも『退院します』と言えて、自立が実感としてわかった」とも言っています。

先ほどのエピソードをさらにふり返ってみますと、その患者が一方的に話している間、私は実際に口をはさみはしなかったけれども、内心何度も口をはさみたくなったことに気づきました。その患者と話していると口をはさみたくなるのです。母親がしょっちゅう口をはさんでいたのもわからなくはないという気持になります。ですから私のなかに、口をはさんではいけない（患者を見守りたい、自主性を尊重したい）気持と、口をはさみたい（指導したい、保護したい）気持との葛藤、もっと率直に言えば、相手（患者）の気持を聞かなくちゃいけないが自分の意見も言いたい、という葛藤があったと考えられます。私が面接時に自分自身をもう少し深く見つめていたら、この葛藤が自覚できたはずです。そしてその葛藤は、いまだ自覚されていない患者の感情に対応しているはずです。患者は自立したい（口をはさまれたくない）と思いつつ、一方で依存したい（口をはさんでもらわないと心もとない）とも感じているはずです。この二つの気持は患者のなかではいまだ葛藤として体験されていませんが、それを治療者が自分自身のなかに葛藤として見出しているわけです。「聞くことが大切と思って黙っていたが、しかしどうも何か言いたい気持にもなったね。自分の意見を言いたい気持と、聞かなくちゃいけないという気持との板挟みだね」とでも言語化すればよかったでしょうか。これは私の率直な気持であると同時に、その時本来なら患者が体験すべき葛藤でもあるのです。そしてそれは私自身がかつてどこかで体験した葛藤なのです。

四　解釈における逆転移の「利用」とその限界

ケイナー Kainer, RGK[3] が vicarious introspection（代理内省）（コフート Kohut H）[5] について語っています。代理内省とは、治療者が患者の言動に沿って、患者に身を重ねながら患者に代わって患者の（そして同時に治療者自身の）心の深みに降りていって内省することを言います。これは単なる患者との同一化ではないとケイナーは言います。そのときの患者の気持が治療者によくわかるのは、治療者自身自分の心の深いところのどこかに同じような感情をもったことを探りあてるからなのです。治療者自身のなかにすでに存在していて、患者によって惹き起こされるまで脇に除かれていたものに対して、不安をもたずに向かい合い、認知し、言葉にすることです。必ずしもお馴染みであったわけではなく、あらためて発見することです。「他者のなかに普遍的な自己の特徴 universal characteristic of the self を見出す」ことなのです。

このごろ私は、精神療法の要諦は治療者が自分自身の心の深みをどれだけ見つめられるかにあると思っています。そして時には、本来患者が行う仕事（たとえば葛藤を体験すること）を治療者が自分自身のなかで行うことにあると思います。

この二つの例で私が実際に言った言葉は、治療者としての役割を意識しないでつい口にしてしまったというのが実情ですが、これを技法化しようとすると次のようになると考えられます。

治療者は患者の話を聴きながら、患者の心を推し量ろうとするよりも、患者の言動により自分がどう変えられるかを見つめ、変えられることに抵抗しつつ（たとえばかつての母親とそっくり同じ対応をすることに抵抗しつつ）、自分の心にどういう連想が浮かんでくるかに聴き入り、そのさまざまな連想の底を共通して流れる感情を見つめます。そしてその感情を、ちょうど患者の話の内容が面接場面で実演されるようになるタイミングで、気持としては私（ないしわれわれ）を主語として、実際にはなるべく主語を省いて表明する。つまり逆転移の利用ということになるわけで、午前中の磯田雄二郎先生[2]の「解釈における逆転移空想の利用」というお話をはじめ、本学会でおそらく多くの方々がふれられる一技法となります。

しかし技法として意識的に行おうとすればするほど、そこで出てくる治療者の言葉は、患者の言動に対する治療者の、理論に影響された、ある程度知的にソフィスティケイトされた連想となるでしょうから、治療者はその役割のなかに安全にとどまっていることが可能です。そういうところでは患者は治療者という役割を相手にしているだけで、ひとりの人格と真に出会っているとは言えず、患者も患者の役割を越えて真に成長することができにくくなるのではないでしょうか。

転移の解釈、逆転移の利用、さらには治療者であるということには常にこういうジレンマが含まれているように思われます。

後記　下坂幸三先生、辻悟先生、皆川邦直先生の指定討論からはそれぞれに教えられました。とくに皆川先生の討論により私の治療の態度、仕方を再検討する機会を与えられました。ここに記して深く感謝します。またコフートの論文について御教示下さった土居健郎先生、渡辺智英夫先生に深謝します。

文　献

（1）土居健郎『方法としての面接 ― 臨床家のために』医学書院、一九七七
（2）磯田雄二郎「解釈における逆転移空想の利用」精神分析研究、30、188頁、一九八六
（3）Kainer RGK : From "Evenly-Hovering Attention" to "Vicarious Introspection" Issues of Listening in Freud and Kohut, Am. J. Psychoanal. 44 : 103, 1984
（4）神田橋條治「転移解釈の技法」精神分析研究、25、121-125頁、一九八一
（5）Kohut H : Introspection, Empathy, and Psychoanalysis. An Examination of the Relationship between Mode of Observation and Theory, Amer. Psychoanal. Associ. 7 ; 459, 1959
（6）Laplanche J et Pontalis J-B : Vocabulaire de la Psychoanalyse, 1976. 村上仁監訳『精神分析用語辞典』みすず書房、一九七七
（7）成田善弘「Mahler の分離固体化とボーダーライン」北田穣之介・馬場謙一編『精神発達と精神病理』金剛出版、本書第五章、一九八六
（8）奥村満佐子・佐藤倫明「強迫神経症の一治癒例」精神分析研究、30、265頁、一九八六

精神療法の深さ

精神科医の立場から

初出「精神療法」八巻四号、一九八二

精神療法について論じることは、必ずや、論じる人の人格、担ってきた歴史、精神療法家としての力量などをあらわにすることになる。(6) ましてその深さについて語るとなれば、語る人の人格の深さ（浅さ）まで読者に読みとられてしまうであろう。いささか罪つくりなテーマである。

一　「深い」精神療法と「浅い」精神療法をめぐって

まず、「深い」精神療法、「浅い」精神療法という言葉で一般にどんなことが意味されているかを整理してみる。治療の目標について見ると、「深い」精神療法は高い目標をかかげる。患者を単に病前の状態に戻すだけでなく、人格の再構成いわば「やりなおし」を目指し、人格の成長、自己実現、実存的意味などを目指す。しかしこれらの目標の意味するところはかなり曖昧であって、治療者と患者が治療開始時に目標について合意するわけでもなく、十分見通しをもっているわけでもない。「浅い」精神療法はもっと控え目ではあるがはっきりした目標、つまり症状を改善し病前の状態を回復すること、いわば「たてなおし」を目指す。

適応について見ると、「深い」精神療法は必ずしも適応を限定しないが、「浅い」精神療法は、比較的最近に発症した軽症の病態で、患者の治療意欲のはっきりしている場合に用いられることが多い。

扱われる材料について見ると、「深い」精神療法は個々の患者の個別性、歴史性に立ち入り、患者の生活の広い領域の、精神内界の、無意識的な、発達的に早期の、過去の材料を扱うことが多い。「浅い」精神療法は個々の患者の個別性、歴史性に立ち入る以前の、多くの患者に共通した病態の特徴に対処し、個別性、歴史性に立ち入る場合も比較的狭い領域の、外界の、意識的な、発達的により後期の、現在の材料を扱うことが多い。

治療者の態度について見ると、「深い」精神療法においては、治療者は探索的（uncovering）に患者の心のより深層、隠された部分、どちらかと言えば否定的ないし病的側面を探究し、その過程においては時には患者の不安を喚起したり、退行を促進したりする。患者にとって侵襲的である。「浅い」精神療法においては、治療者は支持的態度をとり、破綻しかかった患者の防衛を支持、強化し、現実適応についての相談相手ともなり、患者の不安の軽減を目指し、退行はなるべく回避しようとする。患者にとって侵襲が少ない。

治療者と患者との間に展開する関係の性質を見ると、「深い」精神療法においては一般に面接の頻度が高く、一回の面接時間も比較的長く、治療期間も長期にわたりやすい。治療者・患者関係は濃密で波瀾に富み、時にドラマチックとなる。治療者も患者もそれぞれの役割を守ることが困難となり、患者のみならず治療者のそれまで隠されていた無意識的人格が露呈することもある。これに対して「浅い」精神療法では、面接頻度は比較的少なく、一回の面接時間も短く、治療期間も短期の場合が多い。治療者・患者関係は比較的浅く、役割としての関係に終始する。治療者、患者とも意識的人格の範囲での接触である。

「深い」精神療法は、本格的、専門的な「大」精神療法であるが、時に副作用も大きく有害となる危険があると考えられている。私自身、精神療法の深さというテーマを与えられてまず念頭に浮んだのが副作用ということであり、本誌の以前の特集「精神療法の副作用」を読み直してみた。精神療法の深さと副作用が比例するわけではなかろうが、たとえば前田重治氏[4]は「分析治療も、相手の人格に深くかかわる強い治療であるため、副作用はある程度はやむを得ないものである」と述べておられる。一方「浅い」精神療法には、本格的でも専門的でもない「小」精神療法といった印象がつきまとうが、副作用も少なく無害であると考えられている。

以上を要約して表にしてみたのが表1である。これは「深い」精神療法と「浅い」精神療法について私の考えをまとめたものではなく、一般にこう見られているであろうと思われるところを列記したまでである。

ここに「深い」方の特徴としてとりあげたものが「浅い」方にも妥当すると考える人もあろう。その逆もあるかもしれない。何をもって「深い」とし、何をもって「浅い」とするかはすこぶるむずかしい問題である。たとえば、治療期間の短縮を目指すブリーフ・サイコセラピーは、かつては比較的軽症の病態の症状改善を目指す「浅い」治療と考えられてきたが、最近のブリーフ・セラピーの提唱者、マラン Malan DH[5]やシフニオス Sifneous PE[7]の報告を見ると、彼らの治療は狭くはあるが深いという印象で、むしろ濃縮精神分析とでも言うべきもののように見える。彼らは自分たちの治療が浅いなどとは考えていないであろう。

あるいは、患者の症状は歪んだものであるにせよその患者の創造であって、今患者に残された唯一の生き方である、という深い理解に立った治療者が、「浅い」精神療法にとどめるということもあるだろう。その場合、その「浅い」精神療法は実はきわめて「深い」精神療法と言えないだろうか。

面接の頻度一つとってみても、通常、面接頻度が高いほど「深い」精神療法と考えられがちであるが、そうだとすると、週一回の面接がほとんどのわが国の現状では「深い」精神療法は望めないことになってしまう。

最近あるブラジルの精神療法家と話し合った時、彼は「自分の国では週三、四回面接してはじめて深い精神療法が可能だと考えられており、日本の現状のように週一回や二週に一回の面接ではほとんど治療という感じはしない。ただ患者がひとりでに治るのを見ているだけではないか」と言う。これは一応もっともな意見で、関係が深まるにはある程度面接を重ねる必要があろう。しかし私の素朴な実感として、毎週三回も四回も会っ

表１ 「深い」精神療法と「浅い」精神療法

	「深い」精神療法	「浅い」精神療法
治療の目標	不明確 人格の再構成，成長 自己実現，実存的意味	明確 症状の改善 病前の状態への回復
適応	慢性，重症例で治療意欲の少ない患者も適応となる	最近の発症，軽症で治療意欲の大きい患者
面接の頻度・時間	頻度高く， １回の面接時間長い	頻度少なく，１回の面接時間短い
治療期間	長期	短期
扱われる材料	個々の患者の個別性，歴史性 広い領域 精神内界 無意識 発達的に早期 過去	多くの患者に共通する病態の特徴 狭い領域 外界 意識 発達的に後期 現在
治療者の態度	探索的 病的側面への注目 不安喚起的 退行促進的 侵襲的	支持的 健康な側面への注目 不安軽減的 退行回避的 非侵襲的
治療者・患者関係	役割遵守が困難 濃密で波欄に富む 無意識的人格の露呈	役割内の関係 浅い 意識的人格の範囲内
イメージ	本格的，専門的，「大」	本格的でも専門的でもない，「小」
副作用	多い	少ない

て、あらゆることを言葉にし尽くさなくてはならないようでは、その関係がまだ深まっていないことのしるしのようにも感じられる。われわれ日本人にとっては、関係の深まるところついには淡々となるのが本来であって、必ずしも頻回に会う必要はむしろなくなるのではなかろうか。週一回の面接が二人の関係を象徴する一場面となって、現実に顔を合わせていない間《あいだ》も関係は存続し、むしろその間のもつ意味が大きいのではなかろうか。治療者と会い、そして別れる。その別れに際して患者も治療者もある感情を抱く。面接と面接の間もその感情は存続し、育まれ、時には変容する。それをも含めて「会う」ということの意味が完成するのである。おそらくそこには伝統の深い秘密が存在すると思われるが、立入って論じる用意がない。ただ最近河合隼雄氏(2)が『昔話と日本人の心』の中に次のように書いておられるのを読んでいたく共感してしまった。氏によると「西洋の物語は、それのみを対象として分析、解釈しうる完結した構造をもっているが、日本の物語は、物語のみを対象と考えるならば分析を拒否する構造をもっている……わが国の物語は、むしろそれ自身としては完結していないように見えながら、その話によって聞き手が感じる感情を考慮することによってはじめてひとつの完成をみるものとなっている」という。物語を面接と、聞き手を患者とも治療者とも置き換えることができるであろう。

私にはこのごろ、一回一回の面接の終わり方、治療の中断あるいは終結の仕方、つまり患者との別れ方が精神療法家にとってすこぶる重要な問題で、どういう別れを別れうるかに治療者の力量が反映し、その治療の成否もかかっていると思われる。別れ自体がすぐさま治療の終結ではなく、別れの後、患者が治療者に対して抱く感情とその変容をも含みこんで、全体として治療が完成するような別れ方があるのではないか。それは必ずしも治療の不徹底を意味しないのではないか、という気がしきりにする。そしてその治療が深いものであろうと、あるいはむしろ深ければ深いほど、治療者は、患者がひとりでに治るのを見ているだけだという感懐をもつのではなかろうか。
いずれにせよ、何が「深く」何が「浅い」かは容易にきめ難い。

二　患者から見て、治療者から見て

本稿を書くにあたってまず表1をこしらえ、さてこれから何を書いたものかと眺めていると、こういうことが浮んだ。

自分が患者として受診したとして、治療者に精神療法のメニューとして表1を差し出され、「精神療法にはこの二つのタイプがあるが、どちらにしますか」と訊かれたら、おそらく躊躇なく「浅い」方をとるだろう。「深い」方は時間もエネルギーもかかり負担が大きそうだから、できれば願い下げにしたい。浅く切っても深く切っても傷が治るのなら、浅い方ですませたいと思うのが人情だろう。「浅い」ということはつまり患者向きなのである。

なかにはこの表を見せられて、ぜひ「深い」方をという患者もいるかもしれないが、そういう選択をする人にはすでにそこに問題がありそうである。マゾヒスティックな傾向のある人か、精神療法嗜癖者か、あるいは、通常医師のもとを訪れる病人として病気の背後に隠れているはずの、自己探求への、人間的接触への、愛への希求がすでにしてあらわになっている人たちであろう。

一方、自分が精神療法を学び始めた新進気鋭の治療者だとしたら、「深い」方をやってみたいと思うであろう。つまり「深い」方は治療者向きなのである。こういう治療的野心といいものは、外科医になった以上大手術を手がけてみたいと思うのに似ており、あながち咎め立てするわけにはいかないだろう。治療的野心とは、より根本的に、完全に、徹底的に治したいという治療者の欲である。その背後には、患者の心を切りきざみたいというサディスティックな欲求が時に潜んでいる。こういう治療者の欲が深すぎると、患者の負う傷が深くなる。少なくとも患者の従来の殻や枠が壊されて生身が露呈してしまう。こういう事態を惹き起こした治療者は罪の意識を感じるだろう。精神を治療しようなどそもそも罪深いことである。まして欲が深ければ、罪もそれだけ深くなる。患者は傷を負い、恨みを抱いて治療者のもとを去ることになる。精神療法によって大きな変化が生じる時、その変化は患者がはじめから望んでいたものとは限らない。たとえそれが好ましい変化であったとしても、自分があらわにされ、侵入され、あるいは変容させられたことに対しては、ある恨みが残るものである。もうひとつ、治療者とついに一体化できないままに別れなければならないことへの恨みもあるだろう。治療過程のなかで治療者はあんなにも一体化を許すように見えたではないか。

精神療法が「深い」とは、治療者の欲が深く、患者の傷が深く、治療者の罪が深く、患者の恨みが深い、ということを意味してしまうかもしれない。

「深い」精神療法のもたらす真に感動的な人間のふれあいや変容を幸いにして経験できた治療者は、それに魅せられる。人間の心が流動の中に幾重にもその根底をあらわにし、その中から新たな可能性が芽生えてくるのを目のあたりにすることは、精神療法家にとってある畏れを伴った感動である。こういう得難い経験に恵まれるには、治療者の心が患者に対してばかりでなく、自分自身の未知なる深層に対して開かれている必要がある。自分自身思いもよらなかった自分の一面が見えてきたり、潜在可能性が実現してきたりすることを受け入れる用意がいる。こういう開かれた心をもたない治療者は、恐れと不安から深い経験に踏み入ることができず、「深い」精神療法は危険であると合理化するかもしれない。一方、「深い」精神療法が患者をも治療者をも傷つける危険を熟知した練達の治療者が、「浅い」精神療法に自らをとどめる禁欲的態度をとることもあろう。ある精神療法過程が、患者から見た場合と治療者から見た場合とで、かなり違って見えていることがしばしばある。「深さ」の捉え方もおそらく異なっているに違いない。

私は自分なりに精神療法的にかかわったつもりの患者に対して、治療終結のころに「私のところへこられて何か役に立ちましたか」と訊いてみることにしている（この質問は神経症者、境界例にすることが多く、分裂病者にはあまりしていないことに今気がついた。役に立つほどのことは何もなし得ていないと、分裂病者に対しては一層強く感じるゆえだろうか。治療全体を客観視してその功罪を論じることを分裂病者に要求するのは酷だと感じるゆえだろうか）。比較的多い答えの一つは「クスリが効きました」である。精神療法家としてはいささかがっかりせざるを得ないが、精神療法的文脈の中で投薬したゆえであろうと自分を慰める。また「先生に何でも打明けて話せた」「先生の前で裸になれた」といった類の答えもある。いわばカタルシスの段階での治癒だと患者自身判断しているわけである。「ここで何でも吐き出した。ここは私のゴミ捨て場」というのになると、ゴミ捨て場になるのも精神療法家の大事な機能の一つかと思いはするものの、いま一つ釈然としない。さらに「先生のアドバイスがよかった」という答えもある。私は非指示的精神療法を学び、ついで精神分析への関心を深めつつある者で、アドバイスなど極力しないように努めているつもりなので、意外の感をもつ。患者が治療者の言うことは何であれ贈り物として受け取ってくれたことを意味するのであろうか。多くは症状に対する態度などをアドバイスしたものであるが、時には、自分がしらずしらず患者の人生の重要な決断に影響を及ぼしていたことを知らされる。もう一つは「先生がやさしかった」「冷たいところがあったがそれがかえってよかった」といった類の、治療者の個人的性質（と患者が見ているもの）に治癒の要因を帰そうとする答えである。私としてはそういった患者の治療者認知を転移性のものとして解釈しようとしてきたつもりなのだが、多くの患者は結局はそれらをやはり治療者個人の性質と見ている。転移の解消が不十分で、転移性治癒の段階にとどまっているのであろうか。転移といえどもいくばくかの現実と常に重なり合ってしか生じないものであって、治療者は前者に、患者は後者に比重を置くにすぎないのであろうか。

以上が比較的多い答えであるが、なかには「先生が何もしてくれないので、途中から自分で治すしか仕方がないと思った」というのもある。治療者への最高の賛辞のはずだが、ふと淋しいのはどういうわけだろう。そう思ってからも通院してくれたことに感謝する（治療者は多かれ少なかれ患者の治療者に対する幻想によりかかって仕事をしている。そしてその幻想をつい共有してしまう。そこから患者に先に醒められてしまうと淋しいのだろうか）。

このほかにも患者一人一人に独自のさまざまな答えがあるが、多くの場合、精神療法の「深い」「浅い」について私の捉え方（思い入れ）と患者の認識はずれている。私が深いことが起こっていると思う時も、患者はそれほどと思っていないらしい（これには、深い事態が進行していてもすべてが意識化されるわけではないという言いわけも可能であろうが、あるいは私の治療者としての未熟を端的に示すものかもしれない）。時には、私が何気なく見過していたやりとりに患者が深い意味を体験していたことに驚かされることもあるが。

精神療法の「深さ」についての患者の体験と治療者の体験は、理想的な治療では一致するはずであろうか。必ずしもそうでもなかろう。人生と同様、精神療法もその深さを単一の尺度ではかることはできない。それを生きる人によって深くもなり浅くもなる。

三　医師の立場から心理臨床家を見て

人々が医師を訪れるのは、多くの場合彼らが病気だからである。人が何らかの葛藤や苦悩をもっていたとしても、それが病気の症状という形をとらない限り、通常医師を訪れはしない。つまり本来自我親和的な問題が、自我違質的な症状として析出して初めて人は患者となる。医師の方もまず症状を問題にし、その背後にある葛藤や苦悩にただちにふれるわけではないから、患者が医師を訪れるというコンテクストでは、本来「深い」問題を「浅い」問題とすべく双方が協力しているととれなくもない。仮に人が葛藤や苦悩を自覚していたとしても、医師を受診するには一応病気の症状をたずさえてこなくては受診しにくかろう。精神療法が深まって、自我違質的な症状が自我親和的な葛藤や苦悩にいま一度かえされる。

心理臨床家のところへは人間的苦悩がそのままもちこまれやすいだろうから、医師のしているような二重手間は必要なく、早期から「深い」治療に入りやすいのではないか。

クスリを処方しないことも心理臨床家にとって利点と言えるかもしれない。医師の場合極端な例をとると、医師は精神療法をしているつもり、患者はクスリをとりにきているつもりということもある。心理臨床家の場合、治療者にとっても患者にとってもはじめから面接だけが勝負だから、患者の方もそのつもりで取組んでくれるということもあるだろう。

医師にとっては患者の苦痛を軽減し生命を救うことが至上の目的である。精神療法が「深く」なって患者の洞察が進んでも、患者の苦痛が増大したり、ましてや患者が自殺してしまったりしては（洞察や「治癒」が自殺を惹き起こすこともある。たとえば、ふだんは隠されていた葛藤に気づいたうつ病者の自殺、自分が真の狂気に陥っていたことを悟った分裂病者の自殺）、医療としては大失敗である。しかし、より深い人間的次元では、患者の苦痛の増大やあるいは自殺すらも必ずしも精神療法の失敗を意味しないかもしれない。こういった意味で、心理臨床家の方がより大胆に（?）なるということがあるかもしれない。

精神療法家として医師の立場から心理臨床家を見るとうらやましく思うことが多いが、一つだけ、これはこちらがうらやましがられるのではないかということがある。医師は患者の身体にふれることが許されるという点である。

興奮している精神病者で対話が不可能な場合も、血圧などそれほど抵抗なく測らせてくれることがある。精神に関しては患者の役割をとることが困難な場合も、身体に関してはそれほど抵抗がないのであろう。身体的診察をしながら対話が可能になることもある。また、ある種の患者にとっては、治療者が身体にも関心を払ってくれることが必要である。「治療者が身体に関心をもたないと、患者の中にある幼児は治療者が基本的に自分に関心をもってくれないだろうという感じをもつ」(Braatøy T[1])

「深い」精神療法の中で生じてくる共人間的接触への希求、愛への希求が身体的接触への希求としてあらわれることがある。医師による身体医学的診察は時にはこれらの希求に応え、患者に愛や慰めや融合を与えることができる。患者の身体にふれることができることは、医師である精神療法家に許された特権である。特権は極力乱用しないようにしなくてはなるまい。不用意な身体的診察が時には性愛化されて受けとられたり、侵害として体験されて、患者の心を傷つけ事態を混乱させることもある。

四　再び「深い」精神療法をめぐって

精神療法の「深さ」を定義したり測定したりはできそうもないので、今の私がどんな時に「深い」と感じるかをいくつか思い返してみたい。あるいはその中から「深さ」の意味が多少とも浮び上ってくるかもしれない。

面接が深まると、面接の中の一つ一つの言葉や出来事がそれはそれ自体の意味をもちながら、同時により大きな意味を志向し、象徴するようになる。その出来事の重層的な意味をその場で感得できることもあるし、のちにふり返って初めて、一つ一つの出来事にふり回されていたようで実はある大きな意味に向かっていたことに気づくこともある。

面接が重層的な意味を担ってくると、治療者と患者のいま・ここのやりとりが同時に、患者をとりまく重要人物と患者との現在の、また過去のやりとりに重なってくる。神田橋條治氏[3]は「転移解釈の技法」という論文の中で、（治療者が患者に）「過去の対象関係の相手（物である場合は一応擬人化しておく）と、現在ここにいる私とのどちらが使っても自然でしっくりなじむような台詞で応待する」ことの必要性を説いておられる。すぐれた臨床家の工夫として敬服するが、私の経験を自状すると、自分で意識してこうやろうとしてもなかなかうまくいかない。むしろその場その場の現在の自分として精一杯応答していると、そこに何か不思議な大きな手が働いて、治療者の応答が過去の重要人物の応答とおのずと重なってくる、といったほうが実感である。患者と治療者の意識がつくり出す表舞台と、両者の無意識がつくり出す隠された裏舞台とが不思議に重なり合うという感じである。

ある分裂病の少女を思い出す[6]。潔癖でまじめすぎるほどの性質だったが、高二ごろ、同級生への被愛妄想で発症。入院中に、幼いころ父親に胸をさわられて以来父親が性的存在に思えて嫌悪していたことを語る。状態悪化して保護室に収容中、治療者が保護室の中に入ってゆくと、彼女は治療者を発症のころの恋人と見たり、父親と見たり、治療者自身と見たり、拒否したり、蹴ったり、治療所の手を自分の胸にもっていこうとしたり、さまざまに変転する感情を向けた。患者が蹴ってくるのを防ごうともみ合っているうちに、治療者の手が偶然彼女の胸にふれてしまった。のちに彼女は、この時彼女自身も治療者も薄気味の悪い、いやらしい人間に思えたこと、治療者が恋人に見えたり父に見えたりしたことを語ってくれた。彼女は治療者の手が胸にふれたことも覚えていた。

エッチな先生と思ったが、のちに、先生が変な意味でさわるはずがない……ひょっとして父も何気なく子どもの胸にふれただけかもしれない……と思い返したという。このエピソードを一つのきっかけに、彼女の父への感情は徐々に変化していった。

治療者が患者の胸にふれたのは意図したことではない。むしろ避けようと努めていたことが偶然生じてしまったのである。しかしふり返ってみると、治療者はしらずしらず、父と現実の治療者、過去と現在の移行の領域で意味深いドラマを演じさせられていた。

患者の心の奥深いところが面接の中で動員される時には、治療者自身ばかりでなく治療者をとりまく外界にも患者の精神内界が投影される。

最近経験した印象深い一例を示す。患者は四十代後半の女性。結婚してすでに二十数年、二児をもうけ、長女は間もなく結婚を控えている。患者の父は重病で昔の面影がなく、患者は父に安息を与えたいとその死を願った、こともあるという。患者は二十年来しばしば抑うつに陥っていたが、最近母が亡くなってから淋しさをまぎらわそうと飲酒が増え、自殺念慮も生じて入院。入院後彼女は、実は三十年近くにわたって心の中に三人の男性が棲んでいると語った。一人は少女のころから片思いしていた従兄、もう一人は若いころそこでお手伝いとして働いていて好意をもった医師、そしていま一人は空想の中で彼女がつくり出した侍（四十七士の中の赤垣源蔵のような）で、夫との性生活に満たされぬ彼女を夜ごと訪れてくれる人だと言う。治療者と心の中の医師とが重なって面接が辛かったとのこと。入院後半年ほどして、彼女は治療者の前で、それまで大切にしていた三人の写真と絵をこまかく破り、それをハンカチに包んで三人のお葬式をした。そしてその包みを病院の近くの運河に流した。あくる日彼女は大きな画用紙に、曲折を経て海に注ぐ川を描いた。舟が三艘浮かび、三人の男性が乗っている。舟は川藻にひっかかって時々停滞しつつも毎日すこしずつ進み、やがて大海に出るが、その時が本当のお別れになると言う。彼女は思い出を語りながら、舟の進み具合を時々絵に描き入れた。三週間ほどして舟が大海出ると、彼女自身予期していなかったことと言うが、急に嵐がきて舟は転覆し、三人の男性は皆亡くなってしまった、そして本当に心の中のお別れができました、と彼女は言う。絵には転覆した舟と、嵐の去った海を飛ぶかもめが描き加えられた。

病院の近くの運河が彼女の心の中を流れる川と重なり、そこで彼女の心に長く棲んでいた人物への喪の仕事が行われたのである。この三人が実は同一人物の諸側面をあらわしていたらしいことなど、興味深い後日の展開もあるがここでは省く。いずれにせよ、病院の近くをたまたま流れている運河を舞台に、彼女の心の中の意味深い過程が進行したのである。

こんなふうに、治療者ばかりか治療者をとりまく外界までが患者の内的世界が展開する舞台となる時、「深い」精神療法が進行しつつあるという印象をもつ。治療者の意図を越えた不思議な力によって、精神療法の場とそれをとりまく外界とが意味深い象徴と化すかのごとくである。

すでに与えられた紙数を超えたのでここで筆をおく。とりとめのない感想ばかりで論文の体をなさないが、その責はむろん私の力不足にあるが、テーマそのものにもある。

本稿について思いめぐらしている間に私の連想をいろいろ喚起していただいた神田橋條治先生をはじめとする九州大学精神病理グループの方々、名古屋大学精神療法グループの方々に感謝します。

文献

(1) Braatøy T : Fundamentals of Psychoanalytic Technique. John Willey & Sons, 1954. 深町建訳『精神分析技法の基礎』岩崎学術出版、一九七一
(2) 河合隼雄『昔話と日本人の心』岩波書店、一九八二
(3) 神田橋條治「転移解釈の技法」精神分析研究、25、121-125頁、一九八一
(4) 前田重治「精神分析における副作用」季刊精神療法、6、9-15頁、一九八〇
(5) Malan DH : The Frontier of Brief Psychotherapy. Plenum, New York, 1976
(6) 成田善弘『精神療法の第一歩』診療新社、一九八一（新訂増補版　金剛出版、二〇〇七）
(7) Sifneous PE : Short-Term Dynamic Psychotherapy. Plenum, New York, 1979

心理療法的関係の二重性

初出『講座心理療法（6） 心理療法と人間関係』、岩波書店、二〇〇一

はじめに

「先生には医者と患者としてでなく人間と人間として接してほしい。病気の人間が本当に求めているのはそういう関係なんです」。

境界例の一少女からこう言われた[1]。ある事情で前治療者から治療を引き継がざるを得なくなったときのことである。前治療者は若い女性の精神科医で、熱心で良心的で献身的な治療者であった。そしてそれゆえに幾人かの患者との関係に深くまきこまれ、自らも傷ついて、精神科医であることをやめてしまったのである。この前医との関係がこの少女にとってはかけ替えのない大切なものであった。前医の方もこの少女に彼女が「本当に求めている」関係を提供しようと努めていた。前医がまだ若く、専門家としての経験が乏しかったことも、彼女の性格とあいまって、そういう関係を可能にしていたのであろう。患者は「前の先生との関係は本当の友だちのようでした」と言った。

しかしこの精神科医は何人かの患者にそのような関係を提供しようとして疲れ果て、ついには精神科医であることを放棄せざるをえなくなった。「疲れました」と彼女は言った。身近で働いていた私は彼女の苦闘をよく知っていた。よく知っていながら、そして相談にものっていながら、適切な援助の手を差し伸べることができなかった。そのことに私自身傷つき悔んでいた。そういうときにこの患者から「医者と患者としてでなく人間と人間として接してほしい」と求められたのである。ドキリとする言葉であった。

ずっと以前にある先輩の医師が話してくれた患者の言葉が、この少女の言葉にこだまして聞こえた。この先輩は治療に熱心で精力的な男性医師である。ある女性患者を担当していた。患者は熱心に治療にあたってくれるこの治療者を信頼し、治療者の方も自分を頼ってくれる患者に好感を抱いていた。しばらくは両者の関係は良好であった。しかししだいに患者が治療者の自宅にまで頻回に電話をかけたり、私的な手紙を出したり、治療者の行く先々まで追い回したりするようになり、治療者の私生活が侵害されるに至った。困惑した治療者が「治療のルールを守ってくれなくては治療が続けられない」と告げたところ、患者は激しく怒り、「どうせ先生は私を患者としか思っていないのでしょう」と大声をあげ、治療者をさんざん罵倒した。この医師は患者の非難に「鞭打たれるような気がして」黙然とこの罵倒に耐えていたという。

二十年ほど前に心理療法について一書[2]を書いたとき、このエピソードにふれたことがある。当時の私は次のように考えていた。

患者が「先生は私を患者としか思っていないのでしょう」という言葉を治療者への非難の言葉として言ったこと、また治療者もその非難が不条理だとは思わず「鞭打たれるように」感じたことは、考えてみれば不思議である。心理療法家と患者の関係は職業的役割関係であるから、治療者は患者を患者と思わなければいけないのであって、患者以外の何者かと思うようなことがあればそれこそ問題である。治療者が患者を親や子どもや恋人などと思うようになってはもはや治療をすることはできない。だから冷静に考えればこの患者の言葉は奇妙である。治療者は「もちろん患者と思っていますよ」と答えればよかったので、別に「鞭打たれるように」感じる必要はない。治療者は患者を患者と思い、患者は治療者を治療者と思って、互いにそれ以外の期待を抱かないことが必要なのだ。

当時はこのように考えて、整理をつけたつもりであった。

ところがそれから十年余の年月を経て、私が治療者としての中年期を迎えたときに、冒頭の少女の言葉を聞いてあらためてドキリとしたのである。はたして「医者と患者」という職業的役割関係に終始することが患者を救うことになるのだろうか。むしろ患者を失望させ傷つけることになりはしまいか。職業的役割関係のなかにとどまろうとすることは、患者のためというより私自身のため、私自身が傷つかぬための自己防衛にすぎぬのではないか。こういう疑いが私の心の底にくすぶっていたことにあらためて気づかされたのである。いかにも青年らしい思いかもしれない。そんな思いをいつまでも引きずっていてはプロの治療者にはなれない、現に先ほどの女性医師は疲れ果てて専門家たることをやめてしまったではないか。一方でそういう気持もある。しかし「医者と患者としてでなく人間と人間として接してほしい」という少女の言葉に私の心が愕然とした、あるいは痛んだことは事実である。

私はそのときこう答えた。「私はあなたの治療の役に立つよい医者になりたいと願っている。前の先生もきっとそう願っていたのだと思う」と。少女が黙って引き下がってくれたのでその場はおさまった。

しかしそれ以後この少女の言葉は私の心の底にとどまり、ときどき思い出されるようになった。何人かの患者との関わりの中で、実は彼らも直接口にこそ出さないが、この少女と同じ思いを抱いているのだろうと感じることがよくあった。精神科医になって三十年を越えるが、いまだにこの少女の問いかけにどのように答えるべきかがわからないままである。「心理療法と人間関係」というテーマで何か書くように求められたとき、この問いかけにどう答えるべきかをもう一度考えてみようと思って執筆を受諾した。本稿を書き終わるときにこの問いかけへの答が見つかればよい。たとえ見つからなくても、この問いかけをめぐる私の気持や思索のあとを言葉にしておくことは無駄ではなかろう。この問いにどう答えるかは、おそらくすべての心理療法家が考えねばならないことであろう。私自身今までに心理療法についていろいろ書いてきたが、そのうちのいくつかは、そのとき必ずしも意識していなかったとはいえ、この問いかけに対する私なりの答の試みであったように思う。それらをふり返りつつあらためて考えてみたい。

一　職業的役割関係と生身の人間関係

心理療法家と患者の関係は職業的役割関係であるということは心理療法について書かれた本の中でしばしば強調される。そこでまず職業的役割関係の特徴について考えてみる。職業的役割関係とは特定の領域において知識と技術をもつ専門家と、その専門家の援助を必要とし求める人との間に結ばれる関係である。そしてその関係には一定の目的があり、関係自体はその目的達成のための手段である。たとえば理髪師と客の関係を例にとってみると、われわれが理髪店に行くのは散髪をしてもらう（依頼する）ことが目的であり、理髪師と人間関係をもつことが目的ではない。散髪をしてもらうとき理髪師と客との間に人間関係は生じるけれども、それは散髪という目的を達成するための手段として一時的に発生するにすぎない。理髪師にも客にもそれは自明のことである。客が理髪師にむかって「理髪師と客としてでなく人間と人間として接してほしい」などと言うことはまず考えられない。タクシーの運転手と客との関係においても、客がタクシーに乗るのはある目的地まで運んでもらうためであって、運転手と人間関係をもちたいと思って乗るわけではない。そして目的が達成されれば理髪師や運転手との関係は終る。そのとき客はとりたてて深い感情を体験するわけではない。ただしときには例外もある。たとえば床屋のおやじの人柄が好きで世間話がしたいので、まだそれほど髪も伸びていないのに床屋に行くという人もいるかもしれない。そうなるとその関係はもはや手段ではなく目的となり、専門家（この場合は床屋のおやじ）はその専門的技術を提供するのではなく、人間と人間として客とつき合うことになる。そうなると、そのおやじが店をたたんだり亡くなったりすれば、客は悲しみやさびしさを体験するであろう。しかしまあこういうことは例外であろう。弁護士と顧客ではどうであろうか。弁護士にとっても顧客にとっても目的はたとえば事件の解決であって、互いに人間関係を結ぶこと自体が目的ではあるまい。だから両当事者は目的の達成は願うけれども関係の終結を願うということはない。目的が達成されれば関係が終結することは自明だからである。

要するに職業的役割関係とは、

①特定の領域において知識と技術をもつ専門家とその専門家に援助を依頼する依頼者との間に成立する関係であり、
②その関係自体は目的ではなく、ある目的達成のための手段であり、
③目的が達成されればその関係は終結する。

そういう関係である。

それでは教師と生徒の関係はどうであろうか。これもやはり職業的役割関係であろう。しかし、教師と生徒の関係をある目的（たとえば知識の習得）を達成するための手段とのみみなしてよいかどうかはすこし微妙な問題である。教師と生徒の間には知識の習得といった目的を越えた人格的関係がある場合があるのではないか。むしろあるべきではないか。教育の本当の目的はそういう人格的関係を成立させるところにあるのではないか、といった主張もある。そうだとすれば、教師と生徒の関係は手段ではなく目的となる。

私は今勤めている女子大で私の尊敬する心理学者であり臨床家である村上英治先生と一年間職場を同じくすることができた。村上先生は私の大学時代の恩師でもある。先生は若い学生がお好きで、学生との泊まり込みの合宿などにも積極的に参加される。孫のような年齢の学生と実に楽しそうに飲んだり歌ったりされるし、ときには夜を徹して語り合われることもある。私はそういうことが苦手である。学生との接触はできれば教室での接触にとどめておきたい。合宿などに参加して多少とも生身の自分をさらすのは御免こうむりたい。だからなるべく避けて通っていた。あるとき村上先生との何気ない雑談の中で私が「先生は学生との合宿がお好きですね。僕はどうも苦手で」と言うと、先生の態度がすっとあらたまり「人格的陶冶《とうや》ということがある」と言われた。私はちょっと怯んでしまってそれ以上その話に立ち入ることを避けたが、どうも先生は自分が参加することが学生の人格陶冶のために意味があるというお考えのようであった。つまり自身の人格的影響力が学生に及ぶのをよしとされている、あるいはむしろそのことこそ教育の本質と考えていらっしゃるようであった。愕然とした。私は自分の人格的影響力など学生に極力及ばないように願っている。仮に私に人格的影響力があって学生が影響を受けること、ひいては多少とも私に似た人間になることなど考えるだけで恐ろしい。避けたいことである。

ところがふり返って考えてみると、私は村上先生から知識や技術を学んだわけではない。かつて学んだかもしれないがとっくに忘れてしまった。ただ村上先生の人格に惹かれて今の大学に来たようなものである。私にとって先生との関係は何か他の目的のための手段ではなく、それ自体が目的と言ってよい。先生は数年前に亡くなられたが、おそらく私は生涯村上先生と呼ぶであろう。私の心の中では師弟関係に終結はないのである。

もう一つ、心理療法家と患者との関係によく比較されるのが遊女と客との関係である。たしかにこの二つの関係はよく似ている。専門家（心理療法家あるいは遊女）の提供するサービスが物の提供ではなく人間を通じてのものであること、両当事者は定められた特定の場所で一定の時間会うこと、そこでは社会的な身分や役割を越えて自由な交感がなされること、それは密室の中で一対一の関係の中で生じること、広い意味でのエロス的なものが働いていること（精神療法的エロスという言葉がある）、金銭の授受があること、職業的役割関係でありながらあたかもそれを越えたものがあるかのごとき幻想をふりまいていること、などが共通している。患者は（ときには心理療法家も）二人の間に職業的役割関係を越えた愛を実現したいと願う。客は遊女と本当の愛人関係になりたいと願い、ときにはそう錯覚し、まれにそれを実現する。遊女の方も幻想を売っているつもりがまれに客に本当に惚れることもある。ただし一般には、遊女との関係は職業的役割関係とわきまえて遊ぶ客が粋であり、本当の愛人になってくれと言い出すような客は野暮である。客が遊女にむかって「どうせ俺のことを客としか思っていないのだろう」と叫ぶなどは野暮のきわみであるが、内心そう言いたい思いの客は沢山いるであろう。つまり遊女と客との関係においては、職業的役割関係の中に生身の人間関係が入り込みやすい、あるいは少なくとも生身の人間関係が入り込むかもしれないという期待が生じやすい。これは心理療法家と患者との関係においてもしばしばみられる特徴である。

生身の人間関係、たとえば親子関係、夫婦関係、恋人どうしの関係、友人関係などは、その関係自体が目的であって、他の目的達成のための手段ではない。そして両当事者は終結ということをとくに考えはしない。たとえば夫婦関係においては夫婦であること自体が目的であって、他の目的のための手段ではない。死や離婚による終結があるとはいえ、両当事者が終結を目指しているわけではない。離婚することを目指して結婚する人はいないのである。そして関係が終結せざるを得ないときには怒りや悲しみや絶望が生じる。もちろんなかには例外もある。相手の財産目当てに結婚し配偶者の死を待つような人もあるかもしれない。そうなるとその夫婦関係は財産獲得のための手段であって、それ自体は目的ではない。しかしこういうことはあくまで例外的なことである。

心理療法的関係においては治療者はしばしばいかにして終結にしようかと考え、患者はしばしば終結を恐れ、終結にあたってさまざまな感情を抱く。これは理髪師やタクシーの運転手や弁護士と客との関係においてはそれほどないことであろう。なぜ心理療法的関係においてだけ終結がかくも問題となるのか。それは今まで述べてきたように、心理療法的関係においては職業的役割関係のなかに生身の人間関係が入り込みやすいからであろう。そのなかで終結を語り合うということは、両者の関係のなかから生身性を排除し、それが職業的役割関係であることをあらためて明らかにすることになる。

二　治療者の役割と患者の役割

心理療法における治療者患者関係は職業的役割関係であって、治療者が提供する関係は親や配偶者や友人の提供する関係とは異なる。治療者は愛や善意や友情を差し出すのではなく、専門家としての知識と技術を提供するのである。ただしこういうことをわざわざ強調しなければならないところに心理療法的関係の特殊性がある。つまり心理療法家と患者との関係は職業的役割関係として出発するがそこに生身の人間関係が入り込んできて、いつの間にか生身の関係に変質してしまうことがある。かつて精神分析の創成期には患者と結婚した分析家もあった。現在でも患者と恋に落ちたり、性的関係をもったり、憎しみを向け合って裁判ざたになったりする治療者は必ずしもまれではない。

私はかつて心理療法家の役割と患者の役割について私なりに次のように整理してみたことがある。[3] 精神分析的心理療法をモデルに考えたものだが、他の学派の心理療法においてもある程度妥当すると思う。

治療者の役割

①患者の依頼に応えうる知識と技術をもつ（と想定される）専門家として患者の依頼を受け入れる。
②治療構造を設定し維持する。
③患者に傾聴し理解する。
④理解したところを患者に言葉で伝達する。それによって患者の問題（不安や葛藤）をいま一度患者の中に差し戻す。
⑤面接のなかでの治療者の役割を少しずつ小さくするように努める。つまり治療者でなくなるように努める。

患者の役割

①自分の問題の解決を求めて専門家に助力を依頼する（依頼者になる）。
②治療構造を守る。
③自分の内界を包み隠しなく言葉にする。

④治療者の介入を受け入れて自分の言動の意味を理解できるように努める。それによって自分の問題（不安や葛藤）をいま一度自分のなかに引き受ける。
⑤自分の問題に自分で対処できるようになる。つまり患者（依頼者）でなくなるように努める。

1　治療者の役割

まず治療者の役割を説明する。治療者は患者の問題の解決に役立つ知識と技術をもつ専門家として患者の前に現れる。だからこそ患者が依頼してくるわけである。これはあたりまえのことのようだが、必ずしもそうでないときがある。たとえば初心の治療者は自分がまだ十分な知識と技術をもっていないので、専門家として患者の前に立つことを恥ずかしく思う。そしてたとえば兄のように相談相手になろうとか、母のような気持で接しようとか思う。しかし患者は兄や母に会いにくるのではない。専門家に会いにくるのである。初心者と言えども専門家として現れなければならない。経験のある治療者でも治療の途中で専門家であることを放棄したくなるときがある。我を忘れて生身の自分の感情を患者にぶつけたくなることもある。だから患者の前に専門家として現れることは重要なことである。

治療者が次にすべきことは治療構造の設定と維持である。入院にするか外来にするか、どこで面接するか、どのくらいの頻度で一回どのくらいの時間面接するか、料金はどうするかなど、治療の物理的諸条件を定めそれを維持することが治療者の仕事である。初心者は面接の内容にばかり関心を向け構造の重要性に気づかぬことがあるが、構造の設定と維持は面接の内容に先立つ重要事である。構造によって内容は規定される。たとえば廊下での立話とプライバシーの保てる面接室での面接とでは、患者の話の内容は自ずと違ってくる。また内容によって構造が要請される。大事な話は廊下ではしにくい。落ち着いて話のできる場所と時間が求められる。次に治療者は患者に傾聴し理解する。患者に対する無知を前提とし、理解したいという純粋な好奇心をもって聴くのである。

そして理解したところを患者に言葉で伝達する。患者が心細くて抱きしめてもらいたいと思っていると理解したら、「心細くて抱きしめてもらいたい気持なんですね」と言葉で伝える。実際に抱きしめるわけではない。ただその欲求を患者に自覚させるだけである。患者は欲求充足ではなく欲求不満を体験する。つまり不安になったり葛藤を体験したりする。悩むべきことを悩まなければならなくなる。

そして治療者はだんだん治療者でなくなるように努める。つまり患者が自分で自分の問題を直視し自ら対処できるように促すことで援助者としての役割を小さくするのである。これもごく当然のように見えるが、ときには困難なことがある。他者から依存されることはある意味では心地よい。自分が必要とされていると感じることは自己評価を高めることでもある。だからある人たちは依存されることを求める。こうなると治療者でなくなるよう努めることは困難である。

治療者たる者はこの五つの役割を必ず守るべきである。この役割を守る人を治療者と呼ぶのであって、これが守れないときはもはや治療者ではない。

2　患者の役割

患者の役割の第一は依頼者になることである。自分のどこかに問題があると認識しその解決に専門家の援助を依頼するのが患者の役割である。身体疾患の患者においてはこれはあまりに当然のことである。人は頭が痛かったりお腹の具合が悪かったりすると、その解消を求めて医師に治療を依頼する。しかし精神科医のみる患者には依頼者でない人たちも多い。病識のない精神病者は治療を依頼したりしない。あるタイプの人格障害患者は自己のパーソナリティの問題を自我違質的にはとらえないので自ら悩むことがなく、したがって治療を求めることもない。依頼のないところに心理療法を行うことはきわめて困難である。こういう場合は患者のなかに潜在的依頼者を想定して働きかけることが必要になる。たとえば精神病者に幻覚や妄想などを直接問題とするのでなく、それに由来する不安や身体的不調をとりあげ、まずその解消のために受診してもらうよう促す。

次の患者の役割は治療構造を守ることである。面接の約束の時間にきちんと来て、面接時間が終われば帰る。約束の時間外に来たり、しばしば電話をかけてきたりしない。これが患者の役割である。ところが現実の患者は遅刻したり欠席したり、ときには面接が終わってもなかなか帰ろうとしない。電話もかけてくるし面接室の外で会いたがったりする。

次に患者に期待されることは、自己の内界を包み隠しなく言葉にすることである。精神分析的心理療法は心に浮かんだことを、たとえそれがとるに足らないことと思えたり、言うのが恥ずかしいと思ったりしても話してもらうことを約束して始めるものである。ところが患者はなかなか心のうちを話さない。言いよどんだり沈黙したり話題を無関係なものに変えたりする。それはときには意識的であり、ときには無意識的である。心のうちにあることを言葉で語るのでなく行動で表す患者もある。治療への不満を口にするのではなく、遅刻したり欠席したりする。怒りを言葉にするのではなく、ものを壊したり暴力を振るったりする。心のうちを包み隠しなく言葉にすることは決して容易ではない。

次に患者に期待されることは、治療者の介入を受け入れて自己の言動の意味を理解できるようになること、それによって自分の問題（不安や葛藤）をいま一度自分の中に引き受けることである。しかし現実の患者はなかなかそうはしない。患者は治療者の解釈をしばしば否定する。また、不安を内界に保持しそれに耐えようとはせず、ひっきりなしに保証や確認を求め、不安を治療者に担わせようとする。

そして患者の役割の最後は依頼者でなくなるよう努めることである。患者は苦しんでいるのだから一刻も早く患者でなくなるよう努めるかと言えば、実は必ずしもそうではない。神経症症状に悩むことで、本来体験すべき人生の不安や葛藤を免れているという利得がある。患者であることで、社会的義務を免れ、世話や援助を受けることができる。そして何よりも治療者との関係を続けることができる。だから意識的、無意識的に患者であり続けたいと思う人はめずらしくない。またなかには、治療者が自分を治せない（依頼に応えられない）無力な存在であることを証明して勝利感を得たいと願っているとしか思えない患者もある。

このように見てくると、ここで述べた患者の役割は治療者が患者に期待する役割であって、必ずしも現実の患者にあてはまるものではないということがわかる。いわば理想的患者の役割である。そしてその背後には、自己の不安や葛藤を自己の内界に保持し自ら対処する自立した個が想定されている。患者にそういう自立した個であることを要請することが精神分析的心理療法の根幹にある人間観であり、つきつめてゆけば西欧文明の根底にある個人というものにゆきつくのである。これはある意味ではきわめて厳しい要請である。他の治療法においては必ずしもこのような人間観が根底にあるわけではない。たとえばシステミックな家族療法においては患者（Identified Patient）は自立した個とみなされるのではなく、家族というシステムの一つのサブシステムとみなされる。行動療法においては症状は誤った学習の産物であり治療はその脱学習（消去）であって、それは動物にも人間にも共通する原理に基づくものである。折衷的治療ということがなかなかに難しいのは、各々の治療法がもっている人間観に違いがあるからである。

3　役割からの逸脱と再統合(4)

患者はここで述べた理想的役割からしばしば逸脱する。初期の精神分析家は患者のこういう逸脱をなるべく生じさせないように努めてきた。たとえばフロイト Freud S は回想しない患者の額に手を当てて思い出すことを強く求めていた。しかししだいに回想しないことに意味があると考えられるようになり、なにゆえ回想しないか、できないかを探究することが精神分析の仕事になった。このように精神分析の特徴は患者にある役割を一貫して期待しつつ、一方でそこからの逸脱に注目し、そこを概念化し、その由来と意味を探究してきたことにある。たとえば抵抗とは、患者が内界を包み隠しなく言葉にしないこと、治療者の介入を受け入れないことを言い、行動化とは内界を言葉でなく行動で表出することであり、退行とはいつまでも依頼者であり続けようとすることである。そしてそういうことが生じるのは、患者が治療者に専門家としての役割以外（以上）の情緒的かかわりを期待する、つまり転移をを起こすからである。患者は意識的には治療者が治療者であることを知りつつ、無意識的には治療者に母や父であることを望むのである。

精神分析的心理療法とは、患者が理想的役割を守らない、あるいは守れないところに注目し、そこに患者の目を向けさせ、なにゆえ守らないあるいは守れないのかの探究に患者を誘い、そのことを通して患者を理想的役割へと引き戻そうとする営みの連続である。このことが精神分析を長い間生き残らせ、しかもさまざまな精神療法を比較検討する際の基礎学たらしめてきた理由の一つだと私は思う。他の学派においてもそれぞれの理論から患者に期待される役割はある。そして患者がそこから逸脱するときはその治療の適応でないとされることがほとんどである。たとえば行動療法では、治療者の指示に従って課題を行わない患者は治療対象から外されるであろう。また内観療法では内観を行わない患者は「御縁がなかった」ということになる。なにゆえ課題を行わないか、なにゆえ内観しないかを探究する姿勢はない。ひとり精神分析的心理療法だけが、患者が役割を守らないことにむしろ積極的に注目し、その由来と意味を探究し、そこからさらに理論構成を深めているのである。

治療者の方は、先ほど述べたように、その役割を必ず守らなければならないのであって、そこからの逸脱は予期されていない。しかし、治療者がその役割を守りにくいと感じるときがある。ときには現実にその役割を逸脱してしまうこともないとは言えない。そういうときその背後にある感情を逆転移と呼ぶ。治療者が面接室の外で患者と会いたくなるとき、言葉以外の手段で患者に近づきたくなるとき、患者にいつまでも頼りにされたいと思うとき、あるいは激しい憎しみや怒りを覚えるとき、つまり治療者が専門家としてでなく生身の人間としてふる舞いたくなるとき、そこに働いている感情を逆転移と呼ぶのである。逆転移も転移と同様、はじめは治療の妨げになるのでなるべく生じないようにすべきことと考えられてきた。しかししだいに、逆転移こそそれを通して患者を理解するもっとも重要な手がかりと考えられるようになり、精神分析理論のなかで重要な位置を占めるようになったのである。

とは言え、転移、逆転移が生じるとき、患者と治療者の関係は職業的役割関係を越えて生身の人間関係へと変貌する危険をはらんでいる。そして精神分析的心理療法の成否はこの危険をいかに乗り越えられるかにかかっている。

三　転移と逆転移

1　アンナ・Oの症例(5)

フロイトが転移という現象についてはじめて学問的に論じたのは後述のドラの症例においてであるが、おそらくそういう現象への注目は精神分析の第一症例と言われるアンナ・Oの症例において始まったであろう。そこでまずアンナ・Oの症例をふり返ってみる。アンナ・Oを直接治療したのはフロイトの初期の共同研究者であるブロイエル Breur J であるが。のちにブロイエルからこの症例について聞いたフロイトがそこに潜む大きな意味に気づき、そこから精神分析が創られるに至ったのである。

アンナ・Oはウィーンの名門の家に生まれ、すぐれた知性、教養を備えた女性であったが、「性愛的要素の発達していないことは驚くほどであった」。二十一歳のなかばごろ熱愛していた父親が不治の病にかかり看護するうちに、彼女自身が神経性の咳、嘔気、四肢の強直性の痙攣、視力障害、言語障害など多彩なヒステリー症状を呈し、しだいに衰弱してきたので、当時有名な内科医であったブロイエルの治療を受けるようになった。ブロイエルはアンナ・Oの自宅に往診して催眠治療を開始した。アンナ・Oには、悲しげで不安な様子ではあるがどちらかと言えば正常に近いおとなの意識状態を示すときと、幻覚があり、不躾けで、悪口を言ったり枕を投げたりボタンを引きちぎったりするような、ききわけのない子どもに近い意識状態を示すときとがあり、しかもこの一方の状態から他方の状態への移行の段階で彼女は自己催眠の状態に陥った。そしてこの自己催眠の状態で彼女が症状の発生当時の状況を回想すると、その症状が消失することがわかってきた。彼女はこの試みを「お話療法」(talking cure)とか「煙突掃除」(chimney sweeping)と名づけた。ブロイエルはこの経過に大いに興味をもち、熱心に治療を続け、自発的な自己催眠状態での回想に人工的な催眠状態での回想操作をも加え、催眠浄化法という新しい方法を創始した。ブロイエルは「このようにしてヒステリーの症状は片づいた。(中略)やがて彼女はウィーンを去って旅立った。彼女が精神的平衡を取り戻すためにはなお長年月を必要とした。その後はまったく健康を享受している」[6]という文章で症例の報告をしめくくっている。

しかしのちにジョーンズ Jones E[7]が明らかにしたところによると、次のような驚くべき展開があった。ある夜ブロイエルが患者の家に呼ばれていくと、アンナ・Oはヒステリー性出産の苦しみに悶え「ブロイエル先生の赤ちゃんが生まれます」と叫んでいた。それはブロイエルが気づかぬままにゆっくり進行していた想像妊娠の帰結であった。ブロイエルは全身冷や汗でびっしょりになってその家から逃げ出した。そして明くる日、妻と「第二のハネムーン」を過ごすためヴェニスへと旅立ち、そこで妻は娘ドラを身ごもったという。

アンナ・Oは父親を熱愛していたようにブロイエルを熱愛するようになっていた。彼女は心の深いところで父親の子どもを産みたいと願っていたが、それは禁じられたことなので無意識界に押しやっていた。それがブロイエルの治療によって無意識界から浮かび上がり、禁じられた対象である父親にではなくブロイエルに向けられたのであろう。のちにブロイエルからこの話を聞いたフロイトは大いに関心をそそられたが、ブロイエルはこの症例を思い出すことにそれほど乗り気ではなかった。ブロイエルはこの経過に驚きと恐れを感じ、あるいは醜聞になりはしまいかと恐れたのであろう。フロイトはこうしたブロイエルを説得して共同して「ヒステリー研究」[5]を発表し、さらにそこから独自の精神分析療法を創始するに至った。

のちにフロイトは「ブロイエルは意識しないまま転移性恋愛の犠牲になっていたのだ」という見解を発表している。さらに一九五三年ジョーンズは[9]『フロイトの仕事と生涯』の中で、患者の実名がベルタ・パッペンハイムであることを明らかにした。ジョーンズによれば、フロイトは、ブロイエルが患者に対して強固な逆転移を形成してしまい、ブロイエル夫人がやきもちを焼いたため、ブロイエルは治療を終える決心をしたのだと直接ジョーンズに語ったという。

この古典的症例についてはその後もさまざまな研究がなされている。ポロック Pollock GH[10] はブロイエルの母親が実はベルタという名だったことを明らかにしている。そのベルタはブロイエルがまだ幼いころ若くして亡くなったのだが、ブロイエルはその母を愛しており、そのため患者（アンナ＝ベルタ）に強烈な無意識的逆転移（ブロイエルが患者に母ベルタを見たという意味ではブロイエルの転移）に陥ったのではないかとしている。ブロイエルは母ベルタを愛し、ベルタとの間に子をもうけたいという無意識的願望をもっていたかもしれない。そうだとすればアンナ（ベルタ）が「ブロイエル先生の赤ちゃんが生まれます」と叫んだとき、アンナ・Oの無意識的願望だけではなく、ブロイエルの無意識的願望も満たされていたかもしれないのである。

後年エランベルジェ Ellenberger HF[11] はこの症例について詳しい調査をし、魅力的な推理をしている。彼の調査によればブロイエルの末っ子ドラは一八八二年三月十一日に生まれていて、この子が一八八二年六月のアンナ・Oの治療終結の事件とされるものの後に受胎されることはありえない。ドラの受胎はむしろアンナ・Oが治療の途中で「田舎の家」へ移送されたときと一致する。しかもこの時期にブロイエルが治療を中断したとする証拠はまったくない。むしろこのころからブロイエルはアンナ・Oのもとへ足繁く往診するようになっていたという。さらにエランベルジェはアンナ・Oが移送されたスイスのサナトリウムにブロイエル自筆の患者報告書（紹介状の詳細なもの）の写しと、そのサナトリウムの医師の誰かが書いたカルテを発見した。これによるとアンナ・Oは一八八一年十一月に母親の家に戻り、そこで毎日「お話治療」をできるようになったと言う。しかし「説明できない複数の理由によって」患者の状態は悪化した。彼女はブロイエルに向かって一年前の同じ時期に空想していた幻想物語を語り始めた。これは来る日も来る日も一年前と同じ話だった。エランベルジェの訳者中井久夫[12]はさらに一層大胆な推測をつけ加えている。すなわち、一般に妻の妊娠中に夫の婚外性交の危険率が上昇すること、ブロイエルが強い陽性逆転移を意識しないまま治療に当たっていること、アンナ・Oの側にもブロイエルへの強い陽性転移が存在したことを考え合わせると、この治療関係はかなり危険であると言わざるをえない。そして一年前の人格が生きているということは、その一年の間に何かが起こり、それを経験していない人格を生き続けさせる必要が生じたからであろう。さらに「第二のハネムーン」とは一般に何らかの危機を通り抜けた夫婦の行うものではないか。この危機の間中、ジョーンズの言うところを信じればブロイエル夫人の現実の妊娠とアンナ・Oの想像妊娠とが同時に進行していたことになる。中井はこう指摘した上で、アンナ・Oの妊娠は必ずしも想像ではなかったのではないかと示唆している。もちろんこれは中井の推測であり、事実として証明されたわけではない。しかし心理療法の中でこういうことが起こるかもしれないということをわれわれは心しておく必要があろう。治療者と患者の関係の中で生々しく恐ろしい力が働くことがあるのである。

2 ドラの症例[13]

次にフロイト自身の治療例であり、フロイトが転移の取り扱いの難しさについて述べているドラの症例をふり返ってみる。

ドラの父親は成功した実業家であったが、女遊びのために梅毒を患い、結核にもかかっていた。ドラ一家はK氏一家と親しくしていたが、ドラの父親とK夫人は実は愛人関係にあった。ドラが十四歳のある日、K氏は突然ドラを抱擁し接吻した。ドラは激しい嫌悪の情を覚えその場から逃げ出した。ドラが十六歳になったときK氏は再びドラを抱擁し接吻して求婚するが、ドラはK氏に平手打ちを喰わせてその場から立ち去った。ドラはこの事件を母親に打ち明け、母親はそれを父親に告げ、父親はK氏に問い質すが、K氏は事実を全面的に否定し、性に関する通俗書に刺激されたドラが事件をでっち上げたのだと主張した。父親はこれを信じてドラを非難した。父親はK氏の妻との関係を黙認してもらうために娘をK氏に差し出したのである。ドラには耐えられない事態であり、神経性咳、歩行困難、腹痛、頭痛、失声、痙攣発作、顔面痛などのヒステリー症状が出現した。そこで父親は以前自身が治療を受けたことのあるフロイトにドラの治療を依頼した。フロイトはドラの分析治療において、彼女が実はK氏の愛情を喜んでいたのではないかと指摘し、彼女のなかにある性的願望を探究してゆく。ドラはこういうフロイトの解釈に抵抗して治療を中断する。ドラが求めたのは父親が愛人のK夫人を諦めることと、自分が父親の情事のために利用された事実の承認と謝罪だったのである。

フロイトはこの中断の理由を転移が適切に取り扱えなかったためであるとしている。つまり中断が生じたのは、ドラがフロイトにK氏および父親を見ていることをドラに気づかせることができなかったためであると考えた。ドラはK氏から逃れたようにフロイトからも逃れたというわけである。

この治療の中断についてはその後の研究[14〜17]からほかにもさまざまな要因が考えられている。

ドラの父親はかつて梅毒に由来する症状のためフロイトに診てもらったことがあった。そのときフロイトを紹介し治療に同伴してきたのがK氏である。フロイトはK氏の外見に好印象を抱いたらしくわざわざそのことを記している。つまりドラがフロイトに会う前からドラの父親とK氏はすでにフロイトと知り合っていた。その上父親は自分とK夫人との交際はそのままにして、娘一人を落ち着かせてほしいと身勝手な要求をしている。ドラがフロイトもまた父親やK氏と共謀するのではないかと感じても無理のない状況であった。フロイトがおとなたちに対するドラの糾弾には耳を貸さず、ドラの心のなかにある性的願望を性急に暴露していったことは、ドラをとりまくおとなたちの身勝手に迎合する結果になった。ドラがK氏に対して示した反応は思春期の少女には無理のないことと思われるのに、フロイトはそこに理解を示していない。それどころか、K氏の行動をむしろ承認して、K氏の求婚をドラが受け入れてさえいれば万事うまく収まったであろうとドラに言い聞かせているかのごとくである。こういうフロイトの態度から、ドラはフロイトもまた父親やK氏と同じく性に憑かれたおとなたちなのだと感じたのであろう。

つまりこの治療が中断したのは、たしかにフロイトがドラの転移を適切に扱えなかったからであろうが、それは実はフロイトの逆転移のためであると考えられる。ドラがフロイトにK氏を見たのはドラの内心の性的願望だけに由来するのではなく、フロイトがまさしくあまりに性に関心をもつおとなであったということにある。そこに当時性を中心に理論を構築しつつあったフロイトの治療的野心を見ることもできるであろう。転移は何もない空中に向かって生じるものではない。転移が生じるのは、転移の対象となる人物にその転移を招きやすい要因があることがほとんどなのである。

フロイトが治療が進展しつつあると考えていたまさにそのときに、ドラは治療中断の申し出をしてフロイトのもとを去った。そしてK氏夫妻を訪ね、K夫人に父親との関係を認めさせ、K氏には抱擁と接吻が事実だったことを認めさせた。おとなたちの隠しごとを明るみに出し、ドラ自身の正当性を承認させたのである。

ドラの症例の論文の中には夥しい数の贈り物のやりとりが記述されている。[18] K氏からドラへの沢山の贈り物、そのうちでもドラの夢のなかに出てくる宝石箱からドラが思い出すK氏からの宝石箱の贈り物、ドラの父親からドラへの、妻への、そしてK夫人への贈り物、若い男性からドラへの贈り物など沢山の贈り物のやりとりとりがなされている。ところが不思議なことにフロイトはこうした贈り物について、宝石箱の夢の解釈を除いてはとりたてて分析を加えていない。

そしてもう一つ興味深いことは、ドラという名前はギリシャ語で「贈られしもの」という意味なのである。考えてみるとドラは、ドラの父親がK夫人との情事を黙認してくれるようにとK氏に贈った贈り物(賄賂)であった。またフロイトにとってもかつての患者であったドラの父親から格好の分析の対象を贈られたことになっている。父親はそのとき自身の情事についてドラに口止めしてくれとフロイトに依頼している。つまりドラは、おとなたちが自分たちの不誠実な関係を明るみに出さないために提供する賄賂として利用されていた。

ギリシャ語で日記をつけたことがあるというフロイトが、ドラのギリシャ語の意味を知らずにこの症例を命名したとはとうてい考えられない。フロイトはドラがおとなたちの間でやりとりされる贈り物であることをわかっていたのだと思う。しかしフロイトは「われわれの患者は——今後ドラという名をあたえようと思うが——」と述べるだけで、論文のなかではその言葉の意味についてはふれず、また沢山の贈り物のやりとりを記述しておきながら、宝石箱の夢を除いては分析していない。フロイトが贈り物についてわずかとはいえふれるのは一九一六年に発表された「欲動転換、とくに肛門愛の欲動転換について」[19]という論文においてである。そこでフロイトは「——思いつき、空想、症状——という無意識の諸産物のうちでは、糞便(金銭、贈与物)、子ども、ペニスの概念は区別されにくく、また相互に混同されやすい」と述べて贈り物のもつ肛門期的意味に注意を促し、「贈り物のこの由来を疑う人は精神分析的治療経験に助言を求め、医師として患者から得る贈り物についてよく考え、(医師からの)贈り物によって患者に生じる転移の嵐に注意した方がよいであろう」と述べている。ただしドラの症例の論文において宝石箱はあきらかにエディプス水準の贈り物として解釈されている。フロイト自身は、彼の他の論文やジョーンズによる伝記、弟子や被分析者や患者の書いたものから明らかなように、多くの人たちから数々の贈り物を受け取っている。そしてそのいくつかは必ずしも肛門期的意味に限定されないと私には思える。そのフロイトがドラの症例の論文において夥しい贈り物を記述しておきながら分析していないのは、フロイト自身がドラという贈り物を受け取ったことにあるやましさを感じていたからではないかと疑ってみたくなるほどである。

フロイトがドラという仮名について述べているのは「日常生活の精神病理学」[20]においてである（これについては佐々木承玄[21]がとり上げて論じている）。フロイトがこの女性患者（今ではイーダ・バウエルという本名が明らかになっている）をどういう名前にしようかといろいろ考えていたとき思いついたのがドラという名前ただ一つであったので、その理由を考えてみたところ、妹のローザが、ローザという名の女中を雇っていたが、同名で紛らわしいのでドラと呼んでいたことに思いあたった。フロイトはそれを知ったとき「自分の名前を名乗ることができないなんて可哀想な人たちだな」と言ったという。そのことがあって、「自分の名前を名乗ることができない女の名前を探そうとしたとき、私にはドラという名前しか浮かんでこなかった」と述べている。さらに女中の名前をとったことに関して、「この女患者の病歴では、よその家で働いている人物、すなわち、ある女家庭教師が、治療の経過にとっても決定的な影響を及ぼしていたのである」と述べている。ドラがK氏に言い寄られるしばらくまえに、K氏は実はドラの女家庭教師にも「私にとって妻は何の意味もない」と言って言い寄り肉体関係をもつが、しばらくして彼女を捨てていた。この話をドラはその家庭教師から聞いていた。そのドラにK氏は「私にとって妻は何の意味もない」という同じ言葉で言い寄ったのである。

ドラが治療を今日で最後にするとフロイトに告げたとき、フロイトは、いつその決心をしたのかとドラに尋ねている。ドラが二週間前だったと答えると、フロイトは「その言葉はまるで女中か家庭教師に対する二週間前の解約通告のように響きますね」と言っている。フロイトはドラの中断の申し出に、女中か家庭教師が解約を告げられたような不快感を感じたのであろう。そして「私はドラがもう二度とこないことをよく知っていた。疑いもなくそれは復讐行為であった」と述べている。フロイトは自分が復讐されるに値するようなことをドラにしたと感じていたのだろうか。さらにフロイトは忘れ難い言葉を述べる。「人間の胸の中に完全に制御されずに潜んでいるもっとも悪い悪魔と闘うべくそれをよびさます私のような人間は、この悪魔との闘いで傷つけられずにはすまないことを銘記すべきである」。これはすべての心理療法家が銘記すべき言葉である。

しかしドラが治療を中断したのははたして復讐の行為だったろうか。患者イーダ・バウエルはフロイトのもとを去ることで、自分がおとなたちの間でやりとりされる贈り物ではなく自分自身であると主張したのではなかろうか。イーダ・バウエルはもちろんフロイトがのちに自分にドラという名前を与えることは知らなかったであろう。しかし彼女はあたかも「自分はドラではない」と主張したかのごとくである。彼女は自分は贈り物(賄賂)ではない、自分の名前を名乗ることのできないような女中ではない、自分自身の権利をもった自立した人間なのだと主張したのであろう。そしてその後の彼女の行動(K氏夫妻を訪れて自分の正当性を認めさせたこと)は、彼女が自立した人間であることを示している。

しかしドラは再びフロイトのもとを訪れた。顔面神経痛に悩まされるようになったからである。フロイトはこれを「顔面神経痛はいわば自己懲罰の一つであり、彼女がかつてK氏を平手打ちしたことに対する後悔の念であり、そこから生じた私への復讐の感情の転移にほかならない」として、治療再開を断っている。

ドラという名前についてはもう一つ興味深いことがある。アンナ・Oがブロイエルから治療を受けていたとき、そしておそらくはアンナ・Oの想像妊娠が進行中にブロイエルの妻は妊娠し娘ドラが生まれた。フロイトはもちろんこのことを知っていて、その上でこの症例をドラと名づけている。症例ドラはドラ・ブロイエルと同年に生まれている。さらにマホーニイ Mahoney PJ[22]によれば、症例ドラはフロイトの治療を受けていたころリヒテンシュタイン通りに住んでいたが、そこはかつてアンナ・Oの住んでいた通りだということである。精神分析の世界でドラがアンナ・Oの娘と言われるゆえんである。フロイトは自分の患者にブロイエルの娘と同じ名前をつけ、そのドラから父親転移を起こされた。フロイトはブロイエルにとって代わろうとしたのだろうか。それともブロイエルがアンナ・Oにおいて失敗した分析を、その娘ドラにおいて成功させ、ブロイエルを乗り越えようとしたのであろうか。ドラという命名はフロイトのブロイエルに対する複雑な感情を反映している。ブロイエルはフロイトより十四歳年長で、フロイトを経済的に援助したこともあり、フロイトにとって共同研究者であると同時に父親的存在であった。のちに分析理論の中での性の重要性について意見を異にし、両者は学問的に快を分かった。フロイトは父なるブロイエルを象徴的に殺害した。ドラという命名の中にフロイトのブロイエルに対するエディプス・コンプレックスを見ることもできるのである。

3 転移性恋愛について

アンナ・Oの症例に見られるように、そしてドラの症例において陰画の形で見られるように、治療中に生じる転移とりわけ転移性恋愛をどう理解しどう対処するかは心理療法家にとってきわめて重要な問題である。藤縄昭[23]が指摘しているように、代表的な心理療法家の理論形成に重要な影響を与えた患者はいずれも女性であった。ジャネとマドレーヌ、ブロイエル（そしてフロイト）とアンナ・O、フロイトとドラ、ユングとシュピールライン、ビンスワンガーとエレン・ウエストなどである。これらの例において治療者と患者の間に濃密な感情が生じているが、しかし治療の結末は必ずしも良好ではない。アンナ・Oとドラは傷ついて中断し、シュピールラインはユングとの恋愛に深く傷ついてフロイトのもとに赴き、エレン・ウエストは自殺した。心理療法の中で生じる人間関係はときに悲劇的な結果を招く。そしてそこには転移と逆転移が深くからみ合い両者の生身があらわになるのである。

フロイト[24]は転移を定義してこう言っている。

転移とは何か、それは分析によって惹き起こされる衝動や空想の改訂版、あるいは模写である。しかしそれは早期のある人物を医師という人物に置き換えるという固有の性質を有している。言い換えれば一連の心理的経験の一切が、過去に属するものとしてでなく、現在の時点において医師という人物との関係にあてはまるものとして改訂される。

そして「転移性恋愛について」という論文[25]で、その恋愛が分析状況で喚起されるものであること、分析に対する抵抗によって強められるものであること、しかもそれは現実への配慮に極端に欠け、正常な恋愛に認められるよりもはるかにその恋愛の終末への思慮分別が失われていて、恋人の評価はまったくあてにならないとしている。そしてこのような恋愛は「きまって必ずわれわれが彼女にその生活歴の中で異様に苦しい、辛うじて抑圧している部分を告白するか、あるいは想起することを要求した時点において出現する」もので、すべての関心を治療から逸らせ、分析医を苦い窮地に追い込もうとするものだと言っている。また「婦人患者の恋愛は分析状況を通して法則的に惹き起こされるものであって、分析医の個人的人格が優秀であるからというわけではない」と注意を促し、治療においてそこから個人的利益を引き出すことがないよう、そのふる舞いや対応において自己規制しなければならないとしている。これはフロイトがブロイエルのアンナ・Oとの経験から、また自らの経験から深く学んだことを示している。現代の治療者にとってもこういう自己規制は大いに必要である。しかしフロイトは「われわれは分析治療中に表面に現れる恋愛に「真実な」愛の性格がないとする権利をもつものではない」とも言う。ではどう対処したらよいのか。フロイトの述べているところをまとめてみる。

治療者は患者の愛情願望を承認も抑制もしない。恋愛転移を回避したり、追い返したり、患者にそれが嫌だという気持を起こさせたりしてはいけないし、もちろんそれに応じてもいけない。あくまでそれを非現実のものとして治療の範囲内で解決し、その無意識の根源に遡り、患者の愛情生活の中でもっとも深く隠蔽されたものが意識化されその支配下におかれることを助けなければならない。

一人の治療者としての、また一人の人間としてのフロイトの苦悩が読みとれる。

患者が治療中に治療者に対してもつ恋愛[26]、あるいは必ずしも恋愛感情でなくても深い感情には必ずや哀しみや怒りや恨みがともなう。患者は自分の恋愛感情が治療者と患者であるという現実状況にそぐわぬものと考えるので、羞恥と困惑を体験し、自分をこのような困難な状況に陥らせる治療者に対して恨みの感情をもつ。しかも治療者はそれをはっきり拒絶するでもなく、また受け入れるでもなく、「非現実」のものとして扱う。こういう状況のなかで、患者の心に治療者は不誠実ではないかという疑惑が生じる。治療者は治療者としてまた人間として誠実であろうと苦闘しているのだが、それが患者には不誠実にさらには裏切りに見えてしまう。ここには心理療法的関係というものがもつ本質的な不平等性がある。治療関係のなかで患者は自己の内界の奥深いところまであらわにし、真実の愛をすら注ぐのに、治療者は自身のことは何一つ語らず、ただ職業的関心を向けるだけである。しかも患者にとって治療者はほとんどの場合ただ一人の治療者であるのに、治療者にとって患者は多数のなかの一人にすぎない。こういう現実が患者のなかに哀しみと怒りを生じさせる。もちろん多くの患者はこの不平等性を表立って非難はしない。それが理性的に考えれば当然のことだからである。治療を始めるとき、自分が唯一の患者だと思って受診したわけではない。治療者から心の深みを打ち明けられ愛を得たいと思ってやってきたのではない。だから表立って治療者を非難するわけにはいかない。それゆえこの感情は屈折して恨みとなるのである。

こういう怒りや恨みは心理療法的関係のなかに避け難く存在する不平等性に対する人間としての告発であると私は思う。それらをすべて患者の転移に帰すことはできない。心理療法という方法それ自体の本質に由来することなのである。この不平等は、それが患者の病の治癒に役立ち、患者の人生の悲惨をいくばくなりと和らげるのに役立つ限りにおいて許されるだけである。ところが心理療法的関係を結ぶからには不平等は必ず生じるが、それが患者の利益につながるかどうかは必ずしも保証の限りではない。そのとき心理療法は罪深いものになるのである。

私はかつて「精神療法の深さ」[27]と題した小論で、「深い」精神療法においては、治療者の欲（治療的野心）が深いと患者の傷が深くなり、治療者の罪が深く患者の恨みが深くなると述べた。転移と逆転移のもつ制御し難い力を考えれば、深い心理療法は決して好んで行うべきものではない。治療者はそこに踏み入ることに畏れをもたなければならない。

四　心理療法的関係の二重性

1　契約関係と転移・逆転移関係

医師としてまた心理療法家として長年働いてきて、癒す人と癒される人との関係には一方で現実的、理性的な面と、他方空想的、情緒的な面とがあると思うようになった。患者が医師から病気や治療法について説明を聞き治療法を選択して同意書に署名するときは、医師と患者とは対等の存在として契約をとり交すという形になっている。しかし実はすでにそのときから、患者は心細く不安であって、医師に頼りたい、すべてを委ねたい、自分の健康と安全を自分に代わって守ってもらいたいという依存的な気持になっている。それは幼い子どもが親に対して抱く気持に似ている。しかし身体医学における通常の医師・患者関係では空想的、情緒的面についてはほとんどの場合医師も患者もあえて口にせず、両者の関係は表面上は自立した個の間の契約関係として進行する。ところが心理療法的関係においては、現実的、理性的関係として始まる関係のなかにしだいに空想的、情緒的関係がしのび込んでくる。むしろそこにこそ心理療法的関係の本質があるように思われる。

表1　心理療法的関係の二重性

A関係	B関係
意識的	無意識的
現実的	空想的
理性的	情緒的
現在的	通時的
職業的	個人的
契約的	転移・逆転移

身体医学における医師・患者関係においても、心理療法における治療者・患者関係においても両当事者はこの二重の関係を生きるのだが、そのどちらが表舞台に現れるかが異なるのであろう。私はこの二重性を表1のように整理している。通常の医師・患者関係はA関係で始まり、多くの場合A関係の中で終始

する。B関係は潜在するだけである。昨今よく論じられるインフォームド・コンセントとはA関係を推し進めたものである。

しかし心理療法的関係においては、はじめの治療契約は意識的、現実的、理性的、現在的になされるが、いったん心理療法が始まれば、そこに患者と治療者双方の無意識的なものが働き、空想的なものが現れ、情緒的なものが支配的になる。そしてそこに現在だけでなく過去のさまざまな体験が重なり合って生じてくる。仮にこれを通時的と呼ぶことにする。このB関係が転移・逆転移関係であり、そこに生身の関係が入り込んでくる。

2　インフォームド・コンセント

そこでまず治療者と患者の契約関係を推し進めたインフォームド・コンセントについて考えてみる。インフォームド・コンセントにおいては医師が患者に病名と状態、どのような検査や治療を行うか、それによって期待される効果と危険性、他の治療法についての説明、何も治療をしなかった場合の見通しなどを患者にわかる言葉で説明し、患者が治療法を選択して治療が始まる。したがってインフォームド・チョイスと呼ぶ方がよいという意見もある。

心理療法の領域でも、アメリカのカリフォルニア州の心理学会[29]ではインフォームド・コンセントを行うにあたって三つの文書を用いている。一つは患者の権利に関する文書で、そこには治療者の名前、資格などが記され、患者の権利として心理療法をいつでも断る権利のあること、治療のやり方について説明を求めることができること、患者の許可なしには患者についての情報を他の人や政府機関に公開しないこと（ただし犯罪に至りそうな場合は例外であること）などが記されている。二つ目は最初の契約書で、心理療法の期間、回数、料金が記され、患者がいつでも中止する権利のあることが書かれていて、患者と治療者双方が署名することになっている。三番目のインフォームド・コンセントの文書には、心理療法を受けることで不快な出来事を思い出し、恐怖、怒り、不安、抑うつ、挫折感、孤独、絶望を感じることがあること、心理療法を受けることで家族や社会の問題によりよく適応できるようになり、それらとの関係により満足できるようになること、また自分の人生の目標や価値観を知ることもでき、人間として成長することにつながることが記され、さらに心理学会のものであるから、治療者は医師ではないため薬を処方できないこと、必要なら医師を紹介できることなどが書かれていて、それを読んだ上で患者が心理療法を受けることに同意すれば署名するようになっている。

こうしたインフォームド・コンセントは、自分の問題はあくまで自分で解決しようとする自律的、主体的な個人との契約ということであり、患者の人権の尊重ということがその根本にある。

しかし個人主義と契約主義に基づくインフォームド・コンセントには危険も含まれる。それは従来の日本的関係からはきわめて水くさい関係であり、かえって対立を招くかもしれない。またインフォームすることのみに重点がおかれ、そのときの患者の感情反応への配慮が不足すると、患者がショックを受けたり著しく不安になるかもしれない。両者の関係がぎくしゃくしたものになり、患者からの訴訟が増えたり、治療者がそれに対して防衛的な検査や治療をするようになるかもしれない。

わが国の現状を見ると身体医学の領域においてもまだパターナリズムが残っている。まして心理療法の領域では身体医学の領域以上にインフォームド・コンセントということが注目されてこなかった。その理由として、身体的侵襲に比べて精神（心理）的侵襲の評価が困難なこと、心理療法の効果を適切に評価する基準がなかったこと、心理療法家の資格が不明確で法的に規定されていないことなどがあろう。また心理療法過程のなかで治療者と患者が信頼関係を築くことが目指され、それがあればインフォームド・コンセントは必ずしも必要ないと考えられてきたこともあろう。とりわけ精神分析的心理療法においてはすでに治療契約や治療同盟といった概念があるので、インフォームド・コンセントは純粋に法的な概念と考えられていたゆえと思われる。また、心理療法の対象となる患者は自律性や自己決定能力に障害をもつ場合があり、それらの患者に心理療法を行うということはすなわち彼らに自律性と自己決定能力を回復させるあるいは育むことであって、インフォームド・コンセントということをあらためてとり上げなくても、その本質は心理療法のなかに含まれているという考えもあるであろう。

しかし昨今心理療法に対する関心が高まり、多くの人たちが心理療法を受けるようになって、そのプラス面ばかりでなくマイナス面もさまざまな形で現れてきている。たとえば心理療法のなかで著しい恐怖や不快の体験を思い出し、そのために混乱してしまう患者、治療者の関心に引きずられて偽りの記憶を回想してしまう患者、心理療法のなかで著しく退行し依存的となってそこから脱け出せない患者など、心理療法のもつ危険性は、たとえば薬物療法のもつ危険性と比べて決して小さくはない。心理療法はいつでもしてよいもの、すればするほどよいものではないのである。インフォームド・コンセントを行うことは患者の人権を尊重することであると同時に、治療者が自らの営みをふり返り、臨床的にも倫理的にも責任をもってふるまうために必要なことと思う。

ただしなかにはインフォームド・コンセントを行うことを不快に思う治療者もあるかもしれない。たとえば自分の専門とする学派の心理療法を万能視し、他の学派のものを二流視する治療者、患者が他の治療法に移っていくことを自己愛の傷つきとして体験する治療者などはインフォームド・コンセントをすることに困難を感じるかもしれない。尾久裕紀[30]が述べているように「インフォームド・コンセントの実践でもっとも難しく、しかし重要な点は、自らの立場、専門性を客観視することと、および自己の欲望をコントロールすることにある」のである。ただし心理療法におけるインフォームド・コンセントは必ずしも治療開始にあたって一回で行われるものではなく、全治療期間を通じて繰り返し行われるべきものである。アペルバウム Appelbaum P[31]はインフォームド・コンセントにイベント・モデルとプロセス・モデルの二つを考えている。イベント・モデルは次のような例に代表される。治療を求めて患者が医師を訪れる。医師は診断し治療プランを立て、選択肢とその利益と危険性について説明する。患者はそれを比較検討し選択して治療が始まる。これは法的なインフォームド・コンセントの概念に一致している。しかしこのモデルでは治療が治療開始時の一つの、あるいはごく限られた少数の決定から成立するかのごとく考えられてしまう。一般医療においても治療というものは診断のための諸検査やそれまでの治療の結果などのデータの積み重ねの上に、ときとともに変化してゆくものである。とりわけ心理療法においてはそうであるから、このモデルは心理療法でそのまま用いるにはふさわしくない。

プロセス・モデルでは治療上の意思決定は絶え間のないプロセスであり、情報の交換は治療者・患者関係を通じて絶えず行われなければならないとされる。患者は治療についての自らの関心事を治療者と話し合い、自らの疑問や主張を表明し、治療者との話し合いのなかでその後の治療方針の決定に参加してゆく。

心理療法におけるインフォームド・コンセントはプロセス・モデルに従わざるをえないであろう。それは心理療法が一般医療の治療に比べてどのように進展するかの予測が困難なこと、そこで果たされる患者の役割がきわめて大きいこと、無意識的な過程や転移、逆転移といったものが入り込んでくるからである。具体的には、患者が心理療法を求めるようになったのはなにゆえであったか、心理療法をどのようなものと考え、どんな期待や不安を抱いてきたかをその都度明確にすることであり、それを踏まえて今後の治療をどのようなものにしてゆくかを話し合うことである。これはインフォームド・コンセントであると同時に心理療法のプロセスそのものなのである。

3　二重の関係を生きる

心理療法が進展すると、治療者と患者の関係は必ずしも意識的ではなく無意識的となり、必ずしも理性的ではなく情緒的となり、必ずしも現実的ではなく空想的となり、必ずしも現在的ではなく通時的となる（一〇九頁の表1参照）。前節で述べたアンナ・Oやドラの症例をふり返ってみればそのことは明らかである。アンナ・Oの治療ではアンナ・Oとブロイエルの無意識的、情緒的、空想的、通時的なものが両者の意識的、理性的、現実的、現在的なものを圧倒し、その結果治療は破綻してしまった。もしブロイエルが治療の途中で現在インフォームド・コンセントとして語られているような視点をもち、その視点から患者と語り合うことができていれば、あのような形での中断は生じなかったかもしれない。心理療法家はインフォームド・コンセントに集約されるようなA関係（以下、表1参照）と、転移・逆転移に集約されるようなB関係の両方に目配りし、両方を生きなければならない。A関係がまったく見えなくなってしまえばB関係が両者の関係となり、それはもはや治療という専門的営為ではなくなる。しかしA関係のみに終始してB関係が発展しなければ、患者の深く蔵している問題は明らかにならず乗り越えられないので、やはり治療とは言えなくなる。心理療法家はA関係を確立しその枠を守りつつ、そのなかでB関係の発展を許し、自らもそこに組み入れられ、参加するのである。この二重の関係をいかに生きるかが心理療法家に課せられた課題である。

心理療法家と患者がこの二重性を生きることができれば、両者の間に起こっているものは仮構のもの、「非現実」であるという共通認識が生じる。これはなかなか困難なことであるが子どもの遊びと共通している。「家族ごっこ」をしている子どもを思い浮かべてみよう。お母さん役の子もお父さん役の子も赤ちゃん役の子も皆真剣にふる舞っている。そこではさまざまな感情が表出される。しかし夕闇がせまって本物の母親が「ごはんですよ」と声をかければ、遊びは終わり子どもたちはそれぞれの現実に返るのである。遊んでいるときの子どもたちは自分たちのしていることが「ごっこ」なのだと知ってはいるであろう。だからといって子どもたちが「ごっこ」を真剣に生きていないということはできない。

プロセス・モデルでのインフォームド・コンセントでは、B関係が展開している最中にA関係の自覚を促す手続きが行われることになる。「ごっこ」に夢中になっているところへ、これは「ごっこ」ですよと念を押されるようなものである。そのような形でA関係を導入する治療者に対しては、そうしない治療者に対するのとは違った転移が生じるかもしれない。治療者がA関係を持ち出したくなること自体が何らかの逆転移のあらわれかもしれない。A関係とB関係は互いに影響を及ぼし合いからみ合って進展してゆく。そのからみ合いを生き抜くのが治療者の仕事なのである。

むすび

「医者と患者としてでなく人間と人間として接してほしい。病気の人間が本当に求めているのはそういう関係なんです」というある患者の言葉をめぐって考えてきた。「医者と患者の関係」を専門家と依頼者の職業的役割関係として、「人間と人間としての関係」を個人があらわになる転移・逆転移関係としてとらえなおしてみた。私はこの少女と「医者と患者の関係」（A関係）をとり結び、そのなかでしばらくの間「人間と人間としての関係」（B関係）を生き、しかしいずれは「医者と患者の関係」に戻ってゆくことになる。非職業的な生身の関係を彼女と永続的に結ぶわけにはいかない。しかし先ほど述べたようにA関係とB関係は互いに影響し合いからみ合って進行するものであり、必ずしも区別しうるものではない。

今思うと、私はその少女に問い返すべきであったかもしれない。「あなたの言う『医者と患者の関係』『人間と人間としての関係』というのはそれぞれどういうものなの？」と。そこから心理療法というものを彼女がどうとらえているか、そこに何を期待しているかが明らかになったはずである。そしてそれがインフォームド・コンセントにもつながり、また彼女に人間と人間として向き合うことにもなったであろう。考えてみればこのように問い返すことは心理療法の基本である。問いをより広く深い次元において問い返すことこそ心理療法家の仕事であるはずである。

私がそのときすぐに問い返せなかったのは私のこころにある痛みがあったからである。罪の意識と言ってもよい。私は前治療者の話や記録からこの少女の人生についていくばくか知っていた。両親は離婚して父親は家を去り、母親との情緒的接触は乏しく、学校でも職場でも友だちはいなかった。彼女は孤独であった。その孤独のなかで彼女は、一人の人間としての彼女と関わり、彼女のことを真剣に考えてくれる人を痛切に希求していた。その希求に前治療者は誠実に応えようとしていたのである。それはときには専門家としての役割を逸脱したものであったかもしれないが、「人間と人間として」のかかわりではあった。少女はこの治療者によって孤独を癒され、日々生きていく力を得ていた。本来そうすべきではないのか。しかし私にはそんなことができるだろうか。私が専門家としての役割を強調するのは、実は人間と人間としてのかかわりを回避したいからではないのか。こういう思いがあった。

こう書いていると一方で声が聞こえる。そういう思いはおまえがもつ救済者願望と全能感のゆえではないのか、と。

しかし他方こうも思う。

現代に生きる人たちは人間らしいふれ合いに飢えている。一人の人間としての自分とともに在り、自分とともに感じ考えてくれる人を見つけるのは難しい。恋愛すら勝利と所有を目指すゲームと化している。他者と真にふれ合い、わかち合いたいという人間としての基本的欲求は現代ではなかなか満たされない。そういう状況で人が心理療法の中にそのようなものを得たい、そのように生きたいと願うのを必ずしも神経症的欲求として退けることはできないのではないか。こういう欲求を転移と呼び解釈して除去しようとすることがはたして真に治療的なのか、と。

ここに至っても私は冒頭の少女の問いかけにまだ答えることができない。この問いかけにどう応じるかはおそらく生涯の課題なのであろう。

注

（1）この患者の言葉については次の論文でとりあげた。成田善弘「青年期患者と接する治療者について」、成田善弘編『青年期患者の入院治療』金剛出版、13-40頁、一九八一（本書に収録）

（2）成田善弘『精神療法の第一歩』診療新社、36頁、一九八一（新訂増補版　金剛出版、二〇〇七）

（3）成田善弘「精神療法の失敗について」精神療法、20(3)、202-207頁、一九九四

（4）この問題については次の論文で論じたことがある。成田善弘「役割からの逸脱と再統合」、氏原寛・成田善弘編『転移／逆転移——臨床の現場から』人文書院、233-251頁、一九九七（本書に収録）

（5）Breur J und Freud S : Studien über Hysterie, 1895. 懸田克躬訳「ヒステリー研究」、『フロイト著作集7』人文書院、153-177頁、一九七四

（6）Freud S、注（5）前掲訳書。171-172頁

（7）Jones E, : Sigmund Freud; Life and Work. Edited and Abridged by Trilling L and Marcus S, Basic Books, New York, 1961.

竹友安彦・藤井治彦訳『フロイトの生涯』紀伊國屋書店、一九六九
(8) Freud S : Sebst Darstellung. 1925. 懸田克躬訳「自己を語る」、『フロイト著作集4』人文書院、422-476頁、一九七〇
(9) Jones E、注(7)前掲訳書
(10) Pollock GH : The possible significance of childhood object loss in the Josef Breur Bertha Pappenheim (Anna O)- Sigmund Freud relationship, Journal of American Psychoanalytic Association, 16, 1968, pp.711-719.
(11) Ellenberger HF『エランベルジェ著作集』中井久夫編訳、みすず書房、175-210頁、一九九九
(12) 中井久夫「訳者覚書」注(11)前掲書、203-204頁
(13) Freud S : Bruchstück einer Hysterie-Analyse, 1905. 細木照敏・飯田眞訳「あるヒステリー患者の分析の断片」、『フロイト著作集5』人文書院、276-370頁、一九六九
(14) 土居健郎「転移の取り扱いの困難について——フロイトの「ヒステリ患者の分析の断片」をめぐって」精神分析研究、8(5)、31-32頁、一九六二
(15) 下坂幸三「症例ドラ」精神分析研究、14(1)、1-4頁、一九七〇
(16) Berunheim C and Kahue C eds. : In Dora's Case : Freud-hysteria-feminism. Columbia University Press, New York, 1985.
(17) Mahoney P J : Freud's Dora. Yale University Press, New York and London, 1996.
(18) ドラの症例にみられる贈り物については次の論文で論じたことがある。成田善弘「カウンセリングの落とし穴——転移と逆転移」、増井透・神谷栄治・氏原寛編『私の知らない私：無意識の心理学』培風館、201-217頁、一九九九
(19) Freud S : Über Triebscetzung inbesondere der Analerotik, 1916. 田中麻知子訳「欲動転換、とくに肛門愛の欲動転換について」、『フロイト著作集5』人文書院、385-390頁、一九六九
(20) Freud S : Zur Psychopathologie der Alltagsleben, 1901. 池見酉次郎・高橋義孝訳「日常生活の精神病理学」、『フロイト著作集4』人文書院、5-42頁、一九七〇
(21) 佐々木承玄「フロイトの症例ドラから考える逆転移の問題」京都大学大学院教育学研究科紀要、45、67-83頁、一九九九
(22) Mahoney PJ, op. cit.
(23) 藤縄昭「男性治療者と女性患者——転移性恋愛をめぐって」精神療法、13(1)、8-14頁、一九八七

(24) Freud S、注(13)前掲訳書

(25) Freud S : Bemerkungen über die Übertragungs Liebe. 1915. 小此木啓吾訳「転移性恋愛について」、『フロイト著作集9』人文書院、115-126頁、一九八六

(26) この問題について筆者は注(1)前掲論文でふれたことがある

(27) 成田善弘「精神療法の深さ」精神療法、8(4)、319-326頁、一九八二(本書に収録)

(28) 成田善弘注(4)前掲論文

(29) Everstein L et al. : Privacy and Confidentiality in Psychotherapy. American Psychology, 3, pp.828-840, 1980

(30) 尾久裕紀「精神療法におけるインフォームド・コンセント」精神分析研究、40(2)、77-86頁、一九九六

(31) Appelbaum P et al. : Informed Consent : Legal Therapy and Clinical Practice. Oxford University Press, 1987. 杉山弘行訳『インフォームド・コンセント——臨床の現場での法律と倫理』文光堂、一九九四

青年期患者と接する治療者について

初出『青年期患者の入院治療』金剛出版、一九九一

はじめに

青年期患者と接することは多くの治療者にとって困難な課題であり、一つの試練であるが、同時にきわめて魅力的な経験である。しかもその魅力が危険と背中合わせになっている。精神科医にせよ心理臨床家にせよほとんどの治療者は、自身まだ青年期のさなかにあるうちから青年期患者とかかわり始める。治療者と患者は青年期の心性と状況を共有する。大学なり病院なり大きな組織に入ったばかりの若い治療者は、いまだその組織のなかでは新参者であり、確固とした地位を占めているわけではない。専門家としての経験も乏しく、治療者としてのアイデンティティをこれから作り上げていかねばならない。とくに精神療法家は一人前になるのに長い年月を要するので、自分がいまだ形成途上にあるという自己認識を長くもち続けざるを得ない。また精神療法家は医学一般のなかにおいてはもちろん精神医学のなかにおいてすら中心的存在にはなりがたく、辺縁的、境界的な存在である。自己の属する世界においていまだ一人前でなく、辺縁的、境界的存在であるという自己認識は、青年期の心性と共通している。

そこに青年期の患者が現れる。治療者は、彼ら（の問題）が自分（の問題）に近い分だけいっそう彼らに関心

を抱き、共感し、理解しうると感じる。そこにはしばしばおのれ自身の問題を彼らのなかに見出すという機制が働いているのだが、熱心な治療者ほどそこに気づきにくい。青年期以外の患者、たとえば児童や老人の患者に対しては、若い治療者は、患者が自分とは人生の異なる時期にあり、感じ方も考え方も違っているだろうと、比較的容易に認めうる。彼らと自分との間に安易な理解を妨げるへだたりがあることを認めやすい。そしてそういう認識が治療者を謙虚にさせる。謙虚な気持でしかもなお彼らに接近しようとすれば、彼らと自分とのへだたりの程度や性質を明らかにする試みへと向かわざるをえないであろう。そしてほとんどの場合、こういう試みこそ、真の共感に至る唯一の道なのである。

ところが青年期患者が相手だと、こういうへだたりへの敬意をもつことがむずかしい。わかったような気になりやすい。青年期患者と若い治療者はともに青年期にあるとはいえ、むろん別個の人格であり、それぞれの青年期もそれぞれに独自のものであるから、安易な理解を拒むへだたりが存在していることには変わりがないのに、ついそれが見えなくなってしまう。そのうえに青年期の孤独が、患者と治療者双方に共感と一体化への希求を作り出す。かくて両者は共謀して相互同一視へと進むことになる。

そうなると、治療者のなかに青年期の課題が、すなわち内的親イメージからの分離と自立、自己同一性の探求、異性との親密な関係への希求、そしてそれらをめぐる葛藤などがあらためて、ときには治療者自身の予測を越えた強さで甦ってくる。それらは患者の問題であると同時に再び治療者自身の問題となる。患者は治療者に対して「あなたは青年期の課題にどのように対処してきたか（しているか）？」と、ときには直接にときには暗喩的に問うてくる。治療者も患者の問題に対処し解決への援助をするという過程で、自己の問題にあらためて直面する。

そしてしばしば、自分がまだまだ多くをやり残していたことにいやおうなく気づかされる。そういうなかで、治療者の専門性と人間性、年齢、性、自己の青年期に対する態度などが問われてくる。そのうちのいくつかについて考えてみる。

一　治療者の専門性について

「先生にお願いがあるんです。医者と患者としてでなく、人間と人間として私に接してほしい。病気の人間が本当に求めているのはそういう関係なんです」。

これはある青年期の患者が最近の面接で私に言った言葉である。この患者はいくつかの病院を転々としたあとようやく若いA医師との間に治療関係を作りあげ、私どもの病院に入院していたが、ある事情でA医師との急な別れを余儀なくされ、私が引き継ぐことになった。彼女は私との初回面接で、「A先生との面接をとても楽しみにしていた。A先生とは本当の友だちどうしのようだった」と語ったあと、冒頭の言葉を述べたのである。この言葉に治療者はどう応えることができるだろうか。そこには、彼女が過去に受けてきた医療への正当な批判が含まれているかも知れない。現代の医療のなかで患者が一人の人間としてよりもむしろ一つの病気としてもの的に扱われることがないとは言えない。彼女の言葉はそういう医療への告発を含んでいるかもしれない。かつて何度もそういう扱いを受けてきたかもしれぬ患者にとって、若いA医師との間にもつことができた関係は、砂漠のなかでようやく辿りついたオアシスのように体験されたのであろう。A医師の誠実な人柄が、そしてあえて言えば専門家としての経験の少なさが、こういう友だちどうしのような、人間と人間としての関係を可能にしたのであろう。しかしこういう関係はしばしば両刃の剣である。患者の支えになると同時に、患者がそこから抜け出すことを困難にする。そのなかでときには双方の生身が露呈して、互いに傷つけ合うことになるかもしれない。

この患者の言葉に私はこう答えた。「私はあなたの治療の役に立ついい医者になりたいと願っている。A先生もきっとそう願っていたと思う」と。A医師がそう願っていたことを私は確信している。悩みを苦しんでいる患者の力になってやりたい、助けてやりたいというのは、治療者たらんと志す若い人たちに共通の願いである。そしてその願いはよい専門家になることによって達成されるはずなのだが。

精神療法における患者と治療者の関係は、悩みや苦しみをもってその解決への援助を求める依頼者と、それに応えうる知識と技術をもつ（と想定される）専門家との役割関係である。それはあくまで職業的関係であって、親や配偶者や恋人や友人が好意と善意に基づいてもつ関係とは異なる。治療者は患者に対する善意や愛において、多くの場合、親や配偶者や恋人や友人に及ばないであろう。むしろそういった感情からいったん自由になって、患者との関係を冷静に観察しうるからこそ、患者の問題解決を援助しうるのである。

こういうふうに治療者が教わってきているところへ患者がやってきて、「医者（専門家）と患者としてではなく、人間と人間として接してほしい」と訴えるのである。

ここで、誠実で熱意のある、しかし経験と技術に乏しい精神療法家が青年期境界例と接するときの気持の変遷をたどってみる。治療者はまず患者の力になってやりたい、助けてやりたいと思う。そう願いつつかかわっていると、患者の一見異常と見える言動の底にある空しさ、寂しさ、悲しさが伝わってくる。そのうちにそういう彼らの気持を本当にわかってやれるのは自分だけだという気持になり、患者の両親、周囲の人たち、病棟の看護師などが無理解な人間に見えてくる。こうなると患者と治療者の間に他者排除的な二者関係が成立し、両者はそこに埋没して、その二者関係の内側からしか世界が見えなくなる。冷たい世界のなかで二人だけが人間と人間とのあたたかい関係を作っているようなつもりになるが、やがて患者は退行し、分裂や投影同一視といった原始的防衛機制があらわになり、行動化が頻発するようになる。患者は治療者が専門家としての役割を越えて絶えまなく関心を払い、献身してくれることを要求する。治療者は患者の要求に応じかね、困惑し、ときには怒りや憎しみすら感じるが、一方でそういう自分がよい治療者でないことに自責の念を抱く。どうしてよいかわからなくなり、どうすることもできないという無力感が生じる。治療者がこの無力感に耐えられないと、ついには、こんな患者は皆に見捨てられても当然だという気持になり、患者を放り出したくなる。

これを患者の方から見ると、自分を受け入れ、力になってくれていたはずの治療者が、自分を見捨てる、悪い、恐ろしい治療者に変わってしまうことになる。境界例の青年は対象の表の仮面がはがれて裏の恐ろしい素顔があらわになるのを恐れている。よい人ががらりと変わって恐ろしい人になる。彼らはいつもこういう不安を抱いている。そして、誠実な治療者が一人の人間として患者に接しようと努めていると、その意図に反してあるいはむしろその意図ゆえに、患者が恐れていたとおりの悪い人になってしまうのである。

こういう事態をどうしたら防ぐことができるか？「患者の力になってやりたい」という善意がどうしたら有効に働きうるのか？　こう自らに問い、学び工夫しようとするところから、専門家としての役割意識や技術が生まれてくる。ところがその技術——たとえば中立性が、ときにはそのときの治療者の生身の人間としての感情と相容れないように思われることがある。中立的であれと役割が言う。なぜ手を差し伸べないのかと人間が言う。治療者が誠実であればあるほどこういう葛藤が生じやすい。ときには治療者のなかに患者の理不尽な（と見える）言動に対して人間として怒りが湧いてくることもあるが、治療者は専門家としてその怒りを抑制せねばならない。いずれにせよ治療者であるためにはたいへんな自己制御が必要となる。

しかしときには治療者が役割を越えて自己の感情を率直に表出することが、劇的な効果を及ぼすこともある。自傷行為を再三繰り返して入院していたある境界例の女性が、また夜中にカミソリで手首を切り、私が病室に駆けつけたときもなおナイフを手に持っていた。ナイフを取り上げようともみ合ううちに私はつい患者の額を叩いた。患者は驚いたように私を見たが、殴り返すことなくナイフを私に渡した。翌日の面接で私は患者が私を非難攻撃してくることを覚悟していたが、彼女はそうしなかった。ずっとのちに、彼女はそれまでの治療経過をふり返って、あのとき治療者に叩かれたのが一つの転機になったと述べた。腹が立ったけれども同時に治療者という人間を信頼するきっかけになったという。彼女がこう言ってくれたのは実になんという幸運であろう。われを忘れて患者の額を叩いたときの私には、私の過去に由来する憎しみや怒りや悲しみが混然と湧出していた。それは私という人間への私自身の不信感が燃え上がった瞬間であったのに。

類似の経験をもつ治療者は必ずしも少なくないと私は思う。

本当に治療が進展するのは、治療者が専門性だの役割だのという意識から抜け出したときだと言いたくなることすらある。しかしこれはあくまで幸運であって、予測し難いことである。もしそれが予測しうることで、治療者が意図してそうふる舞ったのなら、それは生身の人間のふる舞いではなく専門家としての役割行動であり技術の行使であって、一人の人間への信頼を患者に生じさせることはなかったかもしれないのである。

とはいえ、われわれは幸運をあてにすべきではなかろう。「一人の人間として一人の人間にかかわる」というあまりに普遍的な言葉に溺れないで、自分と患者との役割を認識し、その役割の性質と限界を認識することがやはり必要であろう。むろんその役割に閉じこもっていてよいというのではない。それを広げ、乗り越え、そして再びそれを役割に統合していく、そういう絶え間ない努力のなかにこそ治療者の専門性というものがあるのであろう。

二　治療者の年齢について

「先生はどうせ親とグルなんでしょう。先生のような年齢の人に私の気持をわかってもらえるとは信じられません」。

青年期患者にこう言われると、治療者はついたじろいで、なんとか自分も青年（の味方）であろうと思い、青年のようにふる舞おうとしがちである。

しかし、青年期患者とかかわる治療者は自分のなかに青年期心性を豊かにもっていることは必要だが、同時に自分の青年期から心理的距離を取り、包括的洞察をもっていることも必要である。さもないと、治療者が自身の青年期を患者のそれに重ね合わせ、治療者自身においては潜在的、象徴的であった危機や混乱を、患者に現実化させてしまう危険がある。たとえば、治療者自身が母親からの心理的自立が不十分で、表面従順にふる舞いつつ内心反発を感じていたとする。こういう治療者は境界例青年が母親に示す敵意や攻撃に必要以上に共鳴し、患者の行動を助長してしまうかもしれない。つまり治療者自身の母親に対する依存と自立をめぐる未解決の葛藤が、母親に従順な治療者、母親に反抗的な患者として現実のなかに割り付けられ演じられてしまうのである。

すでに述べたように、精神療法家というものは青年期にあるときはもちろん、暦年齢的には青年期を過ぎても、なかなか青年期心性を脱却できない場合が多い。精神療法家は患者の現実の人生にはコミットしない。精神療法の場で起こることをあくまで仮構のこととみなして、患者のなかにもそういう認識を育てなければならない。治療者の中立性というものも一定の価値にコミットすることからの自由ないし回避へとつながりうる。とくに青年期患者とかかわると、いったん創りあげたと思う関係が次の瞬間には楼閣に過ぎなくなる。つねに破壊と創造の繰り返しをせざるをえなくなる。したがって治療者はますます「仮」意識、「過渡期」意識をもたざるをえない。つまり治療者はアイデンティティ・ディフュージョンのきなかにあることをむしろ要請される。

晩年のエリクソン Erikson EH がある大学で講演したあと、自分にはアイデンティティ・ディフュージョンがあると話しかけてきた学生に対して、「悩んでいるの？　それとも自慢しているの？」と問い返したというエピソードをどこかで読んだことがある。エリクソンの苦笑が目に浮かぶようだが、実は精神療法家もある意味でアイデンティティ・ディフュージョンを積極的に生きようとしているのである。その分、青年期心性から距離をとって対象視することがむずかしくなる。

治療者が自分が年齢を重ねていくことをどのように体験し、どう評価しているかも重要である。一般に青年は、大人になることを不純なものと妥協し純粋さを喪失していくことととらえがちである。三十歳に近づこうとしていたある治療者は、大人になることをめぐって患者と話し合うなかで、「大人になるってことはだんだん人間の汚いところと妥協していくことだ」と述べた。それが彼の実感だという。年をとるということがそのようにしか考えられないとしたら、患者も治療者もしだいに成長を望まなくなり、その治療のなかでは発達や成熟が生じにくくなるであろう。

青年期はしばしば美化される。詩人はしばしば青年期をうたう。しかし「美しい青年期」なるものは大人が回想のうちに思い描くものであって、青年自身にとっては青年期は必ずしも美しくない。観念のなかで青年期の美化に陥らぬために古人の言葉を引いておこう。「青春は必要悪である」。「青春がもし永久に続くなら、誰も一顧だに与えないであろう」。

私は自分の青年期を二度と繰り返したいとは思わない。ふり返って思えば、私の青年期には傲慢とその裏返しの自信のなさが同居していた。過剰な自意識とそこから生じる自分への不正直、対象への思いやりを欠いた性的衝動、漠然とした欲求不満と慢性的な孤独感があった。生きていることに不機嫌であった。そして不機嫌であることへの自己陶酔があった。われながら厭な人間であった。死ということもしばしば心に浮かんだ。死への思いは中年の今も心の底に澱んでいるが、青年期にはもっとあからさまだった。そしてそういう自己嫌悪までがどこか甘美であり、その甘美に感じる自分をまた嫌悪するといった自己愛と自己嫌悪の果てしない連鎖があった。私にとって年をとることは、過剰な意識から開放され、自分に正直であることがわずかずつでも可能になって、ようやく鎖から自由になるという過程であった。だから私は青年期患者と接するとき、彼らの苦闘に苦い共感をもつことはあっても、羨望を感じることはほとんどなかった。むしろようやく五十歳にさしかかろうとして、自分の青年期もそれほど悪いことばかりではなかったと思うようになった。私の現在が青年期の読書や空想や旅や、貧しいがたしかにあった恋愛や、少数だが親密な友人にどれほど多くを負うているかをようやく認められるようになってきたからであろう。私は晩生《おくて》なのだろう。ようやく多くの大人たちのように青年期を懐かしむことができるようになったのかもしれない。

そういうことが私に可能になったのは、一つには私の子どもたちが青年期に達したことにもよる。最近まで、青年期を見る私の視点は三十代はもちろん四十代に入ってからでさえ、やはり延長された青年の、せいぜい青年OBの視点であった。しかし自分の子どもが青年期に入ってくると、青年期の患者を見るにも親の視点が入ってきた。青年期というものは移ろいゆくものだと感じる。月並みな感慨だが、ついこの間まで小さな子どもだった息子や娘が、今や十分に成熟した大人の身体をもっている。彼らの身体は実に輝くばかりにたくましく、美しい。しかし彼らとて年齢を重ね、いずれは今の私の年齢に達するだろう。これほど確かなことはない。こう思うと、束の間であることが確実の彼らの青春に幸多かれと素直に思うことができる。

青年は親を理解しない。純粋に彼らのためにする親の配慮にも反発する。そしてしばしば残酷な言葉を吐く。親の身体的、精神的衰えを容赦なく指摘し、親が生きるために余儀なくされている身の屈し方や諦念を弱者のそれとして軽蔑する。青年は自己の可能性に疑いをもたず、現在の現実の自己からではなくありうる自己から親を裁断する。そして親の傷つきには気づかない。青年はしばしば無自覚の加害者なのである。親は自分が青年期にどれほど加害者であったかを苦い思いで知らされる。

人間関係のなかでの自己の加害性というものに気づくには、人は中年期に達しなければならないらしい。青年はしばしば自らを被害者とみなして体制や社会を批判、攻撃するが、その攻撃を一身に受けねばならぬのが親である。親は決して抽象的な「社会」や「体制」ではなく、一人の生身の人間であるにもかかわらず。

私の場合、かつては青年期患者に共感することはしばしば親を弾劾することにつながっていた。今、中年期も後半に入ってようやく親の気持もわかってきた。自分が中年期にあるのに無理に青年のごとくふる舞うことはすまいと思う。患者の治療者とはいえ、患者の親の年代にあるのだから、親への共感もあって当然である。治療者のなかに青年と親という関係が内在化されて、その関係全体とその推移が見えてくることが望ましいのであろう。

青年期患者に対して治療者が自分を何と称するかがときに問題となるらしい。私はほとんどの場合、「僕」ないし「私」と自称している。ところが世の中には自分を「先生」と自称する治療者が沢山いるらしい。ある三十代の治療者が「先生」と自称しているので、なぜそうするのかと質問したら、彼は「『私』というと私という個人が強く出てしまう気がする。『先生』と言った方が医師としての役割からの発言だと患者が受け取ってくれるかと思って」と答えた。そういう場合もないとは言えないだろう。しかしほとんどの場合、治療者が「先生」と自称するのは患者を幼児化することにつながると思う。治療者としての役割はもっと対等な（少なくとも対等でありたいと望む）ものである。それに第一自分のことを「先生」などと称して尻がこそばゆくならないのであろうか。私自身が患者になって、「先生」と自称する治療者に対したなら、おそらく屈辱や苛立たしさを、ときには滑稽さを感じるだろう。私はかねてこう思っていたが、今までこのことを書いたことがなかった。今こうして書いているのは鈴木茂[13]の論文に示唆を受けたからである。鈴木は「青年期境界例」という論文のなかで、青年期患者に治療者が「先生は〜」と自称している面接記録を読んで驚嘆したと述べ、「〝先生〟という自称詞の選択は、青年に対するかなりの〝子ども扱い〟を意味するのではあるまいか」と述べている。鈴木がはっきりこのように書いたことに私は敬意を表する。しかしその鈴木にして「中学・高校生くらいの患者と面接するとき、決まって自分のことを何と称するべきか、自称詞の選択に困惑してしまう。（中略）自分を呼称するのに〝私は〜〟〝僕は〜〟というのは、相手に対してやや冷たい感じがしてしまう」と書いているのは不思議である。「私」や「僕」と自称するのがなにゆえに相手に対して冷たいのであろう。私は患者の年齢によって自称詞を変えたり言葉づかいを変えたりはあまりしない。中学・高校生の患者に対しても「私」「僕」と自称するのに困惑を覚えることはない。個人として対する以上、「私」と自称するのは当然と思う。

私は相手への呼びかけは「あなた」ということが多い。ときには「○○さん」ないし患者の年齢が中学生以下のときは「○○くん」と呼ぶこともある。「私」や「僕」という一人称がきわめて一般的に用いられるのに対し、「あなた」という二人称は用いうる状況がやや限られる感じがあって、日常生活のなかでの二人称として必ずしも熟しているとは言い難いが、他に適切な言い方もない。私は「あなた」を英語のＹｏｕのつもりで、つまりごく一般的な二人称のつもりで用いている。私としては一番自然な呼びかけで、相手から妙な顔をされたこともない。「○○くん」とする場合もなるべく早く「○○さん」に変えたいと思っている。そう思っていると、患者に何らかの成長が見られたときに自然に「さん」に変えられる。私がそれほど意識せずに行った「くん」から「さん」への変更を、患者の成長を認めて行ったのだと患者が受け取ってくれたことがある。私は青年期の患者を「ちゃん」づけやいわゆる愛称で呼ぶことはない。「ちゃん」づけや愛称は、主観的には親愛の表現のつもりでも、呼ばれる方には幼児扱いされたというある種の屈辱感を与えることが多い。親愛のかげにある種の狎れや優越感が潜んでいることも多い。かりに本当に親愛の表現だとしても、治療者・患者関係にそのような親愛は必要ではあるまい。

治療者は青年期患者を大人として、大人になりつつある人として、大人になるべき人としてみなし、遇することが必要であろう。そしてそのためには、治療者自身が大人である必要がある。

三 治療者の性について

1 男性対女性

「先生が女性だったらよかったのに。男の先生にはどうしてもお話ししにくいことがあるんです」。

女性患者からこう言われることがときにある。しかも私が自分は男性であるとほとんど意識していないときにも。何と言われようと、男性である私はいついかなるときも男性治療者として患者に接するしかない。意識しようとしまいと、私が男性であることに変わりはない。治療者という専門的役割に関していえば、私はつねに治療者であるわけではない。仕事を離れればむろん治療者ではない。したがって治療者であることには意識的選択が伴う。年齢に関していうと、私は現在中年期にあるが、かつては青年期にあったし、将来は老年期に入るであろう。つまり現在の中年期以外の自分をかつて経験したことがあり、将来経験することはほぼ確実である。したがって今中年期にある自分を一つの特定の状態として意識し、他の時期にある自分と区別したり比較したりすることができる。しかし性に関しては選択の余地はなく、将来にわたって他の性を経験することもまずない。それだけ自分が男性であることについて意識的になりにくい。このことは多分程度の差こそあれ、男性治療者一般に言えることであろう（女性治療者もやはり自分が女性であることに意識的になりにくいのかどうかは、私にはわからない。一般に女性は自分が女性であることを、男性が自分を男性と意識するよりはるかに強く意識しているようにも見えるが……）。

従来の精神医学の諸理論はその多くが男性中心の理論であった。発達段階やライフサイクルを考える場合も、まず男性のことが考えられ、男性について観察され研究されたことが人間一般に妥当するごとく考えられがちであった。女性のことは不問に付されるか、付け足り的に考えられることが多かった。フロイト Freud S が「発見」したエディプス・コンプレックスは、フロイト自身の自己分析から見出された男性のコンプレックスである。ペニス・エンヴィなどという概念にも男性中心の発想はあきらかである。サリヴァン Sullivan HS の発達理論とくに前青年期のチャム（chum）についての記述ももっぱら男性についてのものであり、おそらくサリヴァン自身の体験に由来するところも大きいであろう。エリクソンのライフサイクルの考えも、彼自身も認めていたかと思うが、男性中心の考えである。ユング Jung CG の理論は比較的男性中心の度合いが少ないように見えるが、男性の抱く女性像アニマの描写が生き生きとしているのに比べて、女性の抱く男性像アニムスの描写がいささか精彩を欠くところを見れば、やはり男性の作った理論だと思わせる。小此木啓吾(9)が述べているように、女性の精神病理学者や治療家もなかなかこの男性中心の見方から抜け出られないか、あるいはそれに反発するあまり皮相な女性観を作り上げてしまうか、いずれかになりがちのようである。昨今、女性の精神科医もしだいに増えつつあり、また心理臨床家には女性が多いので、今後発達理論や精神病理学が女性の眼で見直され、より偏りの少ない豊かなものになっていくことが期待される。しかし現状では、まだまだ男性中心の理論が幅をきかせている。

一方、藤縄昭[3]が指摘するように、代表的な精神療法家の理論形成に重大な影響を与えた患者はしばしば女性であった。藤縄は、ジャネJanet Pとマドレーヌ、フロイトとアンナ・O（彼女は直接にはブロイエルの患者であるが）、ユングとシュピールライン、ビンスワンガーBinswanger Lとエレン・ウエストをあげている。あえて付け加えれば、いずれの患者も必ずしも良好な治療経過をたどったとは言えないところが共通している。藤縄はさらに、「かつて『精神分裂病の精神療法』をまとめた際、わが国における先駆的な治療例を引用したが、それもすべて女性例であった。女性患者が男性治療者に恋愛性転移を示し、それが解消してゆくとともに分裂病は『ヒステリー化』して改善していくように見えた。しかしそのとき、女性患者の治療者に対する恋愛転移が治療的観点から必須の条件であるかどうか、疑問を残したままであった」と述べている。分裂病に限らず、境界例にせよ神経症にせよ、インテンシヴな治療例として従来報告されている例には、男性治療者による女性患者の治療例が多いようである。

精神療法の対象として選択されやすい患者の特徴を示すものとしてＹＡＶＩＳ（young, attractive, verbal, intelligent, succeful）症候群という言葉があるが、これに「異性」、あるいは男性治療者からみて「女性」を付け加えてYAVIS lady症候群とした方が適切なのではなかろうか。極論すると、多くの男性精神療法家は十分意識しないままに男性の眼で、男性中心の理論でもって、熱心に女性患者にかかわっていることになりはすまいか。そしてそのことが転移性恋愛を生じやすくさせているのではなかろうか。

2　転移性恋愛への対処

いずれにせよ、精神療法過程で生じる転移性恋愛をどう理解し、どう対処するかは治療者にとってきわめて重要な問題である。フロイト[1]は転移性恋愛について、①それが分析状況によって喚起されるものであり、②その状況を支配している（分析に対する）抵抗によって高められるものであり、③しかもそれは現実への配慮が極端に欠け、正常な恋愛に認められるよりもはるかにその恋の結末への思慮分別が失われていて、恋人の評価はまったく当てにならない、という特徴があるとしている。そして「婦人患者の恋愛は分析状況を通して法則的に引き起こされるものであって分析医の個人的人格が優秀であるからというわけではない」と注意を促している。だから治療者はそこから個人的利益を引き出すことがないよう、そのふる舞い、対応において自己規制しなければならぬのである。

ではいったいどのようにして自己規制が可能であろうか。もちろん、治療者が、患者が自分に恋愛感情を抱くよう意識的に期待したり、意図的に操作したりするのは論外である。治療の名の下に患者を自己の情緒的満足の手段にしてはならないのである。

しかしそこに実は微妙な問題がある。精神分析医ラッカーRacker H[11]はその著『転移と逆転移』のなかで、「(分析家は）無意識的願望としては、ある場合は、患者が分析医のペニスを恋するようになってほしいと願うようになる」と述べている。そうだとすれば、そのような無意識的な願望をできうる限り意識化すべく努めることが治療者の義務であろう。意識化しえた分だけ、患者を誘惑することが少なくなるであろうと期待される。そのためには、患者の転移性恋愛をある程度治療者からの意識的、無意識的な期待や刺激に対する反応としてとらえてみることが必要である。つまり、転移性恋愛をある程度治療者の逆転移に対する反応として理解し、転移・逆転移の全体のなかでとらえるのである。

河合隼雄[6]は、「男性と女性が親しくなるというとき、恋愛あるいは性的関係ということしか可能性として考えられないという、その男性治療者の根本的態度に問題があると言える」と指摘している。男性はしばしば、男性どうしの関係には恋愛や性的感情抜きに深い関係が成立することに何の疑いも抱かないが、女性との深い関係は恋愛関係ないし性的関係と同一視しがちである。とくに自分自身青年期にある治療者は男性としての自己同一性を確立しようと努力している最中であって、そこでは性的な意味での男性ということが大きな意味をもっている。それゆえ、患者から向けられる感情のうち、自分を性的な意味で男性とみなすような感情要素にとりわけ敏感に反応する。それは必ずしもそういう感情を向けられることを喜ぶといった単純なものではなく、ときには困惑したり拒絶したりするのだが、それも恋愛的、性的要素に反応していることには変わりはない。患者が治療者に向けてくる感情にはさまざまな要素が含まれていて、幼児の親に対する感情から、恋愛的、性的感情、あるいは親が子に向ける感情に至るまで、その人の発達段階や治療の時期により変化はするものの、あるスペクトラムをなしていると考えられる。治療者がそのうち特定の波長にのみ反応することによってそこを際立たせ、ついには患者も自分はその特定の感情を抱いていると信じるに至る場合がある。こうして患者が治療者への恋愛感情を自覚する場合がある。この感情は、治療者と患者であるという現実状況にそぐわないものと考えられるので、患者は羞恥と困惑を経験し、同時に自分をこのような困った状況に陥らせた治療者に対して恨みの感情をもつ。しかもその恋愛を治療者が受け入れるわけではなく、だからといってそれを現実のものと見なしてはっきり拒絶するわけでもない。こういういわば中途半端な状況に置かれる患者の心に、治療者は不誠実ではないかという疑惑が生じる。こういう羞恥と困惑の段階で、あるいは疑惑の段階で、患者が治療を中断することがある。関係が持続する場合も、患者は自分がそこに注ぎ込んでいる感情の量と深さと治療者が注いでいる感情のそれとの非対称性を感じて、ある種の不平等感を抱く。自分は一人の人間として奥深い秘密を告白し、愛をすら捧げているのに、治療者ははるかに匿名性を保ち、人間としての愛ではなく職業的関心を向けているに過ぎないではないか。これはある意味で正当な告発だと私は思う。たとえ職業的関心の背後に精神療法的エロスなるものが存在するとしても。患者の抱く不平等感は、治療者・患者関係という特殊な関係にある程度避け難く存在する不平等の正当な認識である。だから患者の恋愛感情にはある恨みが伴う。それを向けられた治療者が心を掻き乱されるのも当然といえよう。

精神療法家はおのれの内界に患者を立ち入らせることなく、一方的に患者の内界に立ち入る。しかも治療者にとってその患者との関係は多数の患者との関係のなかの一つであるにすぎないのに、患者にとってはただひとりの治療者との唯一の関係であることがほとんどである。これはきわめて不平等な関係である。この不平等は、そうすることが患者の病の治癒に役立ち、患者の人生の悲惨をわずかでも少なくするのに寄与する限りにおいて許されるだけである。ところが、精神療法的関係を結ぶからには不平等は必ず生じるが、それが患者の利益につながるかどうかは必ずしも保証の限りではない。精神療法という仕事は罪深いものにもなりうる。それゆえ本来畏れ憚るべきことなのである。この畏れを持たぬ治療者は、いかに知的、学問的にブリリアントであろうとも、あるいはブリリアントであればあるほど、結局は患者を傷つけることになる。転移性恋愛を起こさせないような治療者の自己規制というものがもし可能だとしたら、その根本にあるのはこういう畏れだと思う。

3 母親希求

フロイト(1)は転移性恋愛を論じながら、同時に「われわれは分析治療中に表面にあらわれる恋愛に『真実な』愛の性格がないとする権利をもつものではない」という。しかし転移性とは幼児期の愛という原版の複製ないし改訂版であって、現在の対象にふさわしいものではないという意味であるから、定義上「真実の愛」ということはできないのではなかろうか。フロイトの言葉は矛盾のようにも思える。フロイトはおそらく何人かの女性患者から恋愛感情を向けられたであろうが、それを自分の個人的魅力に帰すことなく、患者の側の歴史に由来するとした。これは大いなるストイシズムを必要とする。数多くのまがいものの治療者がすべてを自己の個人的魅力に帰そうと汲々としているのを見れば、フロイトのストイシズムがどれほどのものかは明らかである。しかし、転移性とみなすことは、それに生じる患者の感情の真実性に留保をつけることになる。治療者がストイックであればあるほど、謙虚であればあるほど、患者の愛の現在性、現実性を疑問視することにならないか。フロイトは一方で、「幼児期の愛を反復しないような恋愛はない」という。患者の愛に「真実の愛の性格がないとする権利」など治療者といえどももつことができないのは、人間と人間のかかわりのなかに真摯に生きる者として当然のことである。しかしそうすれば、自分は患者から愛されていると考える傲慢《ヒュブリス》に陥ることにならないか。ここには解決することのむずかしいジレンマがある。そのジレンマに耐えて、そのジレンマを生きることが治療者に課された課題なのであろう。

恋愛と見えたものが実は母子関係のなかでの感情であったということがある。とくに、昨今の境界例青年の一見恋愛と見える感情は実は母親（的対象）への希求であることがしばしばである。母親希求の感情が、治療者が男性で患者が女性という組み合わせであるがゆえに、また患者の暦年齢ゆえに、一見恋愛の様相を帯びて現れることはめずらしくない。まして先に述べたように、（青年期の）男性治療者は女性患者から向けられる感情のうち恋愛的要素を強調して受け取りやすいからなおさらである。

女流詩人ヒルダ・ドゥーリトルＨ・Ｄ Hilda Doolittle(5)は四十七歳のときに七十七歳の老境に達したフロイトから分析を受ける。彼女は分析の過程で大聖堂の夢を見る。そして「肝要なのはあの大聖堂である。その内部に復活とか再生を私たちは見る。この部屋（分析室）がまさに大聖堂だ」と言い、ついでこう述べる。

「家というものは何か言い難いふうに父―母に依存している。復活とか再生という点では、対抗する父母のどちらに忠誠を示さねばならぬかと悩む心の葛藤は起こらない。教授（フロイト）の環境と関心は、私の父よりはむしろ母と水源を同じくするように思われるが、母は必ずしも私を満足させないので、『感情転移』となるとそれはフロイトに対してである。彼は先に言っていた、『それで……言わずにはおれないのだが（あなたが何でも打ち明けてくれるから私もあなたにそうしたい）、感情転移で母親になるのは好きではない……いつも驚きだし少しはショックです。自分ではとても男性的だと思っているから』。彼に対して彼のいわゆる母親―転移を持った人が他にもいるのですかと私は尋ねた。『ああ、実に多いね』と彼は皮肉な口調で答え、私は少し物足りなく思った」。

フロイトはＨ・Ｄから母親転移を向けられることを好んでいない。母親のもっともお気に入りの息子であり、生涯母親にほとんど両価性をもたぬ愛を抱き続けたかに見えるフロイトは、老齢になってからも、自分が母親とみなされることは好まなかったのである。

「家というものは何か言い難いふうに父―母に依存している」というＨ・Ｄの言葉からは、Ｈ・Ｄのフロイトに向けている感情が必ずしも母親転移だけではなく、より複合した、分化しきっていない感情であることがうかがわれる。それは「家＝父―母」転移とも言うべき、より全体的なものである。むしろH・Dがそのうちの母親転移の側面を意識してとり出しているように見える。しかしH・Dはこのエピソードのはるか前にこうも言っている。「(私は)心やさしい神に懇願したことであろう。(私のほかにできるものはないだろう、私の贈り物は何か違ったものでなければならないのだから)。私は自分の年齢を彼(フロイト)のと取り替えよう」。彼女はギリシャ劇「アルケスティス」を連想している。アルケスティスはテッサリアの王妃で、夫が運命の三女神から死を宣告されたときその身代わりとなった、貞淑な文字通り献身的な妻である。この連想からは、H・Dがフロイトとの関係を夫と妻の関係になぞらえていると言ってよいであろう。そしてこの『フロイトにささぐ』を通読した読者なら、全編を通じて流れるエロス的なるものを感得せずにはいられないだろう。それをH・Dのフロイトへの愛として、恋愛転移として受け取ることも可能なように思われる。両者の成熟した高貴な精神が恋愛転移をきわめて昇華された形にしているのである。

老フロイトにして母親転移を向けられることを好まぬのだから、現在青年期にある治療者が母親転移を好まぬ、あるいは気づかぬのも無理はない。青年期のあるいは青年期を越えていても男性治療者は、女性患者から向けられる感情を恋愛ないし性愛的感情と受け取って、それに対して反応しやすい。その反応は一層の誘惑であったり拒絶であったりするが、それによって両者の関係はますます混乱し錯綜する。そしてその混乱を克服するには、治療者が患者の感情のなかにある幼児が母親に向ける感情に気づき、それに対応できるようになることが必要だとされる。その例を二つあげる。

4　藤縄・林の見解

藤縄昭[2]は「精神療法とエロス――私小説的事例報告――」と題して、「ほぼ三十年を付き合った女性例」を報告している。それを新宮一成が要約し討論しており、藤縄自身再びそのことにふれて論じているところがある[3]。この症例K子は「境界例ともヒステリーとも迷わせる診断上問題の多い患者であり、その経過のなかで治療者に恋愛感情を向け、求婚すらしている。藤縄はこの論文で、「女性患者の治療者に対する転移性の『愛《エロス》』と、治療者の患者に対する精神療法的『愛《エロス》』とが、どのように交錯し、どのように解消されていったか」を語っていて、私自身多くを教えられたが、ここでは新宮一成の要約のごく一部を引用する。

「いわゆる愛のない結婚をしたと感じている若い妻が結婚前に思いを寄せた人（治療者）のところへ行って、自分の冷感症について語る。ここでは満足を得られない性交渉と、味気のないキスが話題になっている。……K子がこの場面から引き出そうとしているのは、満足を与える性交渉と味わい深い接吻ではなくてはならない。この場面が治療場面であるということを無視してよいというわけではない。しかし小説の主人公としてのK子の愛の要求のなかに真実なものが含まれているとすれば、K子の転移性恋愛のなかに真実なものが含まれていないとする理由はない。恋愛の核心が、常軌を逸した惚れこみのなかにあるのなら、『転移性恋愛が真実の愛の性格をもたないということはできない』（フロイト）」。

そのK子は「主治医のところに出掛け、彼の手から授乳をしてもらうことによって満足を得た」のである。ここでは患者の恋愛に対して治療者による授乳が対応している。恋愛は授乳によって満足されている。つまり恋愛と見えた感情のなかに実は存在していた幼児的欲求に治療者が対応したことによって、患者に満足がもたらされたのである。

林直樹[4]は「女性患者の抱いてほしいという欲求について」という論文で、治療者に抱いてほしいと求める女性患者数例の治療経過を検討し、「患者はウィニコットのいう意味での抱くこと（holding）を精神療法で求めているのだと理解することができる」と述べている。林もやはり、恋愛や性的（と見える）欲求をより幼児的な欲求として理解しなおしていると考えられる。そう理解しなおすためには治療者には忍耐が要請される。「この常識から外れた受け入れ難い欲求は治療者に複雑な感情を呼び起こすものであるため、これへの対処としては母親が子どもをどんな状態であれ抱き続けるような忍耐強い作業が必要である」。林がこのような従来ややもするとタブー視されがちな問題を取り上げて、治療的対処の道を探っていることに、私は同じ仕事に携わる者として、また同様な忍耐を経験した者として、深く敬意を表する。

5　異性としての患者

しかし、このように恋愛や性的欲求（と見えるもの）を幼児の母親に対する感情のあらわれととらえなおすことが、真に患者を理解し、患者をそのあるがままの姿において肯定することになるのであろうか。これこそ患者を幼児化していることにならないか。「われわれは分析治療中に表面にあらわれる恋愛に、『真実な』愛の性格がないとする権利を持つものではない」はずである。患者の恋愛のなかに幼児が母親に向ける感情を読みとる、あるいはそれに置き換えることは、実はそれによって治療者自身が真正の人格的な関係に立ち入ることを回避しようとする方策ではないのか。おそらくこういう疑問をかつて何人かの治療者が抱き、それぞれおのれの信ずるところにしたがって行動した。そのなかには患者と結婚した人たちもある。患者と治療者という関係のまま、患者と性関係をもつ治療者もないではない。アメリカではこういう治療者と患者の性関係が相当数あるようで、それについての論文や本[10]がいくつかある。わが国ではまだこの種の問題を正面から論じた論文は見当たらないようだが、その種の事実は決してないわけではない。私の仄聞《そくぶん》の限りでも二、三の実例がある。事実が存在する以上、それをタブー視することなく直視し検討しなければならないだろう。患者と性的関係をもつことはやはり職業倫理にもとるアンフェアな行為である。しかし私の知る限りの例では、こういう行為に及ぶ治療者はむしろ人間として誠実であろうとしながら、それゆえにそういう関係に陥るように見える。性を担った一人の人間が専門家としての役割を果たそうとするときに解決困難なジレンマが生じることがあるのであろう。もちろん、女性治療者と男性患者との間で恋愛や性的関係が問題にならないわけではない。しかし私から見ると、女性治療者の多くは母子関係類似の治療関係を作ることに長けているように見える。ある女性治療者の報告した例から、一つのエピソードを紹介する。

ある若い男性の境界例患者がその母親の下腹部をじっと見つめて、「お父さんと離婚して僕と結婚してくれ」と迫った。境界例はこういうまさに神話的言葉を吐くものである。そのときその母親は「おまえ、お母さんのお腹に入りたいような気持なのか?」と応答した。この母親の応答によって、文字通りのエディプス欲求はたちまちきわめて早期の母子関係へ、母親の胎内への回帰願望へと置き換えられ、患者も母親への幼児の感情を表出するようになったという。実にあざやかなものである。この母親は、男性治療者が女性患者の恋愛、性愛的感情に対して苦しい忍耐のすえにようやく到達するところへ、少なくとも意識的には何の努力もなく易々と到達している。

これは母親と息子の例であって治療者と患者の例ではないが、私が思うに、わが国の女性治療者にはこの母親に劣らず母子関係的な治療者・患者関係を作る能力に長けている人が多い。この能力は、ときにはエディプス水準の問題を扱うことへの抵抗と協力して働き、患者の真の問題を隠蔽する場合もあるが、多くの場合は、少なくとも一時期患者を抱え安定させることに役立つ。難点は、その関係のなかにいったん入りこむと、なかなかそこから抜け出しにくい、つまり患者の成長を生じにくくするという点である。まして日本の男性患者は母親を求め続けているかのごとくだから、なおさらである。

治療者と患者が同性である場合と異性である場合とで、それぞれどのような特徴と問題があるであろうか。どちらが治療が容易であろうか。

鈴木茂[13]は「一般的に言って、異性の治療者の方が患者との陽性関係を作ることは容易である。しかし、そのことは同時に、異性間の組み合わせでは治療関係が浅くなりがちなことを意味している」という。そして「女性患者の治療に関しては、私が女性を内側から生きた経験がないために、どこまでいっても体験的にはわからない一枚の膜が患者と私とを隔てている。その実感が、直接彼女らにアタックするというよりも、この膜の性格を明らかにしようとする形をとって、私を治療関係に向けて動機づけているのではないだろうか？」といい、「私のこの姿勢は彼女らに大抵好意的に受容される（ように思える）。著しい治療効果は上がらないかも知れないが、治療に大きな悪影響をおよぼしたことはないようだ」という。

「一般的に言って、異性の治療者のほうが患者との陽性関係を作ることは容易である」かどうかは議論のあるところである。なかには異性患者を苦手とする治療者もいる。また陽性関係が恋愛や性愛に変容して、治療がきわめて困難になる場合がままあることはすでに述べた。鈴木が女性患者と安定した治療関係をもつことができているのは、わからないものに対する敬意がほどよく働いているからであろう。

一方女性治療者のなかには、女性患者には女性の治療者の方が望ましいと考えている人がある。菅佐和子[12]はその著書『思春期女性の心理療法』のなかで、思春期の女性患者には女性治療者が必要だと強調している。本書のなかでも本城美恵は、「ことに思春期、青年期にある分裂病者にとって、治療者が異性であるということはかなり侵襲的な体験となってしまい、安定した治療関係が結びにくいように思われる」と述べ、もっぱら女性患者の治療について報告している。思春期、青年期の女性にとって男性治療者が侵襲的になるとしたら、それは、女性が男性に対して真に開かれるには青年期を過ぎなければならないという、ある意味で女性の本質に由来することなのか、それとも社会文化的に女性が相対的な弱者の立場に置かれている現状ゆえなのか、私には不分明である。男性の患者に対しては母親的態度をとることによって比較的安定した治療関係を結びうるが、女性患者とはどうも関係がギクシャクするという女性治療者もいる。思春期の娘と母親との関係がなかなかにむずかしいものであることを考え合わせると、思春期の女性患者には女性治療者がよいとは一概には言えないのではなかろうか。

男性であれ女性であれそれぞれの性が青年期に抱えている問題に治療者の理解と共感が届くようになれば、治療者と患者の性差がそれほど著しい障害になることはなかろう。むろんどこまで届きうるかが問題であり、ときにはここまでしか届きえないという限界の認識がとりもなおさず共感になるのだが。治療過程のなかでは、治療者は必ずしも現実の性とみなされるとは限らない。境界例青年は男性治療者に対してもいわゆる母親転移をしばしば起こす。また、現実の男性（女性）が精神においても男性的（女性的）であるとは限らない。男性治療者と女性患者の間で、ときに治療者が女性的に、患者が男性的に体験しふる舞うこともある。

私は中年期に入って、患者から「母親的」治療者だと言われることがときどきあるようになった。ある女性の心身症患者は「あのとき先生が話した内容は覚えていないが、ただ私に語りかけてくれている先生がまるで母親のように感じられた」と言った。私としては患者が私の解釈を受け入れて聞いてくれているものと思っていたのである。またある男性境界例は「先生にも母親（に対するの）と似たような気持で接していた。先生から一生離れられないような気がしていた。『退院します』と言えて、自立が実感としてわかった」と言った。またある女性境界例は「先生といるとわたしのなかの頑ななものが溶けて、心がやわらかくなっていくんです。まるでお母さんの側にいるみたい」と語った。おそらく私が自分のなかの女性性と折り合いをつけ、それを多少とも受け入れられるようになったから、患者がこういう言葉を私に言うことができるようになったのだろう。誰もがテイレシアス（両性を経験したといわれる盲目の予言者）であるわけにはいかない。しかし精神において両性的であることは、精神療法家にとって大切なことだと思う。それは患者のさまざまな転移を可能にし、それによって患者の人格を広げ深めることにつながるだろう。

私はときどき女性言葉で独り言を言うようにしている。男性言葉で話すよりずっと自由に感情のひだを表出し、日常のささやかだが大切な出来事を語ることができるからである。まわりの若い同僚にも勧めているが、どういうわけかほとんどの人がそれほど乗り気にならない。まだ男性性を確立することで手一杯のせいだろうか。なんだか告白めいた文章になった。人は青年期に向かい合うと告白したくなるのだろうか。

文　献

（1）Freud S : Bemerkungen über die Übertragungs Liebe. 1915. 小此木啓吾訳「感情転移性恋愛について」『フロイト著作集9』、人文書院、一九八三
（2）藤縄昭「精神療法とエロス――私小説的事例報告」臨床心理事例研究（京都大学教育学部紀要）、12、115-130頁、一九八六
（3）藤縄昭「男性治療者と女性患者――転移性恋愛をめぐって」季刊精神療法、13、8-14頁、一九八七

(4) 林直樹「女性患者の抱いて欲しいという欲求について」季刊精神療法、16、139-146頁、一九九〇
(5) H・D Hilda Doolittle : Tribute to Freud. McGrow-Hill, 1975. 鈴木重吉訳『フロイトにささぐ』みすず書房、一九八三
(6) 河合隼雄「心理療法と男性・女性（総論）」季刊精神療法、13、2-7頁、一九八七
(7) 中井久夫「思春期患者とその治療者」、中井久夫・山中康裕編『思春期の精神病理と治療』岩崎学術出版社、1-15頁、一九七八
(8) 小此木啓吾「青年期精神療法の基本問題」、笠原嘉・清水將之・伊藤克彦編『青年の精神病理』弘文堂、239-294頁一九七六
(9) 小此木啓吾「青春期・青年期の精神分析発達論と精神病理」、小此木啓吾編『青年の精神病理2』弘文堂、3-42頁、一九八〇
(10) Pope KS & Bouhoutsos JC : Sexual Intimacy between Therapists & Patients. Praeger, New York, 1986
(11) Racker H : Transference and Countertransference, Hogarth Press, London, 1968. 坂口信貴訳『転移と逆転移』岩崎学術出版社、一九八二
(12) 管佐和子『思春期の女性の心理療法』創元社、一九八八
(13) 鈴木茂「青年期境界例」、清水將之編『改訂増補・青年期の精神科臨床』金剛出版、115-132頁、一九八九

初出　土居健郎・笠原嘉・宮本忠雄・木村敏責任編集『異常心理学講座　第4巻』神経症と精神病1、みすず書房、一九八七

強迫症者の世界

概念・臨床・精神病理学

一　概念

日本語の強迫は精神医学用語としてはおそらくドイツ語 Zwang の訳語と思われるが、『広辞苑』によるとおどかし、無理強いを意味し、民法上は、相手方に違法な害悪を加える旨を通告して畏怖心を生じさせる行為を言うとある。ドイツ語の Zwang は強制、圧迫、束縛を意味する。Anankastish という形容詞は強制、束縛を意味するギリシア語 anankatōs に由来し、ドナス Donath J がはじめて精神的強迫状態を Anankasmus と呼んで以来、シュナイダー Schneider K とカーン Kahn E が実用化したものであると言う（下坂）[37]。英語の obsession は占有、圧迫を意味するラテン語の obsidere に由来する。obsessive-compulsive disorder などと用いられる場合は、obsessive という形容詞が強迫思考を、compulsive という形容詞は強迫欲動ならびに強迫行為をさして用いられている。もっともラドー Rado S[33] によると、ドイツ語の Zwang がロンドンでは obsession となり、ニューヨークでは compulsion になったにすぎず、後の人々が obsessive-compulsive という名称を与えて各々の意味を詮索したにすぎないという。

強迫現象は神経症のみならずうつ病、分裂病、境界例、てんかん、その他の脳器質性障害などさまざまな病態に出現する。また広義の強迫的な機制は呪術、縁起かつぎ、子どものある種の遊び（たとえば敷石を次々と踏んでゆくといった）などにも見られ、健常人の生活のなかにも広く認められる。さらに人がみずから知らずしてかつての経験を反復し、進んで能動的に苦しい状況に身を置いてしまうことをいう反復強迫なる言葉もある。強迫は人間存在の根底に由来する、広範囲に認められる現象であって、「人間、この強迫的なるもの」と呼びたくなるほどである。

本稿では強迫を狭義にとり、病的と認められるものに限って論じることとする。

強迫症状をもっとも典型的に示すのは強迫神経症である。強迫神経症は従来から他の神経症に比べて重篤であるとの印象がもたれており、強迫病、強迫精神病という言葉もある。昨今さかんに論じられる境界例あるいは境界人格構造が強迫を主症状とすることも多い。従来、強迫病、強迫精神病と言われてきたもののかなりの部分は境界例に属するとも考えられる（後述）。本稿では強迫神経症を中心に論じるが、サルズマン Salzman L[35]にならって強迫神経症をも「強迫スペクトル」の一環としてとらえ、他病態との連続性や関連性を考えてゆきたい。以下、強迫スペクトル中強迫神経症を中心に、他の疾患と積極的に診断し難いものを強迫症と呼ぶこととする。

強迫という言葉がほぼ今日の意味で用いられたのは一八六八年グリージンゲル Griesinger の根拠探求癖と質問形式の強迫観念に関する論文の中で用いられてからだという（浦島[45]）。しかし、強迫という言葉にどのようなものが含まれうるかは種々議論のあるところで、強迫の定義も諸家によりさまざまである。ヤスパース Jaspers K[20]は「強迫患者は自分にとって無縁であるのみならず、無意味に思われる観念にたえず追いかけられ、それでも彼はその観念を真実かのごとく従わなければならない。さもないと不安が襲ってくる。たとえばあることをしないとある人間が死ぬとか、わざわいが起こる。彼のすることと考えることが魔法のように出来事を阻害したり生ぜしめたりする。彼は自分の考えを組み立て、一つの系統の意味とし、自分の行為を組み立て、一つの系統の儀式礼式とする。しかし何を遂行していてもいつも、それで正しいのか、完全なのかという疑惑を残す。この疑惑はまたはじめから出直すように彼を強いる」と述べている。シュナイダー[36]は「強迫は統御可能な心的生活を基盤としてだけ起こりうるものである。だから思考や非生気感情や身体欲動および心的欲動にみられる。といってもその統御可能性の程度はさまざまである。正常な場合、および大多数の強迫の場合に、体験を多少とも統御や抑圧できないものにするのは、感情や欲動の強さである」とし、ついで、強迫思考、強迫感情、強迫衝動、強迫行為といった分類をしたあとに、「これらの形式すべてに共通したものがあるかどうかということは問題である。多くの場合、自己疎遠感、または不合理なことだという洞察が標識として存在するが、このふたつのものは根本的には同じものである。これらの標識には、あらゆる段階があって、しだいにうすれて、明白な境界なしに、もはや明らかに強迫的でないものに移行してゆくので、原則的には標識としての役には立たない」（傍点筆者）としている。

とくに重症例では、強迫内容の非合理性に対する洞察は完全であるとは言えず、半信半疑（それが正しいと信じたり、時には非合理と思ったり）であることも多い。病者が自分の強迫を正当なものとしてむしろそこに誇りを感じているような場合すらある。下坂[37]は「もちろんどの病者も、その強迫表象や強迫観念に悩んではいるが、その圧倒的な拘束力に悩みこれに対抗しようとしているのであって、その非合理性そのものに悩んでいるのではなさそうである」と述べているが、当を得た指摘である。

一九四〇年わが国の富岡[44]は「強迫現象とは自我によって遂行せらるるものと承認せらるるが、而も自我の現下の傾向に一致せず、したがって自我は抗争的、拒否的態度でもってこれを抑制せんと努むるが、なお且つ抑制し得ざる作用である」としている。富岡はこの定義により、強迫現象が思惟、表象作用によるものであろうと、情緒体験によるものであろうと作用の性質によって区別する必要のなくなることを強調し、一括して強迫体験という言葉を用い、強迫現象の研究の始まり以来問題であった要素心理学的考察に終止符を打たんとしている。さらに富岡は、強迫現象は「自我によって遂行せらるるものと承認せらるるが、しかも自我の現下の傾向に一致しないもの」と「それに対する自我の抗争的、抑制的態度によってこれを抑制せんとする努力」の二つの心理過程の葛藤がもたらす結果であるとし、「強迫現象は身体に近い衝動的、感情的なものと、それに対する中心自我の抗争、葛藤の帰結である」としている。これは後述する力動精神医学の考え方ときわめて類似している。

ここで最近出版されたDSM-Ⅲ（精神障害の分類と診断の手引き、第Ⅲ版、アメリカ精神医学会、一九八二）の診断基準をあげておく（高橋三郎、花田耕一、藤縄昭訳による）。

強迫性障害（あるいは強迫神経症）

診断基準

A　強迫観念か強迫行為のいずれか

強迫観念　反復的、持続的な観念、思考、心像または衝動で、自我とは異質のもの、すなわち随意的に産出されたものとしてではなく、むしろ意識に侵入する思考として体験され、無意味あるいは嫌悪すべきものとして体験されるもの。それらを無視あるいは抑圧しようとする試みもなされる。

強迫行為　反復的かつ一見目的のあるような行動で、一定の規則に従うか常同的な形でなされるもの。その行動はそれ自体で終結するものではなく、何か未来の事件や状況をつくり出したり防止するために企てられる。しかしその行動はつくり出したり防止しようとするものとは現実的な関連をもたず、また明らかに行き過ぎのこともある。その行為は主観的な強迫の感覚をもってなされ、その強迫に抵抗しようとする欲求がそれに伴っている（少なくとも最初のうちは）。患者は一般的にその行動の無意味さを自覚しており（子どもにおいてはそうでないこともある）、その行為を成し遂げることによって緊張からの解放はあるものの歓びを得ることはない。

B　強迫観念ないし強迫行為は、患者にとって重大な苦悩の源泉であるか、社会的機能ないし役割機能の妨げである。

C　「トゥレット障害」、「精神分裂病」、「大うつ病」、「器質性精神障害」のような他の精神障害に起因しない。

恐怖症との区別については、これを厳格に区別する立場もあるが、実際的には、強迫が思考面に強く現れればこれを強迫観念と呼び、不安、恐怖といった情動面に強く現れればこれを恐怖症と呼ぶと考えておけばよいであろう。臨床的には、強迫症状と恐怖症状とがまじりあって存在することがしばしばある。

以上のごとく強迫の定義はさまざまに試みられているが、ここではその中核の特徴を次のようなものと考えておく。

①ある思考や行為が随意的コントロールを越えて執拗に意識のなかに侵入する。

②その思考や行為は自我違質的であって、好ましからざる、受け入れ難いものであり、不快、不安、恐れを伴うが、それにもかかわらずその思考や行為は自我に属するものと知られている。

③病者はこういった現象の無意味性、状況不適合性に悩み、その拘束力に抵抗しようとする強い要求をもつが、それにもかかわらず呪術的反復に陥らざるを得ない。

二　臨床

臨床精神医学は多様な強迫現象をいくつかの形式に分類している。この分類法は必ずしも一定しないが、以下のごとく分類するのが日常臨床上実際的であると思われる。

1　症状

a　精神面にあらわれる現象

何らかの思考、言葉、心的イメージなどが病者の意志に反して意識のなかに侵入してくるものを〈強迫観念〉と言う。たとえば「地球が丸いのに人間はなぜすべり落ちないか」といった質問がどうしても心に浮かんできて仕方がない。「人間はなぜ死ぬか」「宇宙はなぜできたか」といった無意味な、ないしは解答の与えられない（一見哲学的問題であるかのように見える）質問もある。また、自分がコントロールを喪失して衝動的なふる舞いをするのではないかという強迫観念、あるいは「自分が何か悪いことをするのではないか」、「子どもを殺すのではないか」といった〈加害観念〉、冒瀆的な言葉や性的な言葉がくり返し浮かんできて、やめたいと思いつつもつい何度も考えてしまう〈強迫的反芻〉などもある。

こういった観念は自我違質的な奇妙なものとして体験されるが、時には、そうしたい、そうせずにはおられないといった〈強迫衝動〉として体験される場合もある。しかし原則として行動に移されることはない、もし、こういった観念が衝動となり、さらにそのまま行動に移される場合は、狭義の強迫ではなくなり、強迫神経症ではなくうつ病、分裂病などの他の疾患を考えるべきである。

強迫観念には右に述べたように「〜する（なる）のではないか」といった時間的に未来にかかわるものばかりではなく、「〜してしまったのではないか」といった過去に関するものもある。たとえば、「自分が何か悪いこと（交通事故の加害、カンニング、殺人など）をしてしまったのではないか」という考えが再三浮かんでくる例。ガス栓をきちんと締めたかどうか、戸締りが完全かどうか気になり、再三確認せざるを得ないといった〈確認強迫〉。頭のなかで確認するだけですむ場合もあり、実際に確認の行為（強迫行為）をくり返さざるを得ない場合もある。時には自身で確認をするだけでは安心が得られず、他者に確認を求め強要するものもある。あるいは特定の人名、人物の顔、メロディーなどが浮かんできてこれから逃れることができないといったものを〈強迫追想〉という。

そのほか、本、品物など目についたものを数えずにはおられない〈計算強迫〉。一字一句の意味を正確に理解しないと先へ進めず、ついには本を一頁読むのに数時間を要するとか、微積分を学ぼうとしてより基本的な問題に遡り、ついには整数の定義の問題を解決せずにはおられなくなるといった〈詮索癖〉。

排泄物、菌、その他が不潔に思えてこれを恐怖する〈不潔恐怖〉などの〈強迫恐怖〉。不潔恐怖の対象は常識的に見て不潔なものとは限らず、何物かはっきりしないがそれがつくことを恐れるといった漠然としたものから、石鹸が不潔に感じられるといった矛盾したものもある。なかには原恐怖がはっきりせず、「とにかく洗わないと安心できないから洗う」といった例もある。ナイフなど尖ったものを見ると不安に襲われる〈尖端恐怖〉。四とか九とかいった特定の数字を不吉なものとして恐れる〈数字恐怖〉など。純粋の恐怖症者は恐怖対象に接触しないようこれを回避するのが通例だが、強迫的恐怖症者はあたかも恐怖対象に惹きつけられるかのごとく（コワイモノ見タサ）、至る所に恐怖対象を発見してしまうものである。

b　行動面にあらわれる現象

右に述べた種々の強迫体験に附随して起こる呪術的行為を〈強迫行為〉と言う。強迫行為には、①その基底にある観念、衝動をそのまま表現する行為と、②一次的観念、衝動、恐怖を防衛しようとするものとがある。①の例としては、神社の前を通るたびに冒瀆的な言葉を口に出して言わずにはおられない例。外泊中に家で食べたものの排泄されたものだから家のトイレに捨てなければと、外泊から帰院後病院で排便した大便を次の外泊まで病室の押し入れに保存しておいた例（秩序の崩壊という原恐怖に対する二次的防衛ともとれる）。

しかし多くの場合、あるいは少なくとも発症の早期において、強迫行為は基底にある強迫観念や強迫衝動をコントロールしようとする防衛的試みである。たとえば、何か「悪い」観念が浮かぶと、その場に立ち止まって一定の規則に従って足踏みしないではおられない例。不潔を恐れて手や着衣を何回も洗い、外出するごとに着替える例。こういった強迫行為には足踏み、手洗いといった比較的単純なものから、ある種の就眠儀式のような高度に手のこんだ複雑なものまである。極端な整理整頓癖、杓子定規で融通のきかない行動といった、一見一次的と見える強迫行為の根底にも、無秩序、崩壊、混乱への恐怖が存在すると考えられる。

病者が意識的に高度の努力をするにもかかわらず、あるいはむしろあたかもそのゆえに、強迫行為が彼が本来回避し、防ごうとしていた事態を実現してしまうことはめずらしくない。ある不潔恐怖症の青年は入院中病院のトイレで不潔を洗い流すことができないとパニックに陥り、尿のこぼれているトイレの床に寝ころがったあげく、汚れが世界に広がるのを防ぐため数日間トイレのなかで生活した。これほど極端な例でなくとも、不潔恐怖症者は、たとえば手洗いなら手洗いに関心が集中しそれに時間をとられるため、他の部分はだらしなかったり不潔になっていることが多い。

また、最初は原衝動に対する防衛であって、禁止や自我の制限の産物としての面が前景に立っていた強迫行為が、しだいに代理満足の面を前面に出すようになることがある。ある女性患者は他者にふれられることを嫌い、ふれられた場合は、そのふれた人に一定回数（この回数も三回から九回やがて四五回と増加した）くり返しふれることを強要した。彼女ははじめは他者との接触を極力回避していたが、しだいにむしろ他者と接触しくり返し行為をさせることを望むように見え、彼女自身この強迫行為を「愛（のあらわれ）だもの」と述べた。面接をくり返すうちに、彼女が少女期に兄から性的な意味で身体にふれられたことが明らかとなった。彼女の接触恐怖、接触のくり返しを求める強迫的要求は、ふれられることへの恐怖であり、さらには「ふれられたくない―ふれられたい」という両価的感情の表現であったが、しだいに強迫的接触要求自体が性的接触の代理満足であるかのごとき様相を呈したのである。一般に強迫症状が消退したあと、患者が「何かはりあいがなくなった」「気がぬけた」などと述べて一時無欲状態に陥ることがあるが、このことは強迫症状が代理満足であったということから理解されるかもしれない。

2　症例の検討　男女差に注目して

強迫現象を示す病態の中核をなすのは強迫神経症である。強迫神経症は児童期から老年期に至るあらゆる年代に出現しうるが、青年期から成人期にかけてもっとも出現頻度が高い。筆者の治療経験[28〜31]もほぼこの年代に限られているので、この年代の患者を二例あげて、男女の差に注目しつつ考察する。

a　青年男性の強迫神経症

青年期の男性例を一例あげる。匿名性を保つため事実に一部変更の加えてあることをお断りしておく。

症例　男　十七歳

主訴　雑念が浮かんで行動の妨げになる。

家族歴　父は高小卒で奉公に出され、戦後祖父から引き継いだ織物工場を立てなおし、苦労してのし上がった「立志伝中の人」で、患者に対して権威的に接する。母は旧家の教育者の家に生まれ学歴も高いが、結婚後は夫、舅、姑に仕えて苦労し、果たせなかった学問への夢を子どもの将来に託すところが大きい。患者は三人同胞の長子。とくに遺伝歴はない。

成育歴および現病歴　患者は長男として特別扱いされ、祖父母にも甘やかされ、周囲の村人からも工場主の坊ちゃんとして特別視されて育った。小学校では成績はよかったが友だちは少なく、身体も弱いので「雑草のなかのモヤシ」という感じだったという。

某有名中学に入学したが一年の三学期のテストで期待した成績がとれなかったので、それまでの自信がガラガラと崩れた。友だちづきあいがうまくいかないので勉強一点ばりでいくしかないと思い、睡眠時間も減らし、テレビも一切見ず、寸暇を惜しんで教科書の暗記に努めた。同級生の女の子との間がうわさになったが、自分はそんなつもりはまったくなく迷惑した。中学二年の終わりの春休みに風邪にかかり、二週間ほど勉強できなかったとき、高校入試にもっとも大切な時期を浪費したようで不安になった。その後学校に出ても、自分だけとり残されて今までと別の世界にいるような感じ。鉛筆の持ち方やペンの角度が気になり始め、人に挨拶するときの敬語の使い方など自分の言動をいちいち意識するようになった。ブルーカラーになっては人生の敗残者と思い、T大一本槍で学者を目指し、某有名高校に入学。まわりが大人に見えて圧倒された。このころから本を読んでいても一言一句言葉の定義に遡って明らかにしないと気がすまず、言葉の発音の仕方、使い方などが雑念として浮かび、授業をきくこともできなくなり、日常生活も妨げられる。誰にも相談できず、どうしたらよいかわからなくなって物に当たったり庭の草花を引き抜いたりするようになり、心配した父母に勧められて精神科に受診。

青年期の強迫神経症者はその多くが男性である。彼らの多くは第一子で、幼児期から過保護過干渉に育てられ、まじめで学業成績もよく、親から将来を嘱望されている。ただし彼らの家庭では、両親の期待からはずれることはそのまま悪しき凡庸に堕することを意味する。彼らの人生設計が一見確固たるもののように見えても、それは真の自己決断ではなく、親の期待に沿うことによって万能感を維持しようとする試みにすぎない。発症は中学生、高校生年代が多い。学業成績の低下、入試、進学してそこでそれまでの万能感が傷つけられる体験をもつこと、不本意な学校に入らざるを得ず、そこで周囲を軽蔑しつつ孤立してゆくことなどが発症の契機となる。それほど重大でない身体病がきっかけになることもある。あるいは異性との接近のエピソードや性的刺激にさらされる経験が発症に先立って存在することもある。

彼らは試験が迫るとまず試験勉強の予定を立てるが、最善完璧な予定を立てるべく長時間かかり、ついには試験の前夜まで予定表作りに終始してしまう。教科書を読んでも一言一句寸分の狂いなく覚えてしまわないと気がすまないので先へ進めない。些細な疑問や矛盾にぶつかると、たとえそれがとるに足りないことであっても徹底的に究明しつくさなくてはならない。彼らはこういう形で当面の問題に足を踏み入れることを拒む。失敗の可能性を避け難く含むゆえに決断を拒否する。「時間がありさえすれば可能なはずであった」として、みずからの万能感を維持しようとする。彼らの強迫的な勉強、あるいは知的、哲学的論議への執着は、「純粋」で「完全」な自分のなかに不純で混沌とした、コントロール不能な感情や衝動の侵入するのを妨げようとする試みでもある。

青年期の彼らの眼は自己の内面に注がれる。強迫神経症者においては青年期に人格の内向がとりわけ鮮明に見られ、青年期にむしろ外向的になるかに見える不安神経症者とは対照的である。そして自己を強く意識すると同時に、彼らは自己と他者を比較し、そこに青年らしい思い上がりと自己不全感が同時に露呈する。彼らは仲間を求めつつも、仲間に優越した存在であらねばならないと考える。さもないと悪しき凡庸に堕し、おのれの独自性、非代替性すら失われる。そしておのれの存在に対する深い疑惑、非安全感が露呈してしまう。

性は青年期の強迫症者にとってきわめて大きな問題である。性は不気味なコントロールしがたい衝動として彼らのなかにうごめき始め、知的で論理的な彼らの世界に侵入し、彼らの秩序を脅かす。性への恐れは外界に投影され置き換えられて不潔恐怖となったり、みずからの内部から生じる理解しがたい強迫観念となる。とくに男性の強迫症者に、相当な年齢になっても未婚の人が多い。彼らは性を回避し、世界を無性のままにとどめておこうとしている。

b　成人女性の強迫神経症

次に成人女性例について述べる。強迫神経症の男女差については従来それほど論じられることがなく、男性例についての論述がそのまま強迫神経症一般についての論述とされていることが多いように思われる。

もっともすでにフロイト Freud S[8]は『精神分析入門』のなかで、強迫行為において初夜の光景を反復した例と、性的願望と関係のある複雑な就眠儀式をした娘の例をあげている。また「強迫神経症の素因」[7]のなかでは、不安ヒステリーから強迫神経症に移行した既婚婦人の一例をとりあげ、「若い時期から始まり、多かれ少なかれ目立って増悪しながら、慢性に経過する」「ふつうの強迫神経症」との相違を論じている。しかしこれらの症例の記述はエピソード風の引用であって、フロイトの強迫神経症論の基礎となったと思われるネズミ男[6]やオオカミ男[9]についての詳細かつ徹底的な論述とは比ぶべくもない。アダムス Adams PL[1]は「フロイト、アードラー、サリヴァン、ラドーは、女性は強迫神経症からまぬがれているように語っている」という。

しかしながら、筆者の臨床経験[31]では女性の強迫症者は決して少なくない。筆者が今まで直接治療を担当し得た強迫症六十六例について男女比を見たところ、男三二例、女三四例であった。イングラム Ingram IM[19]、ブラック Black A[2]は多くの研究を通覧した上で、男女の差はほとんどないと結論している。強迫は男性のものであるという一般通念がもしあるとすれば、それは改められるべきであろう。

ただし、このような一般通念が流布していることについてはそれなりの理由があろう。一つには、強迫神経症は青年期に限って見るとたしかに男性に多い（清水[38]、成田[29]）。精神病理学や精神療法については、青年期患者を主として扱う人たちからの発言が多く、それが強迫は男性に多いという印象を与えているのかもしれない。いま一つは、精神分析の立場から強迫神経症の定義を厳密にとり、女性に見られる強迫症状のあるものは真の強迫ではなく不安ヒステリーであるとする立場である。たとえばわが国の中野[27]は「不潔恐怖症の一亜型――既婚中年婦人に見られる不潔恐怖症の精神分析的解明」という論文のなかで、三十代はじめの既婚婦人の不潔恐怖症をとりあげ、彼女らを精神分析学的には不安ヒステリーに属するとしているが、症例の記述を見る限り臨床精神医学的には強迫神経症としてさしつかえないと思われる。

ここで筆者の経験した一例をあげる。

症例　女　二十二歳

主訴　ガス栓、電気器具などから火事になりはしまいかと不安で、自分で確認するだけでなく何度も人に確かめずにおられない。

家族歴　「まじめで厳しい父」と「こまやかさに乏しい母」との間に五人同胞の末子として出生。

成育歴および現病歴　幼児期は駄々っ子で独占欲が強く、小学六年まで毎朝目をさましたときそばに親が居ないと泣いた。あまり「かまってもらえなかった」という記憶がある。小学五、六年のころ、父の欠点が見えてきて反抗し、家出や自殺の真似をして父を心配させた。高校は家からは経済的に無理と言われ親類の家に居候し、家事を手伝いながら通学したが、いろいろ気をつかった。高校卒業後、就職して会社の寮に入り、二年目に同じ職場の男性と婚約。この婚約者が会社で棚を作っていたとき、その棚が落ちてきて彼が下敷になりはしないかと気になりだし、ついでガス栓や電気器具を消し忘れたり、器具に何か詰ったりして火事になりはしないかと不安になった。自分で確認しただけでは安心できず、婚約者に何回も訊ねたり、紙片に「必要ない」と書くことを要求する。この確認要求は家族や友人にも広がった。

婚約者に連れられて精神科を受診し、約二カ月入院、やや軽快した。このころ幾人かの男性と交際。退院後数カ月して結婚。その後以前にもまして症状が増悪。夫も几帳面で細かいことをあれこれ注意するので、患者はよけい神経質になってしまうという。彼女は再三にわたって夫に確認を要求し、夫が彼女の意のままに応じないとパニックを起こすので応じざるを得ず、ついには夫も疲労困憊してしまう。患者は妻になったという実感がもてず、婚前の自由で華やかな時代に戻りたいと訴える。

筆者の経験[31]では女性の強迫神経症は青年期にも見られるが、発症のピークは二十代、三十代にあり、既婚者が多い。彼女らの成育歴を見ると、幼少児期にはむしろ「かまってもらえなかった」（少なくとも主観的には）と述べる例が多い。後述する発症の契機や症状の構造を見ると、「かまう」「かまわれる」という言葉は女性の強迫症者を理解する一つのキーワードのように思われる（松本[25]もその症例報告のなかで『『かまう―かまわれる』という人間関係のあり方」に注目している）。

彼女らは青年期に達するまで勝気なしっかり者として、男性に伍して「達成」を目指して努力するが、青年期に入ると内なる成熟に促されて、あるいは女性にかかる社会文化的期待もあって、その主要な関心を「達成」から「親密」へと移す。しかし達成を目指す「男性的」心性は彼女らのなかに根強く残り、彼女らは葛藤をはらんだまま青年期を過ごす。彼女らは伝統的な意味での妻、母の役割を引き受けることに満足を感じられない。この葛藤が婚約、結婚、出産を契機に顕在化する。彼女らは自分がよき妻、よき母でないのではないかと悩み、妻、母としての実感がもてないと訴え、時には妻、母の役割を逃れて婚前の自由で華やかな時代に戻ること、あるいは男性に伍して社会のなかでの達成を目指すことを望む。社会文化的に一方で女性の地位の向上が理念としてかかげられ、男性に伍して働く自立した女性のあり方がモデルとしてありながら、他方現実的には伝統的な妻、母の役割を要請されることの多い現代のわが国の女性がおかれている状況は、女性の強迫症者の内界にすでに存在する葛藤をより拡大、助長し、女性の強迫症者を増加させているかもしれない。

彼女らの夫には、彼女らの強迫的な要求に応じてくれる受身的ないわゆる「女性的」な男性が多い。彼女らのなかの「男性的」心性がこういう「女性的」な男性を夫に選ばしめているのであろうが、一方彼女らはこういう夫にもの足りなさやはがゆさを感じ、「もっと引っ張ってほしい」などと夫の「男性性」の不足に不満をもつ。つまり夫に対して矛盾した期待をもつ。女性の強迫症者の配偶者との関係は二、三の研究者の注目するところであり、中野[27]は中年既婚婦人の不潔恐怖症者の配偶者の選択の問題にふれ、夫婦の神経症的相補性が不潔恐怖症発症の温床となっていることを指摘し、メステル Mester H[26]は、夫が強迫儀式の実行の下働きのようになることさえあること、患者と夫との間の肛門期的共謀について述べている。また馬場[16]は、女性の強迫神経症について、結婚などにより強迫的状況に投げ込まれた女性が、その強迫的対象や強迫的環境への全面的依存や攻撃者への同一化を示し発症する場合があることを指摘している。事実、患者が夫や婚家先の強迫的傾向に合わせようとするなかから発症する例は、私の臨床経験上も認められる。

症状の内容を男性例と比較してドウソン Dowson JH[3]は、女性に不潔恐怖と洗浄強迫が多いとし、その理由を男女の役割の差に求め、家事が主として女性の仕事であることが女性の強迫神経症の現象の仕方に影響を与えているかもしれないと述べている。またロイ Roy A[34]は男性にセックスにまつわる強迫観念が多いとし、これが男性を結婚に至る異性関係から遠ざけ、独身者を多くしている理由であろうと述べている。

しかし筆者の経験[28,31]では、男女の差は症状内容に関してはさほど著明ではなく、むしろ症状構造とも言うべきもののなかに認められる。つまり、男性の青年期の強迫症者が強迫観念ないし不安を自己の内界に保持し続けようとする傾向があるのに対し、女性は、症状のなかに夫、子どもなどの具体的で身近な他者が出現することが多く、彼女らの症状はそういう他者を含みこんではじめて完成する。たとえば夫や子どもの不潔になることを恐れ、彼らに洗浄を強制する母親の例。また彼女らは不安解消のためにつねに執拗に他者の介人（他者にかまい、他者にかまわれる）を求め、他者を巻き込み、しがみつき、結局他者をして自分に奉仕せしめ、疲労困憊させてしまう。われわれ[28]はかつてこれを「他者巻き込み型強迫」と呼んだ。

こういった女性患者の病態のあり方は、女性の依存性のあらわれとも見えるし、社会文化的に女性が達成を夫や子どもを介して行うことを期待されていることが病態にも反映していると考えることもできる。強迫症者のもつ万能感、人間関係を支配・被支配の軸で見る傾向が、女性においては夫との関係において発現し、彼女らが病態のなかで夫を支配し、万能感を維持しようとしているのかもしれない。あるいは、自分に妻、母としての女性性を担わせようとする夫へのひそかな復讐の念が含まれているかもしれない。

また最近では、こういった病態を、対象を万能的に振り回すものと見て、そこに境界例《ボーダーライン》人格構造の病理を見ようとする見解もある。つまりこういう患者の強迫が患者自身の内的な苦痛の範囲を越え、特定の生活領域で夫を完全に支配する全能的コントロールの形をとっているとし、こういった例については神経症水準のものというより境界人格構造の顕在化を見ようとする見解である。たしかにこう理解した方がよいと思われる患者は存在する。しかし筆者の経験では、女性患者の症状が本人一人の内的な苦痛の範囲を越え、他者とくに夫を巻き込み支配するに至ることはそれほどめずらしくないが、それらのすべてをすぐさま境界人格構造の水準のものと考える必要はないように思う。「女性にとって自己と他人の境界や、対象とその対象に関係する情動の間の境界は、男性よりももろくて明確でない傾向がある……もっとも興味あることには、女性は、このいささか境界のない様式に性分があっており、おそらく適応さえしている」というガットマン Gutmann DL(15)の主張を思い起こすとき、女性の強迫症者の「巻き込み」は、むしろ本来の女性らしさの、歪んだ形ではあるにせよ、一表現と見ることも可能ではなかろうか。ただしガットマンの言葉は「女性は男性よりも境界例《ボーダーライン》的である」と翻訳することができるようにも見える。また事実、境界人格障害は男性より女性に多いとされているし、女性症例について境界人格構造が云々されることが多い。しかし果たしてそうであろうか。女性のなかに境界例の病理をより多く見るという見方のなかには、女性は男性よりも未熟、依存的、幼稚であるとするあの昔ながらの男性ショウヴィニズムがソフィスティケートされた形で繰り返されていないだろうか。

治療者たるもの彼女らの病態に精緻な力動的理解をほどこし、境界人格構造を発見することも必要であろうが、そこに彼女らの本来の女性らしさの挫折とその実現への努力を読みとることは、少なくとも治療のマイナスにはなるまい。

女性の強迫神経症についてやや長く書きすぎたが、従来の論述には男性中心のものが多いと思われるのであえて記述した。

強迫症状の背後にある境界人格構造については「強迫の背後に」のところで再論する。

3　病前性格

強迫症状は強迫性格を基盤に出現することが多いとされている。強迫性格をめぐる論議には古くからの歴史がある。

ジャネ Janet P は強迫反応者の体質的基盤として次のような精神衰弱的特徴をあげている。その要点を下坂[37]の紹介によって列記すると、①尖がった石の上を歩くような細心の心遣い、実行に移せぬ傾向と疑惑的な傾向。②道徳意識がおびやかされやすい傾向。③社会との接触において臆病であり抑制がある。④内観的な内面生活を自己分析する傾向。⑤性的な障害（異性との交渉のないこと、インポテンツ、冷感症）。⑥精神運動性の障害のスチグマ（どもり、チック、ドゥプレ Dupré のいう運動拙劣症状群）、の六項目である。

フロイトは「性格と肛門愛」[5]のなかで肛門性格（強迫性格に相当する）について論じ、彼らは「几帳面であり、節約家であり、主我的である」と述べ、さらに「几帳面というのは肉体についての清潔好きのみならず、些細な義務の遂行にも誠実であるということ、信頼がおけるというような意味のことも含んでいる。節倹は高じれば吝嗇となり、主我的であることはやがて反抗的となり、それには激怒の癖、復讐癖などの傾向も容易に結びつく」としている。これに加えて多くの分析家が、強迫性格者の特徴を、融通がきかず、柔軟性に欠け、時間を遵守し、過度に良心的で、秩序と規律を愛し、知性化傾向があり、こまかい議論に陥りがちであるなどと記述している。

最近の有力な研究者の一人サルズマン[35]は、強迫性格 obsessive personality が今日もっともよく見られる性格であるという。強迫性格者はすべてをコントロールしようとし、かつそれが可能であるという尊大な自己像をもつ。彼らがコントロールしようとするのは必ずしも敵意や攻撃性ばかりではなく、やさしさの感情も含む。やさしさの感情の露呈はコントロール喪失につながり、屈辱的体験となるからだという。

ＤＳＭ-Ⅲによれば、強迫性人格障害とは次のごときものをいう（高橋三郎、花田耕一、藤縄昭訳による）。

以下のうち少なくとも四項目が、患者の現在及び長期における活動の特徴であって、疾患のエピソードに限ってみられるものではなく、社会的または職業的機能の著しい障害または主観的苦悩の原因となっている。

①暖かくやさしい感情を表現する能力に乏しいこと、たとえば、患者はひどく紋切り型で生真面目かつ形式ばっており、また出し惜しみをする。

②全体像を把握する能力を妨害している完全主義、たとえば、とるに足りない細目、規則、秩序、体制、予定、およびリストへのとらわれ。

③自己流のやり方に服従することを他者に強要し、そのことが惹き起こす感情に気づかないこと、たとえば、妻の計画におかまいなく、自分の用事を完全に行うよう頑固に主張する夫。

④楽しみと対人関係の価値を犠牲にしてまで極端に仕事と生産性へ献身すること。

⑤優柔不断、おそらくは間違いをおかすことを過度におそれるために、決断を回避、延期、または引き延ばすこと、たとえば、どれを優先すべきか思い患い期限までに任務を遂行できない。

この記述で注目すべきことは、敵意や攻撃性という言葉が見当たらず、「暖かくやさしい感情を表現する能力の乏しいこと」がまず第一にあげられていること（つまりは同じ事態の見方の相違かもしれないが）であり、サルズマンの指摘と軌を一にしている。敵意や攻撃性は強迫性格者の大きな特徴ではあるが、従来あまりに強調されすぎてきたように筆者は思う。おそらく患者の執拗な強迫的要求、治療者の上位に立ち治療者をコントロールしようとする傾向に辟易した治療者が、そこにより多く敵意や攻撃性を読みとってしまうゆえであろう（サリヴァン Sullivan HS[41]もこの点では例外でないように筆者には思える）。しかし強迫症者と根気よくかかわってみると、彼らがみずからの敵意や攻撃性のみならずなべて感情というものを恐れていること、やさしさの感情の露呈が彼らを当惑させ混乱させることがわかる。

人格障害というには躊躇《ちゅうちょ》するが、広い意味の強迫的性格が近年増加しているという印象は、幾人かの精神科医によって共有されている。笠原[22]は強迫性格スペクトルという考え方を提唱し、これに制縛性格、森田神経質、敏感性格、メランコリー親和型性格などを入れている。笠原はそこに共通する世界関係は次のようなものであるという。①人生における不確実性、予測不能性、曖昧性を極小におさえるための単純にして明快な生活信条ないし生活様式の設定、②それによって整然たる世界を構成しうると考える空想的万能感、③予測不能性をあらかじめ排除するための何らかの形での呪術の理由、④不確実性の高い領域への不参加とそれに対する生活圏の狭隘化である。

この指摘は強迫的心性や機制に焦点を当てたものであり、強迫症者の性格と見られる制縛性格にもっともよくあてはまっている。これに加えて、強迫性格の特徴をさらにいくつかあげるならば、自己自身のためという存在様式（うつ病者の他者のためという存在様式と比較して）、自己中心性、精力性、攻撃性、他罰的、楽しむことのない基本気分、気分転換の不能、不決断、「委ねる」ことの不能、「あえて賭ける」ことの不能などがあげられよう。

筆者も強迫症者の病前性格として強迫的性格傾向が見られることに異論はないが、重症の強迫症者の病前性格には強迫性格という範疇では必ずしもおおいきれぬものがあるように思う。平田[17]は「強迫体験者の病前性格は必ずしも強迫的傾向を示すとは限らない。従来の見解のように、強迫性性格を基盤としているものは、うつ病と診断されるような場合に多い。したがって特定の人格を求めることでは疾患を究明し得ない。強迫体験者の性格は分裂気質といいうる場合が多い」と述べている。

筆者の経験[30]では、青年期に発症する強迫症者（男性が多い）には、強迫傾向とともに分裂気質と呼び得る面を有する例が多い。彼らの多くは、神経質、内向的、感情閉鎖的、友人が少ない、知的、観念的、理想的、空想的、身体運動は不得意、やせているなどといった特徴が見られるが、これらは分裂気質傾向としてまとめることができよう。彼らの内奥には、他者との人格的ふれ合いへの恐れ、対人的傷つきやすさがある。やさしさの感情のあらわし方の不器用さに彼ら自身ある悲しみを抱いているかのように見える。彼らの対人的孤立感、ただひとりであるという感じ、内心の深い非安全感は、人格の中核に存する分裂気質的なものに由来するのであろう（ちなみにＤＳＭ－Ⅲの分裂気質人格障害《シゾイド・パーソナリティ・ディスオーダー》の診断基準の第一には、「冷淡でよそよそしく他者に対するやさしい感情を欠いていること」とある）。

彼らは他者の優位に立ち衆に勝れようと望むが、そこにはいわゆる世俗性があまり感じられない。強迫症者にしてどぎつい現世的出世主義者、拝金主義者はあまり見られない。彼らが目指すのは学者、文学者、その他の知的職業が多く、多少とも世俗否定的、現世超越的側面をもっている。

また彼らは宇宙、天文などの科学的ないし神秘的なものへの関心をときに示すが、宇宙や星々への関心は、彼らが対人関係から引きこもり、そこで万能感を展開し得る場所でもあり、一方彼ら自身の人格の内奥の果てしない空虚に引きこまれてしまうことへのかろうじての防衛とも思われる。

フェアバーン Fairbairn WRD[4]は「強迫者は、秩序立った整理とこまかな正確さに対する強迫的欲求にもとづいて科学を好む。しかしシゾイドが科学を好むのもこれに劣らない」と述べ、さらにシゾイドの目立った特徴として、①万能的態度、②孤立と離脱の態度、③内的現実への没入をあげているが、この三つの特徴は青年期の強迫症者にしばしば見られる特徴と言ってよい。

あるいはこういった分裂気質的傾向は青年期の人格の内向に伴って現れてくるもので、多かれ少なかれ青年の特徴と言えるかもしれない。それが青年期の強迫症者を比較的多く診てきた筆者の眼にとりわけ注目されるのかもしれない。また内的世界への共同探究を企てる精神療法家としての筆者が、内的世界に惹かれる分裂気質者にある共感を覚え、患者のなかにそういう面をより多く見ようとするのかもしれない。

さて、強迫症者（主として男性の）の性格には強迫傾向と分裂気質傾向の両者が認められるとして、それが単に併存しているのか、それとも層構造をなしているのかが問題となる。これについてはいまだ確定的な見解を述べ得るに至らないが、現時点では次のような仮説を立てておきたい。

彼らの人格の中核には分裂気質的傾向（F）があり、それを包むようにして強迫傾向が発展し、学童期においては強迫的防衛が成功裡に機能している。青年期に入って人格の内向が生じ、対人希求と忌避の葛藤が深まると、強迫的防衛のある程度の成功により形成されていた人格の外皮（なかなかに硬いが）が破綻し、中核にあった分裂気質的葛藤が露呈しかかる。それを救わんとして強迫症状が発現するのであろう。

真正の分裂気質者が、感動的で人間的で直接的な現実から撤退し、「内面に亡命」（ジャカール Jacard R）する、つまり自分の殻にとじこもり、想像界に逃避しているのに比して、強迫症者はその内面への亡命にも必ずしも成功していない。亡命しそこに沈潜するには、彼らの内面はあまりに情動にあふれ、不安定で人間的すぎる。彼らはやむなく外界の現実にとってかえし、外界に彼らの秩序を強制し、そこに安全域を確立しようとするが、外界もまたあまりに不安定であって、強迫的方策をもってしても必ずしもコントロールすることはできない。彼らは内界も外界もそのどちらをも十全に生きることができない。内面も現実も彼らにとってあまりに

男「かまわれたくない」 ——	強迫的傾向 ——	青年期の人格の内向 分裂気質の露呈	—— 発症
女「かまわれたい」 ——	強迫的傾向 ——	結婚・出産 親密をめぐる葛藤	—— 発症

図１　強迫症者男女の人格特性と発症

人間的であるゆえに。

成人期に発症する女性の強迫症者の病前性格を見ると、強迫傾向は存在するが、分裂気質傾向はあまり認められない。むしろ、依存的、甘えん坊、淋しがりなど「かまわれたい」傾向が認められる。この傾向はおそらく彼女らの幼児期からの性向であって、その中核を包むように強迫傾向が形成され、その強迫傾向が彼女らをして青年期をすぎるまで男性に伍して競争することを可能にしていたのであろう。異性との親密な関係に入ることや母親となることが、この「かまう―かまわれる」ことをめぐる彼女らの中核的問題を露呈させ、そこに強迫症の発症をみるのであろう。

あえて仮説を図式化して示せば、強迫症者の男女の人格特性と発症とは図１のごとくなるのではあるまいか。

4　強迫症状の背後に

強迫症状は一つの表玄関《ファサード》であって、その背後にさまざまな病態がひそんでいることがある。強迫症状の背後に存在するうつ病、分裂病、境界人格構造について述べる。

a　うつ病

うつ病と強迫神経症は近縁の病態である。一般にうつ病の初期に強迫症状の出現することは古くからよく知られている。うつ病と強迫について広汎な研究を行ったギットレソン Gittleson NL[12] はうつ病の病相前に強迫症状を呈する例を「(強迫症状) 獲得者」"Gainers" と名付けている。こういう強迫症状はうつ状態が顕在化してくると消失ないし後景に退く。うつ病の病相前だけでなくその経過中にも強迫症状を保持し続ける者 (「保持者」"Keepers") もあるが、その数は比較的少ない。うつ病発現前からある強迫症状はうつ病相に入ると消失し (「喪失者」"Losers")、うつ病相の極期に妄想へとかわることもあるという。また、うつ病前に強迫症状をもたなかった人が、うつ病経過後にかなり永久的に強迫的特徴を示し続けることがあるとしている。レーウィス Lewis AJ[23]、ターフン Terhune WB[43] なども、強迫症状ならびに強迫的特性がうつ病の経過後に永久的に増悪することがあると指摘している。笠原[22]も「軽うつに入りかけると強迫的に几帳面になりだすという事実がある。さらには、それとは気づかれない仕方でうつ病に罹患したあと後遺的残遺的に強迫的性格様式が残るという見方もなりたとう」と述べている。

うつ病中に生じる強迫症状には自己あるいは他者に対する加害観念が多い。とくに産後うつ病には幼児殺害観念がしばしば認められる。臨床的に幼児殺害観念のみが前景に立ち、うつ状態がほとんど認められない例もあり、診断に迷わされることもある。

いずれにしてもうつ病と強迫の関連性はきわめて高く、ギットレソンによると、うつ病では五・四%から二三%が強迫症状ないし強迫傾向をもっていたが、これに対して分裂病は三・五%が強迫症状をもったにすぎないと言う。ただしステンゲル Stengel E[40] によると強迫神経症と躁病は両立しにくい。

強迫とうつ病の内的関連についてグリンバーグ Grinberg GL[14] は、強迫神経症は精神病すなわち抑うつ態勢 depressive position に起因する不安と罪業感に対抗してこれらを修正しようとして起こったもので、他者を動かすことにより全能感を求める試みであり、これこそ強迫神経症の中心的役割を果たすものであるとするクライン (一九四六)、シーガルら (一九六四) の見解に賛成し、これを強迫的コントロールと名付けている。

病前性格から見ても、強迫神経症者に多く見られる強迫性格（制縛性格）と、うつ病者の多くがもつメランコリー親和型性格あるいは執着性格には多くの共通性があり、笠原[22]はこれらを広義の強迫性格スペクトルに入れている。西園[32]は執着性格を精神力動的に「食欲に対象にしがみつく」傾向と見、そのような人が対象を喪失した場合にはうつ病が起こり、対象喪失の不安を起こしたとき強迫症状を呈するとしている。

薬物に対する反応性を見ても、すでにテレンバッハ Tellenbach H[42]は加害恐怖に抗うつ剤イミプラミンの有効性を指摘しているし、その後開発された抗うつ剤クロミプラミンの強迫症状に対する有効性も注目されている。

筆者の経験では、強迫症者の治療中彼らの尊大な自己像が崩れてゆくにつれ、抑うつ状態の出現することが時に認められる。患者は自分が人並み勝れた存在から凡庸な存在に、万能者から無力な弱者になってしまったかのごとく体験する。万能感の背後にあった低い自己評価、深い非安全感が露呈し、患者は抑うつ的となる。精神分析学派ならずとも、強迫の果たしていた防衛機能を肯定させられる。彼らは抑うつのなかで、失われた過去の栄光を嘆く。弱化した自己を包みこんでくれる治療者を求める。こういう抑うつは、過去を現在や将来に押しつけようとしていた強迫症者が、過去を過ぎ去った取り返しのつかぬものとして喪に服することができるようになったことを意味する。この意味で、抑うつは強迫的防衛の破綻の結果であると同時に、成長への端緒となりうるものでもある。

b　分裂病

分裂病と強迫症状の関連についても古くから多くの議論がなされている。たとえばブロイラー Bleuler E の仮面分裂病、フェダーン Federn P の潜伏分裂病、ホック Hoch P とポラチン Polatin P の偽神経症性分裂病では強迫症状が重要な一症状である。

強迫と妄想の関連性がとくに注目されており、古くはジャネがパラノイア患者の初期の精神衰弱期に強迫現象が存在するとしているし、クレッチマー Kretchmer は敏感関係妄想と強迫観念の近縁性について論じている。レーウィス[24]は、強迫内容が妄想的でその状態で長く固定するもののあることを報告し、これを強迫妄想症状群と名付けている。われわれ[21]も強迫から妄想形成に至る一群の患者の存在を報告したことがある。一般に強迫症状が先行してそれが分裂病に移行する場合は妄想反応型になることが多いとされている。サルズマン[35]は、強迫者の尊大性は分裂病者においては現実視されて誇大妄想となり、全知の要求はたとえば「自分は神である」との妄想になるという。

強迫と分裂病の内的関連については、強迫症状が分裂病性人格崩壊の防波堤として働くことが諸家によって指摘され、先行する強迫症状の経過が長いほどその分裂病の経過がよいとされている。サリヴァン[41]は「主に強迫症的過程に依存している人は、強迫症的力動態勢では扱えない大型のストレス下におかれると分裂病症状を出す」とし、その移行を比較的容易だと考えているらしいが、これらの例においても「圧力が消失すればきわだって強迫的な病像にもどる」としている。また、一時代前（アドルフ・マイヤーの時代）には強迫神経症の段階にとどまりえた者が、今日（サリヴァンの時代）では一過的に分裂病に陥ることが多くなったと、比較文化的視点を導入して述べている。

強迫症者の病前性格の中核には分裂気質的傾向の認められることはすでに述べた。

しかし筆者の経験では、強迫神経症か分裂病かと診断に苦しむ例は比較的少ないし、長く経過を観察した強迫神経症が分裂病に移行する例はごく稀である。これは、強迫神経症と、境界例やうつ病との鑑別診断が困難であったり、観察中に診断の変更を迫られる場合が必ずしもめずらしくないことと対照的である。もっともこれは分裂病概念、境界例概念のとり方によって異なるかもしれない。かつて分裂病の強迫症状と見られていた例が、現今の診断基準に照らして見ると境界例であった可能性もある。分裂病と強迫の関連についての従来の議論のかなりの部分は境界例と強迫の関連という議論におきかえられるかもしれない。

理論上の内的関連についてはともかく、実地臨床上は強迫神経症が真性分裂病に移行することはきわめて稀であろう。サルズマン(35)も「両者の類似性にもかかわらず、強迫神経症から分裂病への、あるいはその逆の直接の連続性はない」としている。

一方、真性分裂病が強迫症状を伴う場合、欠陥または荒廃状態で強迫症状の残る場合がある。分裂病性の自我障害に対抗するために外見上強迫症状が生じることもある。たとえば、自分から何ものかが洩れ出てゆくことに対抗しようとして身体に力を入れたり、額を押さえたり、一定の動作をするなどの強迫的行動が発展する。慢性分裂病に強迫症状が見られる場合は、強迫神経症のもつ緊張感、不安感、切迫感が失われ、不合理性への洞察や症状の拘束力に対する抵抗も乏しくなり、うつろな常同的なものへと近づいてゆく。

c　境界《ボーダーライン》人格構造

近年一般に強迫神経症が増加しつつあるという意見がある。たとえばウィルナー Willner G(46)(一九六八)は「われわれの文化は強迫性をつちかっている。そしておそらくいわゆる『強迫神経症』の増加に貢献している」という。サルズマン(35)(一九六八)も、今日もっともよく見られる性格は強迫性格であるとし、その上に強迫神経症の増加を考えている。また西園(32)(一九七六)は「今日、強迫神経症がしだいに増加してきていることはたしかである。うつ病や分裂病をわずらった人たちにも強迫傾向をもった人が増加してきているようである」と述べている。いずれも統計的根拠を踏まえたものではないが、今日多くの臨床家が、広義の強迫症状、強迫的性格が増加しているという印象を共有しているようである。

ただし、古典的な意味での強迫神経症がはたして増加しているかどうかについては、今日の臨床家の見解は必ずしも一致していない。強迫症状の増加は認めつつも、古典的強迫神経症はむしろ減少し、境界例《ボーダーライン》的なものが増えてきていると論じる人もある。たしかに境界例の主要症状が強迫であることは臨床経験上めずらしくない。

古典的強迫神経症と強迫症状を示す境界例との相違をいくつかの側面から見てみよう。症候論的には、境界例の強迫症状は形式、内容とも多彩で多岐にわたり、強迫症状が比較的ゆれ動き、強迫神経症のそれと比較して、形式や内容の固定化や一貫性に欠ける。また性衝動、攻撃衝動、自虐的加虐的な衝動が比較的生の形で露呈し、象徴化や代理形成化が不十分である、などがわれわれの臨床的印象である。しかしやはり症状レベルからだけでは両者を区別することはむずかしい。

また、この論議を困難にしている理由の一つに、境界例《ボーダーライン》という言葉が今日ほとんど流行と言えるほどに繁用されているにもかかわらず、その概念がいまだ必ずしも万人共通のものとなっていないという事実がある。本稿は境界例について論じるのが目的ではないので詳論を避けるが、境界例を状態としてとらえるか、一つの臨床単位としてとらえるかについて、また症候論的にとらえるか、人格構造論的にとらえるかについて、しだいに後者の方に比重が移ってきているとはいえいまだ必ずしも意見の一致を見ていない。

DSM-Ⅲには「強迫性障害（あるいは強迫神経症）」obsessive-compulsive disorder (or obsessive-compulsive neurosis) という言葉があり、また「境界人格障害」borderline personality disorder という言葉があるが、前者は第Ⅰ軸つまり症候論的分類であり、後者は第Ⅱ軸つまり人格障害の分類であって、同一次元のものではない。したがって多軸診断を採用するDSM-Ⅲにおいては理論上は、同一患者について第Ⅰ軸「強迫性障害」、第Ⅱ軸「境界人格障害」という診断も可能であって、両者は相互に排除するとは限らないのである。

強迫症状の根底にあるコントロールについて力動論的見地から見てみよう。強迫神経症では他者を支配しコントロールすることが決定的な役割を演じているが、グリンバーグ[14]はそこに適応的コントロールと全能的コントロールとを区別している。強迫症者はその自我と対象関係の発達の途上で投影性同一視を自己の欲動のコントロールとして用いる。彼らは自己の欲動を外界の対象に投影しておいて、その対象の満足を通して自己の満足や安全をはかる。つまり投影そのものが自己を再統合する機能を果たしている。このように投影性同一視が強迫症者において適応的に働く場合を適応的コントロールと呼ぶ。もし対象関係において投影性同一視がこのようにうまく機能しない場合には、被害的不安が露呈し、時にはそれに対する防衛としての分裂《スプリッティング》機制や全能的コントロール（投影の引き受け手となった対象〈全体的人格ではなく部分対象とみなされる〉を全能的に支配し振り回そうとする機制）が用いられるようになる、とグリンバーグはいう。

被害的不安の露呈とそれを防衛する分裂《スプリッティング》機制や全能的コントロールは、通常、古典的神経症レベルの不安や防衛機制ではなく、境界人格構造レベルの不安とそれに対する原始的防衛機制とされるものである。しかもこの両レベルは力動的見地からは連続的にとらえられる。この見方にしたがえば、同一の患者が時に強迫神経症レベルで機能し、時に境界人格構造レベルで機能することは十分ありうる。

われわれ[28]が先に注目した成人女性の「他者巻き込み型強迫」はこの立場から見ると境界人格構造のあらわれと見うる場合があるが、女性例においてしばしば境界例との診断が下されやすいことへの若干の批判はすでに述べた。しかしたしかに、男女を問わず青年期の強迫症者がほとんど自責的にならずに親を巻き込み支配する例などでは、境界人格構造を想定するのが妥当のようである。

発達論的に見ると、古典的には強迫神経症は肛門期に固着点があるとされているが、近年、より早期の口愛期にも問題があるとする見解もみられる。口愛期から肛門期にかけての時期は、境界例の発達上の固着点とされる分離・固体化期（マーラー Mahler M）と重なる部分の大きいことは言うまでもない。

フロイトの強迫神経症の代表例であるオオカミ男[9]やネズミ男[6]も、現今の眼で再評価すると境界例であるとする見解もある。

以上みてくると、強迫神経症か境界人格構造かという議論必ずしも相互排除的、二者択一的なものではなく、強迫症状を呈する病態の病態水準の問題として、あるいは根底にあるパーソナリティ障害の顕在化の程度の問題としてとらえることができる。現実に境界例水準の症例が増えているのか、それとも治療者側の見方の深まり、あるいは治療操作によって境界例水準の症例が多いかのごとき様相を呈しているのかについては、筆者は今のところ意見を留保しておきたい。解答を得るにはいましばらくの時が必要である。

三　精神病理学

1　強迫現象の由来

強迫現象の発生を理解すべくさまざまの説が行われている。

ジャネは強迫の成因を心的エネルギーの病的減退による心的緊張の減退または人格機能の退行によって、より低次の、より副次的な、より原始的な心的機能が統制から逃れることによると説明している。

わが国の森田は強迫神経症を「神経質」に含めている。神経質（症）はヒポコンドリー性基調の所有者にある機会から精神交互作用が生じ、その結果惹き起こされるものである。すなわち、ヒポコンドリー性基調をもつものがある機会に身体的あるいは精神的変化に気づき、それにとらわれ、それに注意を集中することによってますますその感覚が鋭敏となり、さらにますます注意がその方にひきつけられ、感覚と注意があいまって交互に作用し症状を発展固定させ、ついに神経質という病的状態ができ上がるとする。

学習理論によると、強迫観念は不安に対する条件刺激であり、不安喚起的無条件刺激との結びつきによって、元来は中立的であった強迫観念が不安を惹き起こす力を獲得する。人が、ある行為が強迫観念に伴う不安を軽減することを見つけると、それが不安を軽減するゆえをもって行動の学習されたパターンとなって強迫行為となる。

フロイトに始まる精神分析は強迫の成因についてもっとも精緻な理論を展開してきた。そこにはいくつかの点で歴史的変遷が認められるが、以下に筆者なりに現今の精神分析理論を要約しておく。

精神分析では神経症の成立について一般に次のように言う。自我が衝動の比較的発達した水準つまり性器的段階にまで発達したのちに、エディプス状況に関連した不安、葛藤の耐え難い増大があると、それが衝動のより早期の固着点までの退行を惹き起こし、幼児的、前性器的衝動（性的、攻撃的）が出現する。この段階において超自我が重要な影響力を及ぼし、それが自我の内部の葛藤を増大させる。これに対してさまざまな防衛機制が作動し始め、不安と葛藤をさまざまな程度に押さえる。症状と性格障害は、はじめの耐え難い不安、退行の到達点、そこから生じる原始的（イド）衝動、超自我により惹き起こされる不安と罪責感、自我の防衛機制のさまざまな組み合わせと相互作用などによって形成される。どういうタイプの神経症性障害が生じるかは、退行の程度、否認される衝動と空想の内容、そしてその上に働くいくつかの防衛機制によってきまる。

強迫神経症についてアンナ・フロイト Freud A[10]は一九六五年の国際精神分析学会のシンポジウム「強迫神経症」を総括して大旨次のように述べている。

範囲についてみると、強迫神経症は一つの特定の型の心的布置であって、自我親和的で正常に近いものから、きわめて重症の神経症的障害で時に分裂質あるいは分裂病との境界領域にあるものまでの拡がりをもつ。前者の端では強迫が人格形成にむけての安定化作用をもち、後者の端では強迫はその人の生活を極度に障害し、内的平衡と外的適応のいずれに対しても有害である。

防衛されているイド内容の質は肛門サディズム期の衝動である。

自我の働きからみると、このようなイド衝動を意識から除外しようとして、否認、抑圧、退行、反動形成、分離、取り消し、魔術的思考、疑惑、不決断、知性化、合理化などがさまざまに組み合わさって用いられる。これらは、抑圧を除いてはすべて、厳密に思考過程の領域内で作用する。

臨床像は固定し安定化しており、反動形成と知性化が大きく作用している。

強迫神経症の形成されやすい条件についてみると、強迫的防衛が生じるのは、自我が衝動よりも急速に成長したときである。すなわち、肛門サディズム傾向が最盛期に達するとき、自我と超自我がすでにそれらに耐えられないほどに発達しているときである。

以上がアンナ・フロイトの総括の要旨である、つまり精神分析では、強迫はその基本障害（肛門サディズム）とそれへの防衛過程として考えられている。

精神分析と直接関係をもたぬ立場での、強迫神経症の双生児研究から、飯田[18]は「一卵性双生児の完全一致例と不完全一致例の分析から、強迫症状発展の条件として、人格の上位にあって抑制的に働く自我と、人核の核心から発する衝動との葛藤あるいは不調和が重要であると推論される。したがって強迫神経症の病因としては人格の深層の衝動を規定する遺伝的要因のほかに、人格の上部構造の発達に影響を及ぼす環境要因を無視することはできない」と述べている。この見解は精神分析のいうところときわめて類似している。

ラドー[33]は抑圧された怒りを強調し、その抑圧された怒りに対抗し取り消す試みとしての症状の適応的目的を強調した。

サリヴァン[41]は、強迫は安全保障感の欠如を克服しようとする試みであるとしている。

人間学派のゲープザッテル v Gebsattel VE[11]は、時間と空間の概念の歪曲という観点から、また死と実存という観点から強迫を理解している。同じく人間学的立場に立つストラウス Straus E[39]は、強迫を腐敗と嫌悪の感情に対処する方策とみている（これら人間学派の考え方については浦島[45]のすぐれた総説を参照されたい）。

サルズマン[35]は「強迫的力動態勢は、恥、誇りや地位の喪失、あるいは弱さや欠陥をみずからに感じさせる感情や思考を——それが敵意であれ、性的なものであれ、何であれ——防ぐための方策である」としている。また強迫の発生について「子どもがまだまったく大人に依存しているときに、したがって安全感をもたず傷つきやすいときに、子どもに対してあまりに厳しい要求がなされると（行動のコントロール——括約筋のコントロールを含めて——が求められると）、子どもは強い不安を体験し、強迫的儀式的パターンと厳しい行動基準によって不安を少なくしようとする」と述べている。

デイ Dai B は「文化がその子どもの内的本質に反対する強調をするとき、それが何であれ強迫性障害をつくり出す」と言う。

強迫的児童について詳細な社会精神医学的研究を行ったアダムス[1]は、強迫的児童の両親の多くは都会に住み、学歴が高く、専門職についているものが多いとしている。また強迫性障害の増加をもたらす両親の態度として、①過剰な文化同化 acculturation の試み、②共感の欠如、③自発的で自由な戸外活動への不承認、④外面的愛情による憎悪の隠蔽を指摘している。

筆者の経験[29,30]では強迫神経症者の父親には自営業が多い。彼らは社会的独立に価値を置き、世間を競争相手ないしは敵とみなしながら、その世間に自分を認めさせようと奮闘している。父親のこういう構えが家庭の外枠を形成し、母親も患者も世間に対してはこの父親の構えに従っている。しかし家庭内では父親はかかわりに乏しく、支配的な母親が、患者が親の期待を満たす限りにおいて過保護に接し、万能感を育んでいる。しかし、患者が親の望む一流路線を一歩はずれれば、患者も家族全体も自分たちを人並み以下の存在とみなすのである。家族全体が世間にむけて硬い壁をつくっているが、中は傷つきやすく脆弱なのである。このあり方は、外側の硬い強迫的構えの内部に低い自己評価と深い非安全感を内蔵している病者のあり方と共通している。家族のあり方が患者の病態構造に反映しているといえよう。

以上、強迫の由来をさまざまな立場から、とりわけ生活史的関連から、また社会文化的視点からみてきた。しかし、強迫の発生は必ずしもすべてを生活史的関連のなかに求めることも、社会文化的状況のなかに求めることもできない。強迫は、不安定で不確実な世界に有限の存在として、またその有限性をみずから知る存在として生まれてきた人間の実存的状況の露呈であり、その意味できわめて人間的な事態である。しかも、正木正(『強迫観念』大日本図書、一九六六)も指摘するように、人間が不確実な世界に対処するためのもっとも有力な武器である知性が、強迫を発生させる主要な要因となるところに、人間存在の宿命が感じられるのである。

2　強迫症者の世界

ここでは強迫症者の眼で世界をみようと努めてみる。強迫症者が彼らをとりまく空間を、彼らの生きる時間を、彼らのまえに立ち現れる他者をどう体験しているかを可能な限り追体験し、描きだしてみる（本項のa、bについてはゲープザッテル[11]、ストラウス[39]らの人間学派の研究、および浦島[45]の総説に負うところが大きい）。

a　強迫症者と空間

強迫症者にとって空間は相貌的構造を帯びている。ある病者は、強迫観念にとりつかれると、あたかも陽光の下でサングラスをかけたごとく、世界がまざまざと変わってみえてくるという。今までの健全で、信頼しうる、合理的な空間が後退し、世界が変質する。明るい表層の現実が後退し、暗い、不気味な、本来秘密で隠されてあるべきものが顕在化してくる。彼らはいたるところに崩壊、腐敗、死の影をみる。

不潔恐怖症者にとって電車の吊皮や座席は不潔であり、道路のごみやほこりは際限なく彼らに付着する。彼らは不潔を恐れ、それを避けるべく意識を過度に緊張させるが、それが彼らをしてかえって不潔をいたるところに見出させてしまう。時に彼らは馴れ親しんだ空間の不潔化、汚染から逃れ、新しい世界で再出発したいと願う。引越しさえすれば救われると主張する不潔恐怖症者はめずらしくない。実際、再三にわたって転居する例もある。しかし新しい世界にも汚染は容赦なく侵入してくる。元の町の住人と買物の途中ですれちがったり、かつての隣人から葉書がきたりすると、たちまち不潔が衣服に、家中に、そして近隣へと広がってしまう。彼らの眼には汚染が実にありありと眼に見えるようである。ある病者は、われわれには見えぬ不潔の領域を病室の壁や畳に、「ここまでは汚れてしまった」と明確に指し示した。不潔の領域はしだいに拡大し、ついに彼女は部屋の一隅にわずかに残された清浄空間から一歩も踏み出せなくなってしまう。また、ある病者は街角に瞥見《べっけん》した人影が殺人犯ではないかと疑う。あるいは自分が通りすがりの人を殺しはしなかったかと思う。机の位置がずれているのは何事か不吉の起こるしるしではないかと恐れる。彼らはいたるところに不気味な恐ろしい出来事が暗示されているのを見出す（禍事《まがごと》恐怖）。

彼らにとって空間は、死や不潔や腐敗やまがまがしい出来事に満ちた不気味な空間であり、それらが病者にむかって迫り侵入してくるのである。

b　強迫症者と時間

強迫症者はしばしば未来を口にする。自分が将来何か悪しきことをしてしまわないか、廃人になりはすまいか、このままでは人の上に立つ人間にはなれないのではないかなどと、症状のレベルでも将来設計のレベルでも未来を話題にする。うつ病者が過去にとらわれているのと一見対照的である。しかし強迫症者は未来にむかって真に開かれているわけではない。彼らは未来を過去の延長としてしか見ない。つまり未知なる可能性の世界を既知の延長としてしか見ない。時間は金太郎飴のように一直線に延び、どこで切っても同じ顔が現れる。日々が均一化され歴史的分節が失われる。そしていずれプツリと切れてなくなってしまう。彼らの未来の果てには黒々とした死が口をあけていて、時間はその死に至る過程にすぎない。ある青年の病者は、本棚の本を数えて六十冊あったとき、自分の人生を六十年とすると、本を一冊一冊取り除くように人生が消費されると感じた。それはいかにも限りある短いものである。あと四十年ほどしか残されていないと思うと、たとえようもなく恐ろしくなったという。英語に“My days are numbered”（たとえば死刑囚が刑の執行までの余命を数えるような、命数きわまったの意）という表現があるが、まさに文字通りこの青年は人生をこう体験している。生けるものに特有な有限性の窮極の表現である死を、彼らが受け入れられないところにこうした体験の本質がある。

時間は過去から現在を経て未来へと過ぎゆくものであるが、一方ではより多き生成や展開や成長を意味するものである。強迫症者にはこの後者の意味が失われる。人が生きている限り生じうる新しいこと、予期せざることを強迫症者は避ける。したがって現在は常にそのまま延長されて未来となるから、現在が不完全である限り一生が不完全に終わることになってしまう。

病者は発症前の生活史についてはそれぞれの時の分節を、時の独自性を想起しうるが、発症以後の日々は生き生きした内容を伴って想起することができない。それはどこか漠然と不鮮明で、長年月であると同時にあたかも一日であるかのごとく感じられる。生命は生きているどの瞬間においても、ある特別な二つとない状態にあり、その状態がそっくりそのまま繰り返されることはない。しかし強迫症者においては瞬間瞬間の独自性が失われ、時間の意味が失われる。彼らはみずからの時を意味深く編むことができないのである。

この無意味な時間の呪縛から逃れるには、病者は時の流れを止めることはできないことを、時の経過のなかで生きねばならないことを学ばなければならない。過去の喪失を否認するための空しい努力で現在を埋めることをやめ、過去を失われたものとして嘆くことができるようにならなければならない。それができてはじめて、奪われていた現在と未来の生命力が回復するのである。

c　強迫症者と他者

強迫症者にとって他者は未知なるがゆえに危険であるから、彼らは独特の分類によって他者を既知なるものにしようとする。ある病者は他者を「白い人」と「黒い人」に分けた。「白い人」は知的で優秀で他を支配しうる存在であり、「黒い人」は知的でない、劣った、他に支配される存在である。そして彼自身は本来「白」であるのに、病気のため「黒」になってしまうと恐れる。大部分の人間は自立しつつまた他者に依存しているが、強迫症者はこれを両極に分かつ。人は完全無欠の自立した存在でない限り、弱く無力で他者にコントロールされる存在と化してしまうのである。強者とみなされていた人物も、些細な弱点（その人物もやはり人間であることを示す証左のようなものなのだが）が見出されるとたちまち価値を貶められ、弱者とみなされる。かくて強迫症者にとって多くの他者が凡庸で軽蔑すべき対象となる。

いずれにせよ強迫症者にとって他者は生きた全体的人間ではなく、分類され抽象化されて、彼らの貼るラベルの担い手にすぎなくなる。

3　強迫的スタイル

強迫症状は多彩で奇妙なものを含むが、それらの症状の蒐集や分類は必ずしも強迫症者そのものの理解につながらない。また治療的でもない。サルズマン(35)も述べるように、注目されなければならないのは強迫症者の生き方のスタイルである。その強迫的スタイルをいくつかの側面から述べる。

a　認識意識の緊張

強迫症者は常に死や腐敗や不潔を決して見逃さぬように、失策や誤謬や不完全を決して許さぬように、緊張し、身構え、警戒心を怠らない。彼らは、正体のよくわからない、したがって対応策のたてにくい、それゆえに深く侵入してくる恐怖対象をよく見て防衛すべく、はなはだしい意識的緊張をみずからに強いている。が、そこには安永(48)も指摘する悪循環がある。「極端な言い方でいえば、『コワイモノハヨク見ナケレバ防ゲヌ、シカシヨク見エレバ見エルホドマスマスコワクナル……』」(48)。彼らは恐るべき破局を避けようとすべてをくまなく完全に見ようとする。そのため彼らにはあらゆることがすべて同様に重要となり、世界は比重と均衡を失い、図と地の区別が失われる。すべてが図と化した世界は意味を失う。人はそういう世界をある方向性をもって生きることはむずかしい。前後左右がまったく平等に見えてしまう運転手に車の運転が不可能になるごとく。

b　コントロール

強迫症者は自己の感情、情動、衝動をすべてコントロールしようとする。感情の露呈は彼らには弱さの露呈と体験され、非安全感が惹き起こされるからである。このため彼らは無自覚的に、生きた感情を心で体験せず頭で知るにとどめたり（知性化）、ある特定の瞬間に感情を体験しないようにしたり（否認）、出来事とは無関係なものにして、連想やかかわりや決断に関係をもたないようにしたり（分離）、強烈な感情を意味ある領域から取り除き、それほど重要でない、意味の乏しい領域に向けかえたり（置き換え）する。さらには、自己の感情、衝動を外界の対象に投影し、その対象をコントロールすることによって自己をコントロールしようとする（グリンバーグの言う強迫的コントロール）。

しかし、感情は生きることに必ず伴うものであって、さまざまな防衛機制をもってしてもすべて処理することはできない。表出されない感情は蓄積され、時には爆発する。こういう爆発への恐れ、つまりコントロール喪失の恐れは、人まえで叫び出しはせぬか、とんでもないことをしでかしはせぬかという恐れ（発狂恐怖）として体験される。ある病者は、自分がいつ爆発するかわからぬ爆弾のようで怖いと言う。彼らはそれをまた感情をコントロールしなければならぬ理由としてあげる。

つまり彼らは、自分がさまざまな感情をもった生きた人間であることを受け入れられない、したがって真の自己であることができない。

性《セックス》も彼らがぜひともコントロールせねばならぬものである。自己の内部にうごめいてくる不気味な得体の知れぬ性、しかもその成熟と完成のためには自己以外の対象つまり異性を必要とする性は、彼らにとってすこぶるコントロールがむずかしい。とくに青年期の男性の強迫症者は女性を避ける。女性というやわらかい得体の知れぬ生きものが、みずからの固く秩序づけられた世界に侵入するのを拒む。強迫症者は性関係をもつ場合サディスティックになりがちだが、これも、得体の知れぬ対象をコントロール下に置こうとする努力とみることもできる。

c 呪術

呪術というものは、人間がその人間としての限界を克服するために、超人間的な力の源泉に働きかけようとする試みである。呪術への信頼、つまり言葉や儀式的行動によって他者に影響を及ぼしうる可能性への信頼は、不安定な世界に無力な存在として人類が発祥して以来存在すると思われる。文明の発展とともに呪術への依存は減少してきたとはいえいまだ、危機に瀕した個人の行動をしばしば支配している（苦シイトキノ神ダノミ）。本来の呪術というものは、表層的顕在的現実と、隠された固有性との中間領域に存在し作用するものであり、特定の場所、時間、順序をもち、その作用の到達範囲も限定されている。

一方、強迫症者の世界は相貌化しており、かつその相貌には多様性や分節が欠けていて腐敗や死が遍在するので、病者はいたるところで防衛の呪術を展開せざるを得ない。彼らの呪術は、コントロールしかねるものをなんとかコントロール下に置こうとする象徴的営みであり、何事か不都合なことが起こらないようにする予防の儀式と、すでに起こってしまったことを取り消す儀式とがある。いずれにせよ確実と安全を求める試みであるが、またそれが、より重要なことから関心をそらすための方策であることもある。

彼らの呪術は原始的呪術との共通性をもつとはいえ、真の意味の呪術とは言いがたい。呪術を信頼してしまえば、そこに委ねきることによって救われるはずであるが、彼らは超人間的力を求めつつもそこに委ねきれない。したがって彼らの呪術は終りなきものとならざるを得ない。

筆者の経験では、強迫症者にいかなる宗教であれ敬虔な信者は少ない。逆に言うと、宗教に真に帰依し得たとき、彼らは強迫からも救われるようである。

d　言葉の呪力

人生の早期において特別な力をもっていた言葉が、強迫症者においては成長後も過大評価され、呪術的力をもち続けている。言葉が現実の行為、責任ある行動の代理を果たす。「ごめんなさい」と言えばすべてが許される。ある病者は夫の気持を傷つけるような言動をしたあと、文字通り「取り消し」と言うことによって一切の責任を免れて当然と主張した。彼女にとって言葉は依然呪術的力をもっていた。

強迫症者の多くは多弁であり、豊富な言葉をもっているが、その言葉はむしろ真のふれあいを妨げる。彼らは言葉にされたものだけを頼りにし、自分自身や人々が本当には何を感じ、真に何を意味しているかを無視している。彼らの言葉は往々にして抽象的、観念的、一般的であって、個々の具体的な生きた経験につながらない。学校での疎外感や孤立感は自己の体験としてよりもたとえば「現代の教育制度への批判」として語られる。自己の攻撃性への恐れは「世界平和を確立したい」「人間のいさかいをなくしたい」などと語られる。これらは自己の生の感情を直視することを避け、自己が個として立ち現れることを回避する試みであり、同時に尊大な自己像を満足させるのである。

しかも彼らの話はしばしば脇道にそれる。本質的なものと非本質的なもの、関連のあるものとないもの、図と地の区別が困難になる。正確を期そうとするあまり些末な事柄が際限なくとり上げられ、結局は事態が不明確になる。彼らの言葉はその伝達機能を十分果たさない。しかし彼らは言葉を話すこと自体にある種の満足を覚え、自分が特別な力をふるっているかのような全能感を抱くのである。

e　思考の全能

思考の全能という言葉はフロイトの強迫神経症論の基礎となったネズミ男[6]自身が用いた言葉だという。「彼

（ネズミ男）がある人物のことを考えると、まるで呼び出しでもしたかのようにその男がやってくるのだった。長らく会わないでいる知人の安否を急に尋ねたりすると、その人がたった今死んだばかりだと聞かされるにきまっていた。だからその人がテレパシーで気づかせてくれたのだと、彼は信ずることができたのである。また彼が見も知らぬ人にむかってこれまでおよそ考えたこともない呪いを発すると、その後まもなくその人が死んでしまって、彼に責任を負わせるということを期待してもよかったのである」。

強迫症者にとっては、心のなかで思ったことが外界の出来事として現れてくる。病者の予兆、予感、予言は的中し、呪いは現実となる。そこに不気味さが体験される。フロイトは強迫症者におけるこのような自己の願望、思考の全能の源泉を、自覚されていない無意識の憎しみに求め、同時にそれは幼児的自己愛そのものであり、幼児性誇大妄想の名残りであるとしている。

たしかに強迫症者の思考の全能にかかわる思考は常に悪意、敵意、非友好的なものである。善意や好意が実現したり、よき予言が的中したりはしない。サルズマン[35]はこのことを認めつつもフロイトとは意見を異にし、思考の全能の源泉を無意識の憎しみに求めるのではなく、やさしさの自覚がほとんど自動的に反対の感情の意識化を惹き起こすゆえであるとしている。

f　全知への要求

人間である以上すべてを知ることは不可能であり、人間の限界を認めなければならない。が、強迫症者は、さらにいっそう努めさえすれば、本来神にのみ可能な全知を自分が達成できると考える。彼らはひそかに自分を超人とみなすのである。

未知なるものは未知なるがゆえに強迫症者を脅かす。彼らはすべてを既知とすべくもっと完全に知ることを求める。つまりもっと強迫的になることを求めてしまう。

g　自己不確実感

自己不確実感は強迫症者の大きな特徴の一つである。彼らは何事にも自信がもてず、疑惑にさいなまれ、決断することができない。戸締りは再三確認されねばならず、字句は際限なく訂正が必要となる。誤りのないことに自信がもてないために、あらゆる仕事は期限直前まで引き延ばされる。こういう自己不確実感の背後には実は、自分がすべてを知り、すべてを完全に行い得る超人間的存在であるとする尊大な幻想がひそんでいる。そしてこの自己の不可謬性の幻想を維持する最善の方策は、欠陥や誤りを露呈させるかもしれぬ現実とのかかわりを避け、責任の伴う決断や実行を延期し回避することである。そのために自己不確実感が必要となる。彼らは「あえて危険を冒す」「思いきってやってみる」ということができない、たとえ何らかの決断をせざるを得ないとしても、他から強制されてやむなく決定を受け入れたという形がとれれば、もしそれが間違っていても他に責任を帰すことができる。それゆえ、締切がきてやむなく提出させられるまでは原稿は提出されない。もっと時間さえあればすべてが完全にできたであろう、と彼らは思う。

時には自己不確実感がきわめて強度となり、彼らは自分というものが存在するかどうかにまで確信がもてなくなる。こういう自己不確実感は離人感と区別し難い場合がある。事実、自己不確実感は離人症者にも認められる。

強迫症状と離人症状には親近性がある。強迫症者にして離人感を訴える例も多い。しかし典型的な離人症状と強迫症者の訴える離人感様の訴えとは一応区別した方がよいと思われる。強迫症者の世界はすべてが「図化」しており、それが彼らに押し迫ってくるゆえにかえって分節や意味を失い、彼らは現実との疎隔感を体験するにいたる。離人症者の世界はすべてが「地化」しており、病者から遠ざかり意味が稀薄化する。両者は世界との関係の対蹠的な病態である。ある個人において世界との関係がこの両極のあり方でしかあり得ず、両者が相反転して現れる場合があるかもしれない。

h　尊大な自己

思考の全能、全知への要求、自己不確実感の背後には、強迫症者のひそかに抱く尊大な自己像が見え隠れしている。彼らはみずからを全知全能を目指す存在、あるいはすでにそれを達成した存在であるかのごとくみなす。自分は他者に優先し、欲するものを独占し、特別な扱いを受けて当然であるという彼らの幻想的な期待は、彼らの生活のなかのいたるところに認められる。しかしこれは彼らが自分に課している不可能な要請、非人間的要請から生じているもので、現実的基盤をもたない。しかも彼らが実は軽蔑している他者によって認められない限り、この尊大な自己像を保つことは困難である。したがって彼らの尊大な自己像はきわめて脆弱な基盤しかもたぬ。彼ら自身この基盤のなさに一面気づいているからこそ、深刻な劣等感、深い非安全感を抱かざるを得ないのである。

i　柔軟性の欠如

強迫症者の硬さ、柔軟性の欠如は、杓子定規で融通のきかない思考や感情にみられるばかりでなく、身体の運動や筋の緊張にも認められる。彼らには流動、変化、溶解、交流がむずかしい。すべてはきめられた通りに進行しなければならず、例外や逸脱は許されない、生命のもつ躍動は失われる。自由で開かれた、その都度一般法則を越えて立ち現れる人間的なるものは抑制される。

強迫症者は身体運動が苦手である。自己の身体をもコントロールしようとする強迫症者は、意識的コントロールを越えた、柔軟な生きた身体の動きに自己を委ねることができない。

j　オール・オアナッシング

両価性は多かれ少なかれすべての人間に存在する。一般に子どもは成長につれて文化の制約に従うことを学ばなければならないので、許容されるばかりでなくしつけも受けることになるが、これは子どもにとって必ずしも容易に受け入れられるものではない。子どもは両親から報酬や満足を受けるばかりでなく、罰や不承認や失望をもこうむらざるを得ない。このため愛と信頼、憎しみと不信が同一人物に結びつき、両義的で混合した感情が生じる。両価性、両義性、不確実性、曖昧性は人間存在にとって不可避であり、生きてゆく限りこの実存的事実を認めなければならない。

強迫症者はこの両価性や曖昧性に耐えることができない。彼らは「すべてかしからずんば無か《オール・オア・ナッシング》」と考える。中間の態度はすべて弱さとみなされ、彼らは一方の極から他方の極へと移る。感情は全面的な愛と肯定か、しからずんば全面的な憎しみと否定となる。人は完全で超人的な存在であるか、しからずんば無能で軽蔑すべき存在となる。

k　聖なる領域の設定

強迫症者は不潔を洗い、悪を取り消し、攻撃性や性を否認するが、この強迫的ふる舞いは、不潔や悪に対抗するもう一つのいわば聖なる経験領域を志向している。不潔恐怖症者の洗浄は、汚染を拭い去り、洗い落し、消し去る試みであり、穢れを潔めて清浄潔白を実現しようとする行為であって、日常的な意味での清潔を求める物理的洗浄に還元されるものではない。時にはこの聖なる領域が患者の価値観と密接に結びついているかのごとき場合がある。ある中学生の病者は、一流高校の教科書を神聖なものとし、肉体労働にかかわるものを不潔とした。彼は神聖な教科書に囲まれて自室にいる間は安心できるが、外出して労働者を見たりすると、その不潔が神聖な領域に侵入せぬよう洗浄をくり返さなければならなかった。安永[48]も言うように強迫症者には「守るべき聖なる領域の亢進」がある。過失に対する完全、穢れに対する清浄、罪に対する良心、凡庸に対する優越、黒に対する白が肥大する。それらは彼らの価値意識を反映し、戯画的に拡大してみせるのである。

四　治　療

とくに特定の学派によらない一臨床医として精神療法を中心に述べる。

強迫症者の生きる世界を了解し、強迫的スタイルを同定し、その形成過程をたどりながら、そこからの変化と解放を目指すのが精神療法であるから、すでにいままでの記述に治療の多くの部分が含まれている。ここでは治療のとくに導入期にあたっての留意点や実際的工夫ないしは窮余の一策のいくつかを具体的に述べる。

1　受診しない患者

強迫症者には医師に受診したがらない者もある。彼らにとって精神科医に受診することは、自分が「狂気」のラベルを貼られることを意味する。彼らにとって「狂気」とは、自分がまったくコントロールを失って何をしでかすかわからなくなってしまうこと、そのために社会的に烙印を押され、ひいては精神病院にとじこめられて他者の監督下に置かれてしまうことを意味する。強迫症者は時に強迫症状発現に先立って頭痛その他の身体症状を訴え他科に受診する。サルズマン[35]によると、精神症状をもつことが彼らの尊大な自己像を妨げるので、彼らはまず身体症状を呈するのだという。また、自分の強迫症状が奇怪かつ特異な他に例をみないものであって医療の対象にならないと思いこんでいるために受診しない者もある。

家族のみが相談に来院する場合、私は、極力本人が受診するよう説得してもらうことにしているが、時には、直接受診しなくてもよいから手紙で相談するよう勧めてもらうこともある。それがきっかけとなって病者が受診することもある。狭義の医療機関に患者として受診することを拒否する強迫症者も、他の相談機関などならそれほどの抵抗なく訪れる場合もあるので、他施設への紹介も考慮する。

2 初診時

患者が受診したとき治療者として心すべきことは、まず彼らが今日ここへくるまでにもった当惑、逡巡、苦悩を思いやり、受診自体が彼らに屈辱と、あるいは少なくともはなはだ面白からぬことと体験されていることを理解して、「よく決意してきましたね」という気持をもって接することである。

初診時に通常医師の行う身体的診察も彼らには時に侵害や屈辱として体験される。医師の眼に裸体をさらし、身体にふれられることは、自分が患者であることを再確認させられる屈辱的な体験である。不潔恐怖症者は医師の手を介して不潔が自分に及ぶことを恐れたり、あるいは自分の不潔が医師を汚し、ひいては世界を汚すことを恐れる。私は、患者が初診時に身体的診察をきらう場合はその意向を尊重し、別の機会に待つことにしている。

強迫症者のなかには「私のような患者を診たことがあるか」「何人ぐらい診たか」などと治療者の経験を問う者もある。これはみずからの独自性の主張であると同時に、治療者の権威や能力への挑戦でもある。こういう問には治療者の威信を保とうなどと思わず自分の経験を率直に答え、その上でそういう問の背後にある患者の不安をとりあげる。

治療が円滑に進んだ患者にのちになって訊ねてみると、すでに初診時に治療者を信頼しうるという印象をもったという患者が多い。初診時に十分時間をかけること、症状の訴えを軽視しないで重大なこととして扱うことが大切である。すでに幾人かの治療者を歴訪してきた患者には、治療者としての私が他の治療者のもたない何か特別な魔術的な治療法をもっているわけではないこと、強迫症は改善することが多いものだが、患者個人の治療の成否はやってみなければわからないことを率直に告げ、ただし症状をゼロにはできないまでも、多少の症状をもちつつ社会生活を営み得る程度には改善する可能性は十分あるとつけ加える。こういう態度を治療者の内心の安定あるいは自信と受けとって信頼できたという患者もある。

3　権威について

強迫という病態そのものがすでに権威と秩序への希求を含んでいる。強迫症者は権威志向的である。彼らの権威志向は、うつ病者のごとく抽象化された社会規範にではなく、人格化された権威へ、ほかならぬ特定の人物へ、そして高名な治療者へとむかう。しかしだからといって彼らがその治療者の権威に従順というわけではない。治療者が高名であろうとなかろうと、強迫症者との治療者・患者関係はどちらが相手の上位に立つかという双方の威信をかけた闘いの様相を帯びやすい。サルズマン[35]はこれを「綱引き合戦」tug of warと呼ぶ。強迫症者と論争したり押し問答したりすることはこの闘いにまきこまれるだけで、治療的に益はない。治療者が治療者としての自分に自信がないと、それを隠蔽しようとして権威的態度にでることもある。つまり、内心の低い自己評価を隠蔽して尊大な自己像を保持しようとしている患者とそっくり同じ態度をとってしまう。こういう治療者は「綱引き合戦」にまきこまれやすい。また治療者自身が青年期的心性を遺していて、権威なるものへの反発を内心強く抱いていたりすると、強迫症者の権威主義的態度がどうにも我慢がならず、治療関係が必要以上にこじれることもある。治療者は権威というものに対する自分の態度について十分自覚、検討しておかなければならない。

4 薬物

私は薬物をほとんどの例で使用している。このごろは強迫症状にある程度有効と思われる薬物もあるので、使用した方が患者の苦しみの軽減に役立つと思う。ただし強迫症者のなかには、薬物によって自分が変えられ、自分のよき「完全主義」や「良心」が曲げられることを恐れたり、薬物に頼ることを不本意としたり、薬物によって恐怖対象に対する認識意識（恐怖対象の出現を緊張して見張っている状態）がくもることを恐れたりして服薬したがらない例もある。そういった患者には、薬物は人格まで変えるわけではなくせいぜい過度の緊張や不安を和らげるだけであること、つまり薬物の効果と限界を説明すると、むしろ患者が安心して服薬する揚合がある。

5　保証、確認の要求

多くの場合初期の面接は症状の訴えとそれへの対応に終始せざるを得ない。症状の訴え、保証、確認の要求に応えることは、なかなかうっとうしいものである。またそれだけでは根本的治療にならないことも事実である。しかしそれを抜きに面接を進めようとしてもうまくゆかない。患者は不安だからこそ保証、確認を求めるのであり、患者の不安の強いままに内的体験を語らせ面接を深めようとしても無理である。まず患者の不安の軽減を目指し、根気よく保証、確認を与えることが、その後の治療関係の基礎をつくる。保証や確認の要求は、時には、他者の応答を求める試み、親密な関係を求める試みでもあるからである。ただし、患者自身一方で強迫観念に対する批判的判断をもっていることが多いので、それを語らせ、その患者の判断を支持、強化するという形をとり、治療者が上から判断を与えるという形にならぬよう極力留意する。また強迫症者の要求に応じて「科学的」「専門的」な議論にまきこまれることは避ける。たとえば「○○菌は日光に何分あてると死ぬか」といった類いの質問に必ずしも科学的知識を与えるという形で答える必要はない。またほとんどの場合そんなことはできもしない。むしろ知らないことは知らないと告げ、それにもかかわらず治療者自身は不安に怯えることなく生きていることを伝える。患者の不安は世界と自分自身に対する信頼感の欠如に由来するのであって、知識の不足に由来するのではない。患者は信頼し得る人物から与えられる安全感を求めているのであって、必ずしも詳細な知識を要求しているわけではない。

6　原因追求の構え

「いったいどういう原因でこういう事態になっているのか」という問は、ほとんどの患者がみずからもっているものである。治療者にもできれば知りたいことであって、精神分析をはじめとする諸理論はこの問に解答を与えようとする努力である。しかし現実には、病因とその結果としての強迫を因果的に説明することは困難である。人間存在の実存的状況を背景に、身体的基盤、病前性格、成育歴、偶発的な出来事、患者の内的な構えなどが多元的に作用して発症に至るものであって、しかもそういった諸要因のからみ合いは、患者がかなり改善し、内的体験を語り成育歴をふり返ることができるようになって、はじめて、それもせいぜいおぼろげにわかってくるにすぎない。しきりに原因を追求する患者にはこのことを率直に告げ、「原因追求の構え」自体がかえって患者を苦しめていること、原因を頭で考えてみても意味の乏しいこと、おそらく全知の存在でなければ知り得ない解答を性急に求めること自体の問題性に目をむけさせるべきである。

ただしこのことは、治療過程のなかで治療者と患者が共同して強迫の由来と意味を少しずつ探ってゆくことが必要でないという意味ではない。病態の由来と意味の共同探求（発生的再構成）はやはり精神療法の本道である。治療者はもし幸運に恵まれれば、問題の核心を治療者と患者の現在の感情的関係のなかに見出し、成育歴を遡ってその起源を明らかにすることもできる。しかしたとえ由来と意味が完全にはわからなくても、その探究の過程で強迫症者がみずからをひとりの人間として受け入れられるようになれば、治療者たるものもって瞑すべきであろう。フロイトがオオカミ男において行った発生的再構成は実に精緻であるが、ひるがえってオオカミ男の「フロイトの思い出」[47]を読むと、オオカミ男はフロイトの発成的再構成そのものについてはほとんどふれず、フロイトが患者であるオオカミ男を問題の共同探究者とみなしてくれたこと、フロイトが彼自身の家族のこと、本のこと、贈り物のことなどを語ったことなど、いわば人間フロイトについて語っている。このフロイトの治療態度には少々ゆきすぎもあり、これをすべてよしとすることはできないが、発生的再構成そのものよりもそれが行われた雰囲気を語る（重視する）オオカミ男の言葉には一面の真実が含まれている。

7　原恐怖

強迫症状の背後にはほとんどの場合原恐怖が存在する。この原恐怖を探究しそれを和らげることが治療の目標ではあるが、原恐怖自体をすぐに明らかにすることはなかなかむずかしい。またたとえそれが明らかにし得たからといってそれでことがすむものでもない。たとえば不潔恐怖の背後に性衝動への恐れを、また加害観念の背後に攻撃衝動への恐れを見出すことはむしろ容易であるが、それで問題は解決しないばかりか、ますます患者の不安が高まることもある。なかにはそういう原恐怖にすでに漠然と気づいている者もある。強迫の原恐怖は、それに気づきさえすればそれで問題が解決するといった類いのものではない。気づくだけでは解決されないからこそ幾多の強迫的防衛が動員され、強迫的人格ができ上がっているのであって、そういう人格の広がりのないところに原恐怖への直面を迫ることはむしろ危険である。患者の性衝動に対する治療者の性急な解釈が、彼らを性的放恣《ほうし》や行動化に押しやる場合すらある。原恐怖は解釈し直面させることだけでは解消するものではない。強迫的防衛が和らぎ、人格の広がりが得られて、はじめて受け入れられ統合されるものである。

8　パニック

強迫的不安が高まって患者がパニックに陥る場合は、まずそれを緩和しなくてはならない。私は時には「あなたが恐れているような事態が万一起こったら、治療者である私が全責任をとる。私にまかせてしまいなさい」と言明することもある（安永[48]も同様のことを述べている）。根本的な解決ではないが、急場をしのぐには役に立つ。もし患者が一時的にせよ治療者に「委ねる」ことができれば、患者にとって新しい体験であり、強迫的スタイルの変化の端緒ともなる。他者に自分を委ねることはみずからの限界性、弱者性の容認につながるゆえに、通常は強迫症者の頑強に低抗するところだからである。この意味でパニックは強迫症者の治療における一好機とも言える。患者が治療者との「綱引き合戦」を放棄し、内奥の深い非安全感をあらわにする瞬間であり、それまで強迫症者に対して「（硬い防衛を）壊してやりたい」と感じていた治療者が「（弱々しい患者の裸の心を）包んでやりたい」と感じる時である。

9　言葉の煙幕

強迫症者の言葉はむしろ真のふれ合いを妨げる。彼らの言葉はしばしば人をいら立たせ、怒らせ、無力感に陥らせる。しかしもし治療者が怒ってしまったら、患者は治療者との間に、幼児期と同様の状況をつくり出すことに成功したのである。彼ちは母親に意地悪し、母親が怒って罰を与えたのである。

治療者は患者の話を本筋に戻すべく介入し、患者の言葉が正確を期すかのごとくみえて実は事態を不明確にする煙幕となっていることを指摘しなければならない。早口で多弁な患者にはまずゆっくり話すように告げる。さらに抽象的、観念的になりやすい患者に「具体的に」と促し、一般論に走りやすい患者に特定の事実を、ほかならぬ患者自身の感情を話すよう促す（逆に言えば、一般論に還元することにより患者の当面の不安は軽減される）。

彼らの言葉による煙幕は決して意図的なものではない。彼らはそうせざるを得ないのである。安全保障感を保ち続けるために自分の正体を隠蔽せざるを得ないのである。治療者が、患者の言葉が自分のなかに生じさせる困惑や焦燥に耐えて、そうせざるを得ない患者に共感を保ち続けるならば、彼らのやさしさや愛する能力を回復させることができる。

10　感情

強迫症者のふりかざす論理と正義には肉体も感情もないが、生身の人間には感情がある。感情表現を促すことは強迫症者の治療においてきわめて重要である。「どう考えるか」と問うのではなく、「どう感じるか」と問うのがよい。彼らは「考える」ことは得意だが「感じる」ことは苦手である。自分自身の感情を問うたことが少ないのである。しかし彼らは実は強烈な感情を内にもっている。一見論理に固められた強迫症者の陳述の背後には敵意や怒りがむしろ見えすいている。保証、確認の要求の背後にも他者への支配欲求や加害欲求が読みとれるし、まして家族や他者の死を恐怖する強迫症者に、それが彼自身の敵意に由来することを指摘するのはたやすい。しかし「症状の裏に敵意あり」という指摘は治療的意味に乏しい。そう指摘された患者は恐ろしい死の配達人としての自分に圧倒され、ますます否認や反動形成といった強固な防衛を作動させるか、あるいはみずからの敵意を正義の名において正当化しようとするであろう。敵意や攻撃性は直面させられると同時に、人間的なものとして許容されねばならない。治療者は患者のなかに敵意ありと指摘するのではなく、具体的現実状況のなかで、「そういう状況では（人間である）あなたが憎らしく思うのも無理はない」と患者の敵意を受け入れる。同時に、それがあくまで感情であって行動でないことを、したがって現実に対象を破壊しはしないことを保証する（思ウダケナラ大丈夫）。強迫症者はおうおうにして感情と行動の区別ができない。人を殺したいほど憎むことは、彼らにとっては現実に人を殺す行為と同義となる（思考の万能）。そうだとしたら、彼らのゆくところ屍が累々と重なるだろう。彼らがみずからの敵意を否認するのももっともである。

強迫症者が表出を避けようとするのは、必ずしも敵意や攻撃的感情ばかりとは限らない。やさしさ、暖かさ、あるいは悲しさといった感情も、彼らは自分のものとして受け入れ、表現することがむずかしい。やさしさや悲しさの表出は彼らにとって、他者と自分のどちらが上位に立つかという闘いにおける敗北を意味するからである。また、やさしさの表出は他者との率直で親密な関係にまきこまれることを意味し、そこではコントロールが一層困難になるからである。やさしさの感情の自覚がほとんど自動的にみずからの内に敵意を惹き起こすかのごとき患者もいる。治療者は患者の敵意や攻撃性にのみ眼を奪われることなく、やさしさの感情にも注目し、その自覚と表出を促さなくてはならない。

強迫症者は面接中に泣いたり笑ったりすることが少ない。初診時に強迫症の予後を予測する手がかりの一つは、彼らの訴えに感情が伴っているかどうかであって、必ずしも症状そのものの強度によらない。症状が激烈であっても、患者が涙を流す能力や笑う能力を備えているときはむしろ予後がよい。

11　身体性

身体をめぐって患者の意識を目ざめさせることは重要な治療目標の一つである。

強迫症状発現に先立って患者が身体症状を呈することがあることはすでに述べた。私の経験でも頭痛、肩こりなど身体とくに筋の過緊張に由来すると思われる症状を訴える例が多い。

不眠は少ない。就眠儀式などのために眠りに入るのが遅くなることはある。睡眠は意識的覚醒とコントロールの放棄であるから、強迫症者が入眠に抵抗することはよく理解できる。しかしいったん入眠してしまえば、サリヴァンの言うごとく「安らかに眠る」人が多い。夢を記憶していることも少ないようだ。激しい恐怖や強迫に悩まされていても、「眠っているときだけが救い」という患者もある。ただし、ポリグラフを用いた最近の研究では強迫神経症者の睡眠障害を指摘する研究者もある。強迫症者の睡眠についてはなお今後の研究に待ちたい。臨床的には、身体症状、とくに不眠や食欲不振の訴えは強迫症者には比較的少ない。風邪などのちょっとした身体の病気にも典型的な強迫症者はあまりかからないようである。

逆に言えば、治療中の不眠や自律神経症状の出現は、硬い強迫的構えが緩みつつある徴候であり、ある程度の治療の進展を意味するが、同時に患者の不安も高まる。強迫的構えの崩壊は自己の弱さと深い非安全感を意識に上らせる。

身体症状の出現はその不安の反映であるとともにますます不安を助長する。患者が自分の急速な変化を弱体化ととらえて恐れ、治療を中断しようとする場合もある。こういった場合治療者は、身体症状の出現が治療の進展の一指標であることを保証することが必要である。場合によっては一時患者の精神内界に深入りすることを避け、面接の話題を身体症状や日常生活の報告などに限定すること（それはそれで役に立つ）も必要となる。

すでに述べたように強迫症者は身体運動を好まない。身体運動に必要な「我を忘れること」を自己のコントロール喪失として恐れるゆえであろう。水泳などは強迫症者がもっとも苦手とするもののようである。水のなかにいるとき自己と環界の境界は曖昧になる。「ふれる」こと「ひたされる」ことは彼らを恐れさせる。不潔恐怖症者は自己の身体の外側にいま一つの自我境界をもっている。彼らは不潔が皮膚に近づいただけで、直接接触したのと同様に体験する。大きな張り子のなかに入っているようなもので、直接身体がふれなくても天井や壁にふれるように感じ、のびやかに身体を動かすことができない。

身体について折にふれて話題にすること、身体をコントロールすべき対象とみるのではなく、身体の出すメッセージに聴き入るように促すこと、身体運動をたのしむことを促すことは治療的に意味がある。

12　病気の改善度の患者自身による量的評価

病気の改善度を患者自身に量的に評価させる方法を私はしばしば用いている。「もっとも苦しいときを零点、すっかり治ったときを百点とすると、今は何点ぐらいか」と訊く。安永[48]も患者に自覚的に体験の恐怖度を量的に評価させる方法をすすめ、「尺度のイメージだけではもちろんすまないのだが、とかく悉無律的に恐怖を体験しやすい病者にとって、こういうイメージの習慣をつけるだけでもある程度の助けになるように思われた」と述べている。同感である。ただし体験の恐怖度だけでなく病気全体の改善度を評価させると話題が広がりやすい。目標は七十点から八十点におき百点は神様でなければ達成できぬ水準と考えておく。たとえば六十点と答えた患者に「のこりの四十点はどこが問題」と訊いてみると、症状の残存ではなく性格や対人関係の問題について語り始めることもある。

13　治療者の柔軟性

治療の要因としてもっとも大切なことは治療者の柔軟性と、それがかもしだす面接の雰囲気である。治療者自身が杓子定規にならぬこと、あらかじめ予定された話題にとらわれず自由に即興的に話題を選択すること、治療者が自分の過ちを率直に認めしかもそれによって傷つかぬことなどが大切である。さらに言えば治療者がみずからの人生を楽しんでいること、そしてその楽しむ態度が患者にも滲透してゆくことが大事である。

私の患者が治療の後期になって治癒の要因として語ることは、症状の発生的理解であるよりもむしろ治療者としての私の柔軟さ、自由さである。症状に対して「そのままにしておけばよい」とか、強迫的構えに対して『「べき』でなく『たい』でゆこう」とか、治療の早期に治療者の言った言葉が思いのほか印象に残っているようである。強迫的構えから抜け出して自由なふる舞いに踏み出すとき、彼らは「先生の声がきこえてきて」とか「先生ならこうするだろうと思って」と言う。治療者の柔軟な超自我を患者が借用するといってよいであろう。「以前と比べてどう変わったのか」という私の問に、よくなった患者は以前の多弁、早口とは違ってとまどいながら言葉を探すように答えてくれる。ある患者は「人間に対して慈愛というと何か大げさだが……らくな気持になった」と言う。人間を売って正義を買っていた彼らに、過ちを犯し得る存在としての人間への許しが回復してくるのである。

14　患者からみた治療者の見え方の変遷

強迫症者の人格の外側の硬い強迫的構えの内部には、深い非安全感が存在する。私はかつて強迫神経症者をサボテンにたとえたことがある。[30]彼らの人格の外側は棘がいっぱいでその外皮はなかなかに硬いが、中味は脆弱でグシャグシャなのだ。

治療が開始されると、患者にとって「見知らぬ人」であった治療者は、患者を深く理解しようとする「侵入者」となる。彼らの内側にふれようとすれば、外側の固い外皮につき当たらざるを得ない。患者は治療者の「侵入」に対して言葉の煙幕をはじめとするさまざまな強迫的防衛を働かせ、中味の脆弱さの露呈を防ぐ。治療過程のなかでこの脆弱さがしだいにあらわになってくると、しかもそれが人間的なことととして治療者によって許容されると（これは患者にとって新しい体験である）、患者は治療者を自分をつつみ守ってくれる「保護者」のごとく体験する。治療者の方にも、今まで患者と対するときに抱きがちだったいらだたしさ、硬い強迫的構えを打壊してやりたい気持が消失し、やさしい気持、包みこんで守ってやりたい気持が湧いてくる。治療者は患者を包み、溶かされた患者の外皮に代って世界との接触を担う。治療者は患者の強迫的防衛の内側に入りこみ、患者の眼で世界を見る。外から見たときにはいらだたしかった強迫的防衛も、内から見れば患者にとって他に選択の余地のない方策であったのだとわかってくる。そしてこれができたときには、患者も治療者の眼で世界を見ることが可能となる。治療者と患者は「一体」となる。患者にとって治療者の言葉は外から与えられる解釈ではなく、自己の内なる精神が自問自答するように聞こえる。こういう一体感を通じて患者の深い非安全感は和らげられ、世界を新しく見直すことが可能となる。世界は今や競争と弱肉強食原理のみの支配するところではなく、協力とやさしいふれ合いも可能なところとなる。それができたのちに治療者は患者の心のなかから退き、ふれ合い交流しあう「仲間」となる。
治療者は患者の病態構造のなかで自分の占める位置を知らねばならない。治療者がかかわりつつそのかかわりの変遷をみつめることを通して、やがて患者も自分と治療者との、そして世界との関係とその関係の変化をみつめるに至る。そしてその変化を可能にしそこに立会っていた現実の治療者を認知することができるのである。

文献

（1）Adams PL : Obsessive Children. A Socio-Psychiatric Study. Brunner/Mazel, New York, 1973. 山田真理子・山下景子訳『強迫的な子どもたち』星和書店、一九八三
（2）Black A : The natural history of obsessional neurosis. Beech NR ed. Obsessional States. Methuen & Co. Ltd. London, 1974
（3）Dowson JH : The phenomenology of severe obsessive compulsive neurosis, Brit. J. Psychiat., 131 ; 75-78, 1977
（4）Fairbairn WRD : Psychoanalytic Studies of the Personality. Tavistock, London, 1952
（5）Freud S : Charakter und Analerotck, 1908. 懸田克躬「性格と肛門愛」、『性格論』フロイト選集5、日本教文社、一九五三
（6）Freud S : Bemerkungen über einen Fall von Zwangsneurose. 1909. 小此木啓吾訳「強迫神経症の一例に関する考察」、『症例の研究』フロイト選集16、日本教文社、一九五九
（7）Freud S : Die Disposition zur Zwangsneurose. 1913. 井村恒郎・加藤正明訳「強迫神経症の素因」、『不安の問題』フロイト選集16、日本教文社、一九五九
（8）Freud S : Vorlesungen zur Einfuhrung in die Psychoanalyse, 1917. 井村恒郎・馬場謙一訳『精神分析入門』フロイト選集2、日本教文社、一九六〇
（9）Freud S : Aus der Geschtchte einer infantilen Neurose. 1918. 小此木啓吾訳「ある幼児期神経症の病歴より」、『症例の研究』フロイト選集16、日本教文社、一九五九

(10) Freud A : Obsessional neurosis : A summary of psychoanalytic views as presented at the congress. Int. J. Psychoanal., 47 ; 116-129, 1966
(11) v Gebsattel : Die Welt des Zwangskranken. Mschr. Psychiat. Neulol., 99 ; 10-74, 1938
(12) Gittleson NL : The fate of obsessions on depressive psychosis. Brit. J. Psychiat., 12 ; 705-758, 1966
(13) Gittleson NL : Depressive psychosis in the obsessional neurotic. Brit. J. Psychiat., 112 ; 803-838, 1966
(14) Grinberg GL : Obsessive mechanism and a state of self disturdance : depersonalization. Int. J. Psychoanal., 47 ; 177-183, 1966
(15) Gutmann DL : Women and the conceptions of ego strength. Merrill-Palmer Quarterly, 11 ; 229-240, 1965
(16) 馬場禮子「強迫神経症と強迫性格――投影法テストと精神療法の照合から」精神分析研究、21、156-162頁、一九七七
(17) 平田一成「強迫体験者に関する一考察」精神医学、63、673-687頁、一九六一
(18) 飯田眞「双生児法による神経症の研究」精神経誌、63、861-892頁、一九六一
(19) Ingram IM : The obsessional personality and obsessional illness. Amer. J. Psychiat. 117 ; 1016-1019, 1961
(20) Jaspers K : Allgemeine Psychopathologie, 1948. 内村祐之・西丸四方・島崎敏樹・岡田敬蔵訳『精神病理学総論』岩波書店、一九五三
(21) 加藤雄一・成田善弘・渡辺央「強迫神経症の境界例――強迫症状で始まり、妄想形成を現わすに至ったある一群の症例についての精神病理学的考察」臨床精神医学、5、561-569頁、一九七六
(22) 笠原嘉「うつ病の病前性格について」、笠原嘉編『躁うつ病の精神病理』弘文堂、一九七六
(23) Lewis A : "Melancholia" - clinical survey of depressive states, J. Ment. Sci., 80 ; 277-378, 1934
(24) Lewis AJ : A note on personality and obsessional illness. Pscchiat. Neurol., 150 ; 299-305, 1965
(25) 松本雅彦「洗滌強迫の一症例報告――その境界例的側面に着目して」臨床精神病理、2、101-116頁、一九八一
(26) Mester H : Die Ehe zwangskranker Frauen. Ein Beitrag zur Auslösesituation der Zwangsneurose. Nervenarzt, 52 ; 383-390, 1981
(27) 中野良平「不潔恐怖症の一亜型――既婚中年婦人にみられる不潔恐怖症の精神分析学的解明」神戸大学医学部紀要、34、231-253頁、一九七五

(28) 成田善弘他「強迫神経症についての一考察――『自己完結型』と『巻き込み型』について」精神医学、28、957-964頁、一九七四
(29) 成田善弘「強迫症の臨床的研究」精神医学、19、689-699頁、一九七七
(30) 成田善弘「強迫神経症とその周辺」、清水將之編『青年期の精神科臨床』金剛出版、64-82頁、一九八一
(31) 成田善弘「女性の強迫神経症について」臨床精神病理、3、53-64頁、一九八二
(32) 西園昌久「強迫の意味するもの」精神分析研究、21、180-186頁、一九七七
(33) Rado S : Obsessive behavior, so-called obsessive compulsive neurosis, in Arieti, S. ed. American Handbook of Psychiatry, volume 1. 324-344, Basic Books, New York, 1969
(34) Roy A : Obsessive-compulsive neurosis : Phenomenology, outcome, and a comparison with hysterical neurosis. Comprehensive Psychiatry, 20 ; 528-531, 1979
(35) Salzman L. : The Obsessive Personality. Science House, New York, 1968. 成田善弘・笠原嘉訳『強迫パーソナリティ』みすず書房、一九八五
(36) Schneider K : Klinische Psychopathologie. Georg Thieme, sttutgart, 1950. 平井静也・鹿子木敏範訳『臨床精神病理学』文光堂、一九五七
(37) 下坂幸三「強迫反応」、井村恒郎・懸田克躬・加藤正明・桜井図南男編『神経症』医学書院、一九六七
(38) 清水將之「青年期神経症の分類について」特集 思春期・精神医学的諸問題、精神医学、22、807-875頁、一九八〇
(39) Straus E : Ein Beitrag zur Pathologie der Zwangserscheinungen. Mschr. Psychiat. Neurol., 98 ; 61-101, 1938
(40) Stengel E : A study on some clinical aspects of the relationship between obsessional neurosis and psychotic reaction type, J. Ment. sci., ; 166-187, 1945
(41) Sullivan HS : Clinical Studies in Psychiatry. ed. Perry HS et al. W. W. Norton. New York, 1956. 中井久夫・山口直彦・松川周悟訳『精神医学の臨床研究』みすず書房、一九八三
(42) Tellenbach H : Gezielte Behandlung von Schädigungsangst (Blapthophobie) mit Imipramin. Deutsch. Med. Wschr., 91 ; 2032-2033. 1966
(43) Terhune WB : The phobic syndrome. A Study of eighty six patients with phobic reactions. Arch. Nevrol. and Pschiat., 62 ; 162-172, 1949

(44) 富岡徳三郎「強迫体験について」精神経誌、44、613-623頁、一九四〇
(45) 浦島誠司「強迫現象」、『異常心理学講座 一〇巻 精神病理学』みすず書房、一九六五
(46) Willner G : The role of anxiety in obsessive compulsive disorders. Am. J. Psychoanal., 28 ; 201-211, 1968
(47) Wolf-Man : My recollections of Sigmund Freud "The Wolf-Man by the Wolf-Man" ed. Gardiner, M. Basic Books, New York, 1971
(48) 安永浩「分裂病症状の辺縁領域(その2)——強迫型意識と感情型意識」、中井久夫編『分裂病の精神病理8』東京大学出版会、一九七九

初出 「Presented at the 6th International Symposium of the Tokyo Institute of Psyhitatry, New Approach to the "Borderline Syndrome" 1991.」

境界例の個人精神療法

治療者の気持とその変遷をめぐって

はじめに

ボーダーライン患者との二十年を越える私自身の臨床経験と、ここ十年ほどのスーパーヴィジョンの仕事をふり返って、ボーダーライン患者の精神療法の中で治療者に生じやすい気持とその変遷を患者の病理との関係において検討し、いくつかの困難とそれへの対応策を考えてみたい。

一　治療者の気持とその変遷

1　出会い

ボーダーライン患者に出会うと、治療者は気持を揺り動かされ、惹きつけられる。めぐり合ったのだという気がする。

ボーダーライン患者は漂泊者である。彼らは家庭にも学校にも職場にも定住できない。身体医学にも受け入れられず、伝統的精神医学の中にもとどまりえず、今この私のところへやって来た。精神療法家というものも社会において、また医学界においてしばしば辺縁の住人である。いくばくかの流浪ののち、ようやくそこにたどりついたという人間も多い。精神療法家は自分がすでに喪ったはずの、あるいは適応のために矯《た》めてきた「境界人的心性」がボーダーライン患者の中に顕れているのを見出すのである。

彼らの生活史を見ると、悲惨な出来事が相ついで起こり、母親殺しや近親姦といった恐ろしい出来事が象徴化が不十分な形で、ときにはまったく現実に起きている。彼らの生活史はまさしく人間の宿命の顕現のように、あたかもギリシャ悲劇を読むように見えてくる。こういう患者にかかわる治療者は、自分がいかにも人間の深層とかかわっている、神話的世界に参入しているという、ある種の「深達力」を感じる。患者がギリシャ悲劇の英雄のように見えてくる。しかもこの英雄は運命の手にもてあそばれて、苦境にあってよるべのない存在であり、それゆえ今治療者のまえに現れたのだ。治療者はつい身を入れて救いの手をさしのべたくなる。救済空想が刺激されるのである。

ボーダーライン患者の特徴は、治療者に一方でこういう自己愛的な満足を与えながら、他方、患者にとって自分は何者でもないというある種の空しさを感じさせるところにある。

ボーダーライン患者とかかわるときに治療者の抱く特有な印象を森省二[1]は分裂病の与えるプレコックス感Praecox Gefühlに比して「境界例感」と名付けている。森によると、「総じて治療者は『この人と運命的にかかわってしまったのだ』という感じを与えられながら、一方ではまったく無視され『相手にとって紙屑のごとき存在にすぎない』とも感じさせられる。リュムケRumke HCのいうようにプレコックス感が、治療者が安易に治療的接近を試みようとしても相手が応じないので治療者のナルシシズムが大いに傷つく、その感じだとすれば、ボーダーラインにおいては治療者のナルシシズムは大いにくすぐられると同時にフラストレイトされる。この奇妙な違和感がボーダーライン患者と対したときに起こるかなり特有な感じであろう」と言う。治療者が抱く感じをよく掴まえていると思う。ただしナルシシズムがフラストレイトされるのは治療初期にはそれほどなく、面接が少し進んでからである。

精神療法家が患者をボーダーラインと診断し治療を引き受けるときには、その患者にどこか惹かれ、治療意欲をそそられ、自分が心の深いところまで手をさしのべて救い手になることができそうだと感じていることが多いものである。つまりボーダーラインの病理にすでに多少とも巻き込まれているとき、あるいは巻き込まれているのではないか、巻き込まれたいという予感ないしひそかな願望をもつときである。

2　二者関係への埋没

こうして治療者の中にやさしさや情熱が引き出され、何とかしてやりたいという気持が強くなる。患者の心の底にある悲しさやさびしさや空しさが治療者の心に響いてくる。今まで誰も彼らのこういう気持をわかってやっていなかった。彼らを本当にわかってやれるのは自分だけだという気持が湧いてきて、患者の両親、周囲の人たち、以前の治療者、あるいはスーパーヴァイザーなどが無理解で冷たい人間のように思えてくる。若い精神療法家が自分の属する組織の中で自分の占めるべき場所をいまだ見出していないとき、あるいは周囲に精神療法に対する理解者が少ないとき（残念ながら現在の日本ではこれはしばしば現実であるが）、とりわけこういう気持になりやすい。また治療者自身の青年期に孤独や周囲に受け容れられなかったという体験があるとそれが再燃してくる。こうなると、患者と治療者の間に他者排他的な二者関係が成立し、治療者も患者もこの関係の内側からの世界を見て、世界から疎外されていると感じ始める。

こういう他者排他的な二者関係はボーダーライン患者のもっとも得意とする関係である。ボーダーラインという病はひとりではやっていられない病である。彼らは必ずやパートナーを見つけだし、そのパートナーとの間に病理を開花させる。一対一の個人精神療法は治療者がそのパートナーとして立候補することであり、ある意味で、患者に病理を花開かせる培地を提供していることになる。パートナーになった治療者は患者のことが患者以上によくわかっているような気になる。そして患者の気持（と治療者が先取りしているもの）に沿って、本来患者が決断し実行しなければならないことでも代行してしまう。スーパーヴァイザーが患者の言動に対して不思議がると、治療者は患者にかかわってものわかりの悪い（と治療者には見える）スーパーヴァイザーに縷々《るる》説明することができてしまう。こういうときは患者の気持と治療者の気持が区別し難く、互いに相手の中に自分を見ている関係になっていて、外から見ると、余人の介入を許さないという雰囲気が出来上がっている。

3 「裏返し」の病理

そういう他者排除的二者関係の中で患者は容易に退行し、原始的防衛機制が活発に作動されるようになり、自己愛的万能感をあらわにする。患者は面接の頻度や時間の増加を要求し、治療者がいついかなるときでも応じてくれることを当然のように求める。理不尽な要求をつきつけ、無理難題をふっかけてくる。そしてそれが容れられないと、がらりと人がかわったように激しい敵意と攻撃性をあらわす。「助けてあげる人」であった治療者は、今や患者の手足のごとく、奴隷のごとく扱われ、さもなければ強大な圧制者のごとく、迫害者のごとく恐れられる。

たとえて言えば、患者の着ている見たところ地味で無難な背広の裏に実は派手な裏地がついていて、着くずれたところから裏地があらわになったり、ときにはすっかり裏返しになってがらりと印象がかわるといった感じである（私はこういう患者の病理に「やくざの背広」というニックネームをつけている）。治療者は「こんなはずではなかった」と感じさせられる。

4　治療者の困惑

治療者は「こんなはずではなかった」と感じつつ、しかし「かわいそうな」患者に再び「見捨てられ体験」を与えまいとして、患者の持ち出す無理難題に耐える。患者がなかなか治らぬどころかむしろ悪くなったように見えるのは、自分の未熟、無能のゆえと自分を責める。そのうちに患者が重荷に感じられて、患者を放り出したくなるが、そのことが治療者のもつ治療者モデルから逸脱するので、治療者の中に葛藤が生じる。

ボーダーライン患者は治療者の中の陰性感情を発見することにかけては気味の悪いほどの能力をもっている。治療者の気持は患者に見すかされる。「先生は私のことを重荷と思っているのでしょう」「先生は私を嫌っているのでしょう」と。治療者が動揺しつつ、患者にその根拠を問うと、患者は治療者の言葉を全体のコンテクスト抜きに拾い出す。「先生は私にもう面接に来なくてよいと言った。私を見捨てた」と患者が言う。実は患者が治療者の人間性をさんざん非難、攻撃し、こんな治療者のところへはもう来たくないと繰り返し言うから、治療者もつい「そんなに来たくないのならもう来なくてよい」と言ったのだが、患者はそういうコンテクスト抜きに「もう来なくてよい」というところだけを引用する。治療者が「たしかにそういったかもしれないが、そんなつもりではなかった」と言いたくなるような引用が患者によってしばしばなされる。

こういうとき、患者は過去のさまざまな「見捨てられ体験」を重ね合わせて体験している。かつて前治療者から、恋人から、友人から、教師から、そして母親から見捨てられた体験が重なり、それらの見捨てられ感情が混然と融合し、それぞれを区別して取出すことができない（体験の融合性の過剰）。前治療者や恋人や友人や教師や母親からの別れの体験には、見捨てられればかりでなく卒業や出発や自立や成長といった側面もおそらくあったであろう。患者の側に、愛した者から離れていくことへのうしろめたい気持もあったであろう。もはや自分を抱えることができなくなった相手への軽蔑の気持もあったかもしれない。しかしそれらは意識に上らず、いま、ここでこの治療者から見捨てられるという体験に共鳴する側面のみが意識化されてくる。つまり過去の体験の全体性が損なわれていると同時に、いま、ここの体験と過去の体験（の特定の側面）が融合する。だから治療者は、前治療者や恋人や友人や教師や母親に対する患者の怒りや恨みを一身に引き受けなければならなくなる。治療者が「濡れ衣を着せられる」ように感じる（「濡れ衣感情」北田穣之助）のも、ある意味でもっともなのである。

5　生身の露呈

しかし治療者が誠実であればあるほど、患者の非難の中に一片の真実があるのを認めざるをえないであろう。たしかにボーダーライン患者と接していると、恐怖感を感じたり、怒りがわいてきたり、患者が去ってくれればありがたいと思ったりしないでもない。ふだんは「治療者」という役割の中に隠れている生身の感情が露呈し、ときには自分自身が恐ろしい人間であると感じざるをえなくなる。

6　どうすることもできない

こうなると治療者は「どうしてよいかわからない、どうすることもできない」という無力感に陥る。患者のほうも面接場面で激しい感情が露呈してくると、それがカタルシスとなってしだいに落着くということがなく、ますますおさまりがつかなくなり、それに圧倒されて「どうしてよいかわからない、どうすることもできない」という無力感に陥る。この無力感こそ患者が人生の中でさいなまれ続けてきた、そしてそこから逃れようとして逃れ切れずにいる感情であって、それらが融合して面接場面を支配するに至る。患者も治療者もどうすることもできないと感じる。治療者は自らの無力感をみつめ、それに耐えながら、その由来を探らなければならないのだが、治療者としての有効性を自分にも他者にも証明しなければならないと感じている若い治療者には、それはしばしば困難である。無力感を内界に保持できないとき、治療者は患者を攻撃し、見捨てたくなる。「悪いのはやはりおまえだ。おまえのような人間は皆に見捨てられて当然だ」と。

7　「裏返し」になる治療者

以上述べた治療者の気持の変遷を表1に示した。誠実で、熱心で、献身的で、将来すぐれた治療者になりうるであろうが、しかしまだ経験と技術的修練の不十分な治療者はしばしばこういう経過をたどる。

ここで患者の「裏返し」の病理にいま一度ふれる。患者は自身が裏返しになっていることはほとんど自覚しないが、奇妙なことに、対象に関しては表の顔が引っくり返って裏の顔が露呈することを恐れている。よい仮面が剥がれて悪い素顔があらわになることを恐怖しているのである。

表1　治療者の中に生じやすい気持とその変遷（成田[3]）

「力になってやりたい，助けてやりたい」
⬇
二者関係への埋没
⬇
「患者のことをわかってやれるのは自分だけだ」
⬇
病理の開花
「こんなはずではなかった」
⬇
生身の露呈
困惑と葛藤
「どうすることもできない，どうしてよいかわからない」
⬇
「悪いのはやはりおまえだ，おまえのような人間は皆に見捨てられて当然だ」

ある女性患者は「人はがらりと変わって恐ろしい人間になる。先生も今はやさしいが、がらりと変わっていやらしい人間になるのではないか。私に襲いかかったりするのではないか」という。またある男性患者は「先生は感情の起伏が少ないように見えるが、もしかしたら急に怒鳴りだすのではないかと心配」という。そしてさらに「自分の心の秘密を打明けたいが、先生の地位に問題がある。先生が世界的に有名な医者なら、患者の秘密をもらすと致命傷になるから話さないだろうが、先生がそれほど有名でないからもらすかもしれない」という。

またある女性患者は「子どものころ、母が買物に外出すると、もう帰ってこないのではないかと不安だった。母が『ただいま』と言って帰ってきても、『本当のお母さん？』と何度も確かめた。誰か別の恐ろしい人間がお母さんの仮面をかぶって私を殺しにきたのではないかと不安だった」と語る。これは幼児期の回想であると同時に、現在の母親への、そして今面と向かっている治療者への不安でもある。ボーダーライン患者はいつもこういう不安をもっている。相手ががらりと変わって裏が出る。仮面が剥がれてよい人が恐ろしい人になる。他者が善意を向けてくれたとしても、その背後には必ずその代償として自分の大切なもの、たとえば性や秘密や主体性を奪おうという悪意がひそんでいるのではないかと、彼らは恐れている。

さきほどの治療者の感情の変遷を示した表1の一番上「力になってやりたい、助けてやりたい」というところと、一番下「悪いのはやはりおまえだ、おまえのような人間は皆に見捨てられて当然だ」というところを見較べていただきたい。まさしく治療者は「助けてくれるやさしい人物」から「攻撃し見捨てる恐ろしい人物」へと変わっている。患者の恐れ（予測）が適中してしまうのである。

二　どうかかわるか　治療者が「裏返し」にならぬために

こういう事態になることを防ぐために治療者として心がけるべきことをいくつか取出してみる。これらの点は私がスーパーヴィジョンでしばしば指摘する点でもあり、私自身の自戒でもある。

1　治療という仕事の責任を患者と分担する

治療者がひとりで患者を抱えこもうとしないで、治療の仕事をできるだけ患者にも分担してもらう。そのためにはまず、治療者が患者のことを先取りしてすべてわかろうとするのではなく、治療者から見て患者の言動が矛盾するところ、納得のいかないところを不思議がるようにする。治療者がわからないところを不思議がって問いかけると、患者は自分の言動を説明しなくてはならなくなる、つまり心の仕事をしなくてはならなくなり、治療という仕事を分担せざるをえなくなるのである。

ただし、どういうところを不思議がるかに治療者の治療観、人間観、ひいては文化の影響があらわれる。考え方としては、分離個体化を達成した、成熟した個人ならふる舞うようには患者がふる舞わない場合に、そこを不思議がるわけだが、成熟した個人というモデルが治療者により、また文化により異なってくる。

すでに別のところで述べたことだが[2]、一九八三年にマスターソン Masterson JF が来日したおり、私が症例を提示してマスターソンのコメントをうけたときの体験を述べる。私が治療した患者は二十七歳の青年で治療過程の中でしだいに見捨てられ抑うつをあらわにし、治療者に見捨てられるのではないかという不安を語っていたが、ある日「死にます」という置手紙をのこして離院した。さいわいにも彼が帰ってきたとき、私は、彼が治るまで見放さないと保証し、自殺してはいけないと繰り返し告げ、しばらく外出を差し止め、家族に連絡してしばらく付添ってもらうことにした。これに対してマスターソンは、それまでは適切な治療的距離をとり続けていた治療者が、ここで患者の自殺を恐れてRORU（愛情供給型対象関係部分単位）に共鳴してしまったと指摘した。そして、「そのとき治療者は怯えを感じなかったか?」と私に質問し、「おそらく患者は、それまでRORUに共鳴してくれぬ治療者に怒りを感じ、自殺を仄めかすことによって復讐しようとしたのであろう。治療者が自身の内心を見つめることができれば怯えに気づくはずである。そうすれば治療者にその怯えを引き起こしている患者の側の見捨てられ抑うつの底にあった怒りに気づくことができる。その怒りを患者が直視しうるように、『私が面倒をみなかったので、私を罰したかったのではないか?』と問い返すべきである」とコメントした。さらに「この年齢の患者の治療に親を呼ぶことはない」と付け加えた。

ここにはたしかに、私の治療者としての未熟、不徹底が反映しているのであろう。しかし日本の治療者には私と同じような気持になり、同じような態度をとる人たちが多数あるであろう。そしてそこには、相互依存性に価値をおくわれわれの文化が影響していると考えられる。患者と母親との関係についても、私は、「母親からの自立」よりも「母親との付きあい方の工夫」「母親との適切な距離の模索」といったことを治療目標と考えている。

精神療法過程の中での治療者の問いかけは、患者の外側からでなく内側からなされることが望ましい。治療者は我が身を患者に重ね合わせ、患者自身が（患者の観察自我が）かくも問うであろうというふうに問いかけるのがよいと思われる。

2　第三者の眼を治療者の中に育てる

二者関係への埋没を防ぐには、その関係を外側から眺めている第三者の言葉に耳を傾ける必要がある。第三者の言葉はしばしば「冷たく」聞こえるものだが、二者関係のしがらみから両者を救い出してくれる場合もある。治療者はスーパーヴァイザー、同僚、共同治療者、あるいは看護師の眼に自分と患者の関係がどううつっているかを虚心に聞く。そして二者関係を生きつつ、同時にその関係を外側から見る第三者の眼を自分の中に育てていく。そのための練習として、治療者は自分の隣に自分の分身を想定し、患者が自分に向けてくる言動はすべてその分身に向けられているものと考え、患者と分身のかかわりをすこし外側から眺めて、分身の心の内も含めて「ただいまの状況」として実況放送してみる。この実況放送はとりあえず治療者自身にだけ聞こえるものでよいが、ときにはそれを患者にも聞いてもらうようにする。

3　困ったときは正直に言う

ボーダーライン患者の治療においては、治療者が「患者のためにこれほどしてやっているのに」と感じるときでも、患者が感謝することはほとんどない。それどころかますます要求を拡大し、ときには濡衣を着せてくる。こういう扱いを受けていると治療者の中にも怒りが湧いてきてもっともなのだが、そうなると献身的な治療者はどうしてよいかわからなくなってしまう。治療者は自分の中の陰性感情を認め、少なくとも心の中のこととしてそれを許容しておくことが必要である。そして治療者としての困惑をときには患者に正直に伝えるのがよい。

一例をあげる。

ある若い女性治療者が女性ボーダーライン患者の治療を担当していた。この患者は母親との密着した関係をもっており、母親は患者の行動化を恐れて無理な要求にも従っていたが、内心負担に感じ、怒りを抱いていて、両者の関係は緊張したものになっていた。患者は過去に二、三の精神病院に入院歴があるが、自傷行為や無断離院のためにそこの治療者から見放されてきた。現在の治療者に対しても患者は自傷や離院を繰り返し、治療者が病院にいない間にリスト・カットをしたりするので、この治療者は患者の要求を入れて面接を週二回から四回に増やし、面接のない日には治療者の方から患者に電話を入れることにした。患者はさらに、「外出に同伴してほしい」などと過大な要求をしつつ、一方では「先生はこんな私を重荷と思っているのでしょう」と治療者を問いつめた。治療者は事実重荷と感じていたし、患者の要求を次々と容れることを望ましいとも思っていなかった。しかし「重荷だ」と言えば患者がどういう行動に出るかわからないし、過去の治療者たちと同様患者を見捨てることになってしまうのが心配で、どう答えてよいのか困惑し無力感に陥っていた。面接場面の緊張も高まっていた。

この時点で私に助言が求められた。私は治療者の今の気持をそのまま言葉にしてみるよう勧めた。「今の関係は本当を言うとすこし重荷なの。それに必ずしも治療にプラスとも思えない。でもそう言うと、あなたが見捨てられたと思って治療を中断してしまわないかと心配で（過去にそういうことが二、三度あったようだから）、今まで言えなくて困っていたの」と。治療者が患者にそう言うと、患者は一時動揺したが、やがて治療者の率直さに応じて、過剰な要求の底にある自身の感情を見つめ言葉にすることができた。この患者の気持は「今心細くて先生の側にいたい。でもそう求めると、それが先生の重荷になって、先生が私を見捨てそうで怖い（だから先生が私を見捨てないかを試さずにはいられない）」ということであった。つまり患者の気持と治療者の気持は同じ事態（相似の葛藤）の表裏の表現になるはずなのである。

4　それであなたはどうするつもりですか？

つまり治療者の困惑は患者の困惑でもあるから、治療者はその事態を見つめ、患者がいずれその事態に対処し克服するであろうと想定（信頼）しなければならない。

私が学ぶところの多かったウィシュニー Wishnie HA[4] の論文の一部を要約して引用する。

D・V夫人が来院した。いくつかの現実的危機が一時に発生した直後のことであった。彼女はそれを混沌とした、とりとめのない、劇的な口調で語った。治療者が淡々とした、当然のような口調で応じた。「それであなたはどうするつもりですか？」こう言われてD・V夫人は「医者はあなたでしょう。あなたが助けてくれるはずじゃありませんか」と叫ぶが、治療者が上記の言葉を繰り返すと、結局患者はいくつかの策をひねりだし、それらの策の利点を比較検討し、解決の方策を立てた。そして、こういうことが繰り返されたあと、患者は自分が案を出し、実行し、問題を解決したあと安定が得られることに気づいた。

私はこれを読んでなるほどと思い、以後「どうしてよいかわからない、どうすることもできない」という患者に対して、たとえすぐには口にださぬまでも「それであなたはそうするつもりですか？」と思いつつ会うことにした。そうしてみると、それまで患者の問題行動としてしか見えていなかったことが、無力感に対処しようとする患者なりの努力、工夫であることが認められるようになってきた。つまり行動化のもつ適応的側面が評価できるようになってきた。それ以前は、患者には工夫する能力がないものと思いこみ、「治療者たる自分は患者にどうしてやることができるのか？」と強迫的に自問していたことに気づいた。治療者はいかに患者に共感しようと患者自身ではないから、患者の状況や運命を患者になりかわってどうしてやることもできはしない。だからどうしてよいかわからなくなり、どうすることもできないという気持になる。「あなたはどうするつもりですか？」と問えば、それに答えて患者の方が考えなければならなくなる。つまり治療という共同の仕事の中での患者の分担がふえることになるが、それが患者の潜在能力を引き出すことにつながることになるのである。

ただし、こういう問いは、患者に共感しようと努め、患者の力になってやりたいと願う、そういう積み重ねの中から生じてくる問いでなくてはならない。

私はこの論文を、私が今までに会ってきた何人かの、誠実で、献身的な、心やさしい、日本の治療者に捧げるが、同時に、どの国のどの治療者にとっても一片の真実を含んでいることを希望する。

文献

（1）森省二「症例「I子」」、中井久夫・山中康裕編『思春期の精神病理と治療』岩崎学術出版社、一九七八
（2）成田善弘『青年期境界例』金剛出版、一九八九
（3）成田善弘「境界例治療の現場から」特集　境界例、イマーゴ、1(10)、94-100頁、青土社、一九九〇
（4）Wishnie HA : Inpatient therapy with borderline patients. Mach JE (ed.) "Borderline State in Psychiatry", pp.41-62, Grune & Stratton, New York, 1975

境界例と思われる少女とその家族

初出 『家族療法ケース研究3　境界例』金剛出版、一九八九

はじめに

この例ははじめから家族療法を意図したものではないが、患者本人が来院したがらないところへ、母親が自身と家族全体の変化を望んで熱心に通院してくるので、母親にかかわっている間におのずと家族療法的な接近になった。家族全員の合同面接は行えず、主として母親面接、一時期父母合同面接を行ったのみであるが、その過程で家族全体の病理が明らかになり、それを検討し変えてゆくことが治療の課題となったので、家族療法といってよいと思う。もとより家族療法の範例と言えるものではないが、日常の臨床にはむしろこういう場合が多いと思うのであえてとりあげた。私は従来主として個人精神療法に従事してきたので、家族療法家としてふる舞うことに役割葛藤があり、そのため家族療法として不徹底になっているかもしれないが、現時点ではそのようなことも含めて報告することも許されるであろう。

一　ケースの概要

A子　女性　初診時十六歳　高校二年生

発病経過と状態像

三人同胞の第一子。主として祖母に育てられる。「従順なよい子」。地元の中学校から大都市のいわゆる一流高校に進学。高一までは優等生で成績もよかったが、高二に入って成績が低下し始めたので、今まで続けていたピアノを「お嬢さん芸ならもうこれでいい」と母がやめさせた。そのころから「親に反抗的」になり、とくに母親を「馬鹿」「出て行け」などと罵ったり、髪を引っ張ったり、叩いたりする。台所道具、自分の服、母親の着物などをどんどん自室に運び入れ、その中にとじこもって物の中から目だけ出している。着のみ着のままでゴロンとしており、着替えも入浴も洗顔もしない。学校もしばしば休む。「鬼のような父母から逃げ出したい」などと遺書めいたものを残して家出をし、近所の倉庫に隠れていたこともある。「自然食でないといけない」と果物、ハチミツ、ヨーグルトなどしか食べない。高二の四月、一度近医へ母親がつれていったが、通院しない。

家族構成

祖母　七十八歳。裕福な農家に嫁いできたが、夫が放蕩者で家が零落したという。三人の子どもをもうけるが、上二人は青年期に死亡。以後末の息子（A子の父親）を溺愛。夫の死後も懸命に働いて、その息子に大学を卒業させた。現在もかくしゃくとして、家で和裁をして収入を得ている。孫（A子ら）を溺愛。

父親　四十七歳。三人同胞の第三子、上二人とはほぼ十歳離れている。上二人が青年期に死亡したため跡取りとなり、両親の期待を一身に担う。十二歳の時父親と死別。その後結婚するまで母親（A子の祖母）と二人暮し。「母の命」という息子であった。大学卒業後は銀行員として勤務。勤勉で真面目だが、感情的な交流は苦手とする。

母親　三十八歳。農家出身。同胞が多く、両親にかまってもらえなかった。十九歳のとき、おじ（夫の上司にあたる）の仲介で九歳年長の夫のもとへ嫁ぐ。結婚後、姑にとがめられるのを恐れて無理をして和裁を続けてきたため、よく身体をこわすようになった。第一子（A子）と第二子（長男、A子と一歳ちがい）は「自分の子」というより「家の子」という感じ。祖母（姑）から「仕込みが悪い」と思われることを恐れて子どもには厳しく接してきた。祖母（姑）に母親役をとられてしまい、母親らしくしてやることができなかった。第二子より九歳年下の第三子（次男）だけは「自分の子」として育ててきた。この子はまわりから「母の命」といわれている。

弟（長男）　十五歳。両親のしつけが厳しかったため、友人とくに異性との交際が困難で孤立しがちであった。一時期登校拒否になったこともある。

弟（次男）　六歳。

二　治療経過

治療経過を四期にわけた。

第Ⅰ期　両親が相談に来てから、A子一回目の入院を経て、治療中断まで（約六カ月）

初回は両親のみ来院。主として父親がA子の発病経過と状態を語る。A子が反抗的となり、学校を休みがちで、食習慣、生活習慣が乱れていると。父親は「A子は病気」と言い、母親は「A子はわがまま」と言う。母親はかなり感情的に不安定なように見えた。治療者は両親に、A子に批判がましいことは言わないこと、こちらからは無理に近づかずA子が近づいてきたら受け入れること、両親がここに相談にきたことをA子に話し、A子にも受診を勧めるようにと伝えた。

翌週、母親とA子が受診。A子のみ診察室に入ってくる。だるそうでうつむきがち、身だしなみは整わず無精な感じ。年齢に比して子どもっぽい表情。自分からは何も話さないが、治療者の質問にポツリポツリと答える。〈今日来院したのは？〉「母が勧めた。うるさく言われるのがいやで。自分では別に……」〈学校は？〉「身体がだるくて休み出した……なりゆきで」〈自室にこもるのは？〉「家族といっしょにいたくない。親が勝手に子どもにいいことしてやっているつもりでいるが、私は迷惑」〈いろいろ運び込むのは？〉「別にわけはない。趣味、人にはそれぞれ趣味がある」〈今日一回ではあなたのことが十分わからないから〉と週一回の通院を勧めると一応うなずく。面接のおわりに〈お母さんともお話ししたいから呼び入れてください〉と言うと、治療者の予期に反してA子は出ていってしまい、呼びとめそこなう。母親入室するもA子のことが気がかりですぐ退室。

翌週は母親のみ来院。母親によると、A子は「あんな先生はいや。屈辱だ」と泣いていやがった。母親と治療者がグルと思ったのかもしれない。通院を勧めるとなべをふりかざして泣いて怒る。今までA子がふんぎりがつかないので母親の方がいらいらして決めてしまうことが多かった。ピアノをやらせたのもやめさせたのも母親だと言う。母親が「どうしたらよいか」と問うので、治療者は〈これからは時間をかけてA子さん自身に決めさせましょう。母親の通院はA子さんにも告げましょう。親としてどうしたらよいか相談にくると言えばよい〉と答えた。

以後約三カ月間、母親のみ週一回通院。母親は、結婚以来祖母（姑）の要請で和裁に従事しているうちに、祖母に母親役をとられてしまったと言う。大きな買物や貯蓄は夫がしていて、自分は日々の生活費を与えられるだけで家計簿もつけていないと語り、「夫は私にやらせないでいて成長がないと言う。それと同じことを私たちが今A子にしている。過保護に育てておいて、高二にもなって何もやれないと責めるのに似ている。私の反発がそのままA子の反発と同じ」と、自分とA子を重ね合わせて語る。面接を重ねるうちに母親はしだいに家庭内で自分の立場を主張し始め、これまで忍従していた祖母（姑）に反発し口論するようになる。「ふたり（夫と姑）と闘っています」と。そういう母親にA子はしだいに心をひらき、台所にきて「お母さんすてき」と言うと。しかし年末の期末テストが迫るとA子は再び不安定となり、学校を休み始め、母親に物をぶつけたり、ナイフを見せびらかしたりするので、母親の方もナイフを出したと言う。

翌年三学期になってもA子は登校せず、自室にこもって自然食しかたべなくなる。担任教師もA子に治療を強く勧める。

しばらくして、両親がA子をつれてくる。A子は表情に乏しくだるそう。一通りの身体的診察と検査は受ける。〈まず身体が元気になるためにも入院を〉と勧めるも、「明日から登校するから」と入院を拒否。面接時間を三十分とし、まずA子と面接したあと母親をも呼び入れる。偏った食事についてA子は「肉はきらい。ヨガの本に書いてあった。母が本を紹介してくれた」と母親を見る。母親は「きれいに健康になるようにと思って紹介したが、こんなに極端になるとは思わなかった。私自身が健康になりたかった」と言う。母によると、二月に入ってA子は何となくニヤニヤしたり、後向きに歩いたりすると言う。A子は「前に歩くだけだと偏るから後向きに歩く」と言う。幻聴の存在を疑ってたしかめるもはっきりしない。

次の面接で、A子は「うちの食卓の雰囲気が好ましくない。すごく緊張する。高二の夏ぐらいから家がいやになった。うっとうしい。父、母、祖母、三人まとめてきらい」と語る。治療者は〈あなたの行動は自分でも気づかぬ心の中のものに動かされているように思える。家族の人間関係とも関係がありそう。そのあたりを話し合ってゆきたい〉と伝え、そこでの秘密はA子の了解なしには母親にも知らせないと告げるが、A子はピンとこない様子。母子間の境界がまだできていなかったゆえか。A子を個人精神療法に導入しようとする試みは失敗した。

その後、A子がヨーグルトなどを万引したことが露見し、学校側より処分のことについて治療者に相談がある。結局、きちんと治療すればあえて処分しないという方針になり、その旨A子にも伝えられる。治療者もこれを機会に心身両面の治療の必要性を説明。A子もしぶしぶながら同意し、約一カ月間入院。私どもの病棟は総合病院の精神科で、他科との混合の開放病棟である。A子は身体的諸検査は受け、それについての説明は聞くが、服薬は拒否。面接室に呼び入れて面接しようとすると硬い表情になり、内的体験はまったく語らない。しかし母親にはいろいろ話すようになり、洗髪を手伝ってもらったりする。はじめは拒否していた病院食もすこしずつ食べるようになる。四月から登校するからと三月末に退院、登校再開。二回ほど通院したところで両親とともに来院し、「ここまでくるのは登校にさしさわるので近医にかわりたい」と言う。両親の態度はややぎこちないがいずれも転医を希望。転医の申し出が唐突で治療者としてやや心外であったが、やむなく紹介状を書く。その後母親が二度ほど「あいさつ」に来院。中断は母親の本意ではなく、A子が通院をいやがったことと、祖母が「家の恥をさらすな」と言い、夫もそれに同意したゆえであると言う。A子は近医にも通院していないが、なんとか通学しているとのことであった。

第Ⅱ期　ほぼ三年後、父母の来院による治療再開から、主として母親面接を行った時期（約六カ月）

中断後ほぼ三年経過したころ、母親より、A子の状態が再び悪化したが本人が受診したがらないので両親が相談にゆきたいとの電話があり、数日して両親がA子の診察券をもって受診。父親によると、A子は大学を数カ所受験し、唯一受かった女子短大に入学したが、二年生のおわりごろから通学しなくなり、一日中コタツのなかでじーっとしていてものも言わない。正月の晴着を着ると言ったり脱ぐと言ったりいつまでもきまらない。病気で錯乱しているとしか思えない。自室と隣の祖母の部屋との間に壁を作ってくれと言う。それが無理なら、母の仕事部屋にかわりたいと言うが、母が絶対にゆずらない。父親は、「母親が何かにつけて厳しすぎる」と言い、母親は「祖母の隣は私もいや。壁を作ってほしい。A子が部屋をかわるというのはわがまま」と言う。治療者は〈多分病気でしょうから当面A子さんを責めないように〉と告げ、〈本人受診が望ましいが、たとえ本人がこなくても、ご両親と話し合って治療に取り組んでゆきましょう。おそらくご家族全体の問題でしょうから〉と告げた。

その後母親のみ毎週通院。「父親はA子に何も言わずに私に『おまえ言え』と押しつける。それでつい私が厳しく言う。父親と私の役割が逆。どう対処してよいかわからない」と訴える。治療者のすすめで次週には父親も来院、合同面接となる。父親は「家内がA子（の問題行動、たとえば壁の件）をたきつけているように見える。家内は祖母が口を出すと言って邪魔者扱いするが、祖母は実際そんなに口を出していない。家内が異常だと思う」と語気強く非難する。治療者が合同面接の必要性を告げるも、以後父親はしばらく来院しない。

次回母親は「前回合同面接のあと、夫の無理解に腹が立ってひとりで帰った。まともでないくらいのふる舞いをしないと祖母から解放されない。A子も『悪い嫁になってもいいからしっかりしてよ』と言う」と語る。面接を重ねるうちに、母親はしだいに「自分のペース」で台所を改造したり、隣家との境に木を植えたり（境のないことをA子も気にしていた）、「自分の家らしく」作り変え始める。治療者は母親の「自分のペース」を支持。

その後再び父親来院。父親は、母親が落ち着いてきてA子も落ち着いてきたと認めつつ、「家内は食事もちゃんと作らない。後片づけもしない。こちらが善意で言っても中傷ととるので話し合いができない」と非難する。母親は「夫は大事なことを聞いてくれない。夫婦単位でやりたいがいつも祖母が入ってくる」と言う。

次の三回は再び母親のみ来院。「夫はのらりくらりとしてはっきりしない。私は夫の気持が信じられなくていつも探っている。A子がいつも私の気持を探っているのと同じ」と言う。母親は夫への不満をA子にいろいろ言っていると。治療者は母親の不満は共感をもってきいたが、同時に〈夫婦間のことにA子さんをまきこまないように〉と強調した。

母親は「A子に対して理屈抜きに何かしてやりたいという気持がわいてこない。上二人の子は自分の子というより家の子。義務として育てた。三人目の子は産むまえから覚悟が違っていて、自分の子として育てた。その子は私の意地、私の証明。私の思うように育てたらのびのび育つと見せてやりたかった」と言う。さらに「祖母の娘とA子の誕生日が一日違い、祖母の息子とA子の弟（第二子）とが誕生日が同じ。顔かたちもよく似ているらしい。祖母はA子と弟を自分の子どもの生まれかわりとみなして、母親みたいに愛情を注いだ。私には和裁を覚えさせて自分の跡継ぎにさせようとした」と語る。母親の祖母への反発はきわめて強く、祖母がA子の食事を心配するのを母親の役割への侵入ととって祖母を責めるのみで、A子への母親らしい関心や愛情をもてないように見えた。夫婦間の緊張が高まり、母親は「離婚する」「家を出る」と口走り、父親は「一生の不作」と書いた紙を母親の見えるところに貼っておいたと言う。

その後再び父親も来院して合同面接。「家内が家庭の現状に不満で、そのはけ口にA子に当たったので、A子の気持が高ぶってきた」と、やはり母親を責める。治療者は〈夫と妻、姑と嫁の問題が母と娘の問題に重なったり、移し変えられたりしている。そこを区別することが大切〉と指摘した。翌週も父母来院。父親は「家内は不満ばかり言う。十九歳で嫁にきて何も知らんというのが自慢。台所用品をどんどん買うが片づけないので乱雑になってゆく」と母を非難し、母親は「夫は『母の命』という息子で、私の立場に立って考えてくれない」と泣く。双方とも互いに相手を見ず、もっぱら治療者の方を向いて話す。待合室でもずっと離れて座っている。

父親にも毎週通院を勧めるが、「仕事があって隔週しかこれない」と言うので、今後の面接のもち方について相談。治療者として、母親面接のときと合同面接のときでは役割のとり方が違ってきてむずかしいと感じる。その旨を父母に卒直に告げ、結局、父親も来院する日は合同面接とし父母の話し合いの仲介者としてふる舞い、母親のみの来院のときは（母親の味方として）母親の立場の理解に努めることとする。ただし家族全体の問題点を見さだめ変えてゆくことが目標で、合同面接も母親面接もその手段であることを確認する。

第Ⅲ期　母親が自分を患者としてカルテを作ってから、母親面接と父母合同面接をほぼ交互に繰り返した時期（約四カ月）

母親自身が自分を患者としてカルテをつくり、父親とともに来院。「夫に『おまえは祖母の何百倍も劣っている』と言われてすごく腹が立ったが、あとで夫も精一杯なんだなと思った。私もA子もこれ以上要求されると困る。完璧な母にはなれない」と言う。父親が「家内は精一杯やっているとは見えない。僕の方が我慢してきた」と言うと、母親は「我慢しないで直接そう言ってくれれば夫婦の話し合いができたのに」と言う。父親はさらに「家内が今までA子に対してやっていたいやがらせを私相手にやりだした。夜中に扇風機を回したりして私を寝かせないようにする」と。母親は「わざとしているわけではない。夫と話すと憤りを感じる」と応じ、さらに「夫に『あんな人（姑）殺したい』と言った。姑には何一つしてやりたくない。A子に母親らしくしてやろうとしても何かが邪魔する」と言う。

その後の合同面接では、母親は「見合結婚だったので夫の本当の気持がわからない。上司の口ききでなく私自身を気に入ってくれたのか？　そうでなければ結婚したかいがない」と訴え、夫は「世間体も考えて慎重にきめた」と応じる。治療者が「奥さんの方は感情を出して話してらっしゃるが、御主人の方は頭で応答しておられますね」と介入すると、夫は「私はこういう人間、これ以上気持を出せといわれても」と言う。緊迫した雰囲気ではあったが、夫婦の感情的交流の糸口ができたように治療者には感じられた。その後父親の来院は途切れたが、母親は「夫は先回以後少し変わって、荷物をもってくれたり思いやりを示してくれる」と語る。

面接での母親の話は夫婦間のことからA子のことへと移る。「A子に昼食を作ってやる気になれない。ちゃんと食べないのにどうして作ってやらなければならないのかと思う。このことに祖母が口をはさむと、この出しゃばりめと思う。母親の私にまかせてほしい」と言う。治療者は〈姑への反発をA子さんとの関係に持ち込んでいないか〉と指摘した。その後の面接で「A子はごはんだけ食べておかずは食べない。大人がどこまで任せてくれるか、ごはんだけ食べて試しているのではないか。いつも干渉されていると何をやってもまた干渉されるかと不安。私もそういうふうで（とA子のことから母親自身のことに移り）、どこまで夫や姑が干渉せずにいてくれるか試しにおかしなことをやっていた。これを繰り返して今ようやく自由になれる。この服何年ぶりかでようやく作った。うれしくて『Aちゃん見て！』と言った。A子に見せた方がいいと思って」と語る。さらに次の面接では「A子は何か行動しようとするが直前になるとやれない。『邪魔が入る』『やめてよ』などと目の前に誰かいるように言う。あの人（姑）の念力が強くてA子があやつられているように思える。私は幸せになろうと行動している」と言う。このころ母親は目に見えておしゃれになり、話し方も生き生きしてきた。いつも大きな買物袋を下げている。

第Ⅳ期　母が再びA子のカルテで受診し、A子二回目の入院を経て、治療の一応の終了まで（約八カ月）

母親は「自分は比較的安定してきたから」と、再びA子の診察券を出して受診。母親によると、A子は泣きわめいたり、自室にとじこもったり、母親に「あやまれ、罪の償いをせよ」などと言う。食事もせず入浴もしないので入院させたいと。次の面接日に父、母、母方祖父、おじの四人がA子をつれてくる。A子は口唇はザラザラで皮膚は乾燥しているが、それほどやせてはいない。仏頂面をして何を問いかけても返事をしないが、身体的診察にはとくに抵抗しない。〈食事をとっていないし脱水気味だから補液をする〉と告げると、「いやだ」とは言うもののあえて抵抗はしない。しかし入院に関しては「明日から食べるから入院はいや」の一点張り。結局入院は見合わせる。祖父がいろいろ問うので〈当面両親にまかせましょう〉と言っておく。翌週は母親のみ来院。「A子を無理に入院させるのはもう少し見合わせたい。夫婦でA子に対処してゆくのはやりがいがある。私の父が姑に『医者も親にまかせろと言っているから』と言ってくれた」と言う。しかし、その後もA子はほとんど食事をせず、恐ろしい顔つきで「放っといて、」などと独り言を言っているとのこと。母親は「祖母に向って言っているのか？」と言う。次回に父親も来院。「家内はここに来るたびに落ち着く。私もひらきなおって、夫婦双方の態度が変わってきた。しかしA子は弱ってきている。祖母も心臓病になった。家中病人で対処しきれない」と言う。

翌週、父、母、母方祖父、おじに伴われてA子来院。父親に背負われて診察室に入ってくる。強引につれてこられたようで、表情は硬く、態度は、ぶっきらぼう。皮膚はカサカサで髪も爪も伸び放題。身長百五十センチ、体重四十キログラムとそれほどやせてはいない。〈さしあたり身体の検査と治療のためにも入院が必要〉と告げても無言。病室に誘導するとくに抵抗はしない。父親が決断しみずからA子を背負ってつれてきたことを評価しておく。母親付添いで入院とする。

入院中スルピリドを投与するとしぶしぶ服用。入院後数日して看護師のすすめにより爪を切ったり顔を洗うようになり、病院食もすこしずつ食べ始める。母親が入浴を共にしたり髪を洗ってやったりする。母親とはよく話すようになり、母親も安心してかまってやっている。内分泌的検査を含む身体的検査を行うが、軽度の貧血と低蛋白血症以外とくに著しい異常は認めない。

面接場面では、身体所見についての治療者の説明は聞くが、感情や内的体験を問うと硬い表情で沈黙する。治療者より母親に話しやすいと言うので、治療者もあえてそれ以上は介入しない。身体的状態が安定し、食習慣もある程度改善した時点で、本人の強い希望と当初の約束により退院とする。入院期間約一カ月。

A子は退院後は服薬も通院もしない。予備校に入ってやり直したいと言っていると。心臓病のために入院していた祖母がA子の退院後間もなく退院したとき、母親は「まだ心が未整理なのに負担が増える」と動揺したが、しかしじきに立ち直り、「私らしく家の中を整理したい。実家が農家で雑然としていて個人の存在が認められなかったから」と、家の整理を始める。

その後の面接で、治療者が家族図や家の間取図を書きながら話を聞く。母親は夫の方の家系をよく知っている。祖母にさんざん聞かされていたと。「祖母（姑）の夫は女道楽で財産をくいつぶした上、早死にした。祖母は家を再興しようと懸命に働いてきた。祖母（姑）は私の人格を無視して、丈夫でつましく主人を大事にする女の鏡のような嫁の型にはめようとした。それに反発できなかった自分に腹が立つ」と。また、A子が美容院に行こうとして直前に逡巡し、「邪魔が入る」などと言うのを、母親自身が出かけようとするときに祖母の眼を気にしてつい行きそびれることとひき較べ、こういう母親の思いがA子に伝わるのかと言う。祖母がA子に向って母親をたえず批判し、嫁はかくあるべきということを言いきかせてきたので、A子が嫁の気持になってしまっているのではないかと言う。治療者は〈A子さんと自分をあまりに重ね合わせるのはどうか〉と若干注意を促した。

母親は家族の歴史や家族内の問題をしだいに意識化し、父親も母親に理解を示すようになった。父親来院時両親が互いに顔を見合わせて相談するようになり、以前とは雰囲気が一変した。

A子は予備校に行き始めるにあたりさんざん逡巡したが、両親がA子の意志を尊重するという態度で見守るうちに、なんとか通学するようになる。早く家を出たいと言っているとのこと。

弟（長男）は大学に入って家を出た。母親は「あの子はうちにいては自分が駄目になると思ったらしい。今まで仲介役をしてくれていた。私があの子を夫みたいに相談相手にしてきたのが負担だったのか。今は先生（治療者）を相談相手にしている」と言う。この弟は夏休みに帰省したおり、家族全体の治療の役に立ちたいと母親とともに来院する。そして、両親とくに母親の養育態度が感情表現や性への関心を押さえつけるものであったと言い、自分も姉（A子）も「母原病」だと言う。しかし、母親がそうなったのは祖母と父親の結びつきの強いところで孤立し、祖母の価値観に従わされてきたゆえで、そういう意味では「姑原病」だと言う。治療者が祖母の夫のことなど家族の歴史にふれると、祖母にもそうならざるを得ない事情があったかもしれないと、ある程度の理解を示す。母親は黙って聞いている。この回母親は第三子をも同伴。治療者に見せにきたと言う。

その後しばらくして母親から「なんとか自分たちだけでやってみるから、治療をお休みにしたい」との申し出があり、治療者も同意した。

三　考　察

1　治療経過の要約と検討

第Ⅰ期

この時期治療者はとくに家族療法を意図したわけではなく、A子の個人療法を行うつもりであった。しかし、A子が自身を病気とみなしたがらないため、また、今ふり返ってみるとA子初診時の治療者の態度が詮索的でA子を問いつめる結果になり、「親とグル」とみなされたため、A子との間に治療関係を確立することができなかった。A子の症状行動、自室へのとじこもりや物品の運び込み、には自己境界確立の意味があったのであろうが、当時治療者がその意味を汲みとって対応することができなかった。一方、家族療法としての見方にも乏しく、今思えばすでに母親がいろいろ語っていた家族病理を治療にとり上げることもできなかった。

中断は、祖母が「家の恥をさらす」ことに反対し、母親の自己主張を恐れた父親が祖母に同意したゆえであろう。祖母も父親もA子を病気とすることで家族全体の病理に目をつぶり、母親もそれに押し切られてしまったのであろう。治療者がそのことに十分気づかず、唐突な中断の申し出に心外な気持を抱き、中断の申し出の背後にある家族病理をとり扱えないままに中断に同意してしまった。ふり返って悔まれる。その後母親が「あいさつ」に二度ほど来院している。母親は内心、自身と家族全体の治療を求めていたのであろう。あるいは、治療者への転移性の感情もあるかもしれない。

第Ⅱ期

中断してほぼ三年後にA子の行動障害や拒食が再び出現し、両親が来院。父親はA子を病気、錯乱とみなしてその原因を母親の厳しすぎる態度に帰し、母親はA子のわがままとみなしてその理由を祖母、父親の養育態度に帰している。母親は「わがまま」なA子のなかに嫁としての自身の願望を見つつ、自分は姑の立場に立ってA子に厳しく当たっている。

治療者はA子の負担軽減と休養を可能にするためいったんA子を病気と認めた上で、今回はようやく家族療法的視点に立ち、A子の病気の背後にある家族全体の病理を問題にしようと努め、父母の来院を促した。しかし当初は父親の協力が得られず、母親の来院がほとんどであったので、母親の今までの苦労話を聞き、感情表出を促し、やや過剰とも言える姑への批判、反発も受け入れてきた。

母親はしだいに忍従から脱して自己主張を始めたが、それは家事の拒否、夫と姑への暴言、家出や離婚の主張となり、家庭内の緊張や葛藤が顕在化した。これに困惑したゆえもあって父親も来院し、父母合同面接がもてるようになったが、治療者は母親のみの面接と合同面接とで役割のとり方の違いにとまどいを感じた。合同面接のあと母親は不機嫌になり、父親は比較的気分よく帰ったのは、治療者の役割のとり方が母親の味方から父母の仲介者へと変化することに対応していたと思われる。

第Ⅲ期

母親が自身の気持やふる舞いに罪責感を抱いて悩み、混乱し、またおそらく治療者を味方につけようとして、みずから患者としてカルテを作り受診した。父親も治療者の勧めによりほぼ一回おきに来院するようになった。合同面接では父母は互いにそっぽを向いて座り、互いの非難をもっぱら治療者に向けて語った。治療者は、今までA子や姑を介して表現されていた両親間の感情的問題を直接二人の間で表現、解決させる方向で介入し、その上で両親連合の確立を目指した。合同面接は緊迫したものではあったが、両親間の率直な感情交流の糸口となった。〈母親は感情を出して話しているが父親は頭で応答している〉という治療者の指摘に反発したゆえか、以後父親はしばらく来院しなくなるが、家庭では妻の気持を汲もうと努力したようである。

母親はしだいに安定し、服装は明るくなり、表情も生き生きしてきた。家庭内では少しずつ母親の役割を担いつつあるように見えた。治療者が詳しい家族図や家の間取図を書きつつ話を聞いたとき、母親は自身も関心をもって積極的に作図に協力した。母親は「祖母にさんざん聞かされ」て夫の方の家系をもよく承知していた。この作業を通じて家族の歴史や力動が治療者にも母親にも一層鮮明に意識化された。

A子は比較的安定した時期を示すかと思うと、泣きわめいたり、自室にこもったり、拒食したり、時には独語らしきものを呈して精神病的状態を疑わせる時期もあった。母親はA子の状態を、祖母の呪縛から脱して自立しようとしていまだにできないことのあらわれととらえ、そこに母親自身を見ていた。この同一視はかなり著しいものであったが、当面両者の自立に役立つところもあると思われたので、若干の注意を促すにとどめた。

第Ⅳ期

A子の入院をめぐって両親の結合は強化され、入院時には父親が決断してA子を背負ってきた。入院中A子は母親に素直に依存し、母親も不安や罪責感なしにA子の依存に応えられるようになった。A子退院後、母親は家庭内で母親・主婦の役割を一層獲得しつつある。祖母は心臓病により身体が弱ったこともあり主婦の座を母親にゆずり、子どもたちへのかかわりも母親にまかせるようになった。父親は母親の気持を汲もうと努力している。合同面接場面で、第Ⅲ期には互いにそっぽを向きもっぱら治療者に向って非難し合っていた両親が、第Ⅳ期では顔を見合わせて相談しあうようになった。母親も、父親が祖母から十分に自立しないまま、会社でも苦労を重ねていることへの理解を語るようになった。両親の結びつきが強まるにつれて祖母が孤立し、気弱になった。母親は祖母を孤立させたことへの罪責感と、自己主張をゆるめると再び祖母に支配されるのではないかという恐れとの葛藤に悩んでいる。

従来母親の相談相手になり、時には父母の仲介役を果たしていたらしい長男は、遠方の大学に入学して家を出たが、夏休みで帰省したおり母親とともに来院して彼の眼にうつる両親や祖母について語っている。「母原病」から「姑原病」をへて「家族の歴史に由来する病」と彼の理解が深まるのが確かめられた。この時母親が治療者に見せたいと第三子をも同伴したため、治療者は治療経過中に祖母を除くすべての家族構成員に会ったことになる。

母親によるとA子はどうにか予備校に行っていると言うが、治療者との間には治療関係が確立できず面接できていない。

この時点で治療をお休みにしたいとの母親の申し出があり、治療者も同意した。治療再開後（第II期以後）ほぼ一年半の治療期間であった。母親のこの申し出の背後には、治療者への陽性感情に対する抑制が働いているかもしれない。治療期間全体を通じて、治療者に対する母親の転移性感情はとり上げずに終わった（この後さらに後日談があるが、本報告ではここまでにとどめる）。

2　家族の病理について

祖母の夫は放蕩者で家を没落させ、中年期に死亡。祖母はこの夫と一時別居している。祖母の子ども二人（第一子と第二子）は十八歳前後に死亡。祖母は勤勉を旨とし、感情を抑制し、性的なものを罪悪視して、世代を越えた「家」を維持しようと懸命に働いてきた。また、破綻した家庭を回復したいという多かれ少なかれ無意識的な願望を抱き、ひとり残った息子（「母の命」、A子の父親）に夫（現実の夫でなくあるべき夫）を見、息子夫婦の子ども二人（A子と長男）を青年期に死んだ自分の子どもたちの生まれかわりとみなし（子どもの性、同胞構成の相似、誕生日の一致ないし近似）、彼らの母親役を演じている。嫁（A子の母親）に対しては「働き者でつつましく、息子を大事にする嫁」を強く期待している。

過去の家族（祖母夫婦とその子どもたち）が現在の家族（A子の両親とA子、長男）へと祖母の投影により伝送されていて、祖母の世代とA子の両親の世代との世代間境界の混乱がある。

母親は若くして「何も知らないまま」おじの仲介で結婚し、祖母（姑）の期待に従わされてきた。雑然とした農家に育ったので「個人の存在の認められる、ひとつひとつこじんまりとした家庭」を望んできたが、嫁ぎ先の家庭も空間的にも心理的にも境界が不鮮明であった。母親から見ると、祖母（姑）・父親（夫）の母子関係の絆が強く、夫は祖母の言うなりで、父母の両親連合（夫婦単位）が確立されていない。夫の愛情に疑問を抱いている。子どもとの関係においては、第一子（A子）と第二子（弟）は「家の子」であって、母親役を祖母に奪われ、母親らしい感情が育っていない。母親自身このことに気づき悩んでいる。第三子のみは「自分の子」「自分の証明」として育て、周囲からも第三子は「母の命」とみなされている。ここに祖母・父（第三子、「母の命」）関係の意図されぬ伝送を見ることができる。

母親はA子との間に投影性同一視による共生的結合をつくり上げている。A子の「わがまま」のなかに、祖母からの自立をかちとろうとする母親自身を見たり、自分が祖母（姑）の立場をとってA子（嫁である自分）に厳しくあたったりする。また時には、祖母に育てられたA子と祖母を同一視して、祖母への反発、敵意をA子に向け、祖母との葛藤を娘との間で演じている。ここには個人の境界の混乱、世代間境界の混乱がある。母親は意識的には世代間境界と個人の確立を目指しているが、実際はむしろ境界を混乱させている。

父親は祖母との結びつきが強く、価値観を同じくし、結婚に際しても世間体を重視し「家」中心に考えている。子どもにも勤勉と感情の抑制を求めている。妻（母親）がよい嫁でないことに不満を抱き、妻個人との感情的交流には乏しい。長男は一時期母親の「夫みたいに」相談相手になっており、ここにも世代間境界の混乱がある。その役割を逃れるべく大学入学とともに家を出た。

3　A子の病理について

症候レベルでは、摂食障害、登校拒否、その他の行動化（自室へのとじこもり、物の運び込み、家出、両親への罵倒、母親への乱暴、万引など）、無精（洗顔、入浴、着替えをしない）、著しい両価性（母親への態度、不決断）、一時的な精神病様状態（亜昏迷?、独語、幻聴?）などがある。表情、態度は年齢に比して幼く、いかにも少女という印象。祖母からの投影（祖母の子の生まれかわり）、母親からの投影（祖母、嫁である母親自身）の引き受け手にさせられ、A子自身になりえていない。

中学までは「従順なよい子」であり、学業成績も秀れていたが、いわゆる受験高校に入学してしばらくして成績が低下。自律の欲求を「わがまま」として押さえようとする母親への反抗という形をとって発症している。祖母の娘は青年期に死亡しているが、その役を担わされてきたそれまでの従順なA子は、やはり青年期に象徴的に死のうとしたのか。それ以後のA子は母親に反発し自立を目指すと同時に、母親の述べるように、姑に反発する嫁を演じて母の自立を促そうとしているかのように見える。成長を拒否するかに見える少女っぽい身体と拒食は、祖母―母親と引き継がれた性的なものの抑制を体現しているのであろうが、拒食は一方で自律の主張でもあろう。母への暴力、自室へのとじこもり、祖母の部屋との間に壁を作ってほしいとの主張、家を出たいという主張などは、母親、祖母との間で自己の境界を確立し自立を達成しようとする努力と見られる。

4 治療者の意図と介入、その評価

紙数の制約もあり、治療者の意図と介入を具体的に示すことが不十分にしかできなかったので、この治療を通じて治療者の意図したこと、行ってきたことを箇条書きにしておく。

①「A子の病気」「A子のわがまま」とする家族の認識を「家族全体の問題」という認識へと変える。

②A子への投影や投影性同一視を両親に意識化させ、その投影を阻止する。ただし、祖母（姑）からの自立を目指す母親と、祖母と母親からの自立を目指すA子との相互同一視に対しては当面若干の注意を促すにとどめる。

③母親を支持し、家庭内で母親としての、主婦としての座を確立することを援助する。

④両親間の話し合いを促し、両親連合を確立する。

⑤最終的には家族内サブシステム、個人間の境界機能を確立する。

⑥母親が家族の変化の主導者になるよう（母親に家族療法家的存在になってもらうよう）援助する。

⑦母親と治療者との間の感情的関係については現在までのところとり上げない。

①から④はかなりの程度達成された。⑤はまだ不十分であるが、その方向にすすみつつある。⑥もある程度達成された。ただし、A子の病理、とくに精神内界の病理がどの程度改善したかについてはまだ確かめられていない。今後母親の個人精神療法、A子の個人精神療法の必要があるかもしれない。

文献

直接引用しなかったが、以下の文献から示唆を得た。

（1）Mandelbaum A : The family treatment of the borderline patients. In : Borderline Personality Disorders. Hartocolis P (ed), Int. Univ. Press, New York, 1977

（2）小此木啓吾「最近の精神分析的な家族療法」臨床精神医学、14、47-56頁、一九八五

（3）Zinner J & Shapiro R : Projective identification as a mode of perception and behaviour in families of adolescents. Int. J. Psycho-Anal,. 53 ; 523-530, 1972

（4）Zinner J & Shapiro R : The family group as a single psychic entity : Implications for acting out in adolescence. Int. Rev. Psycho-Anal., 1 ; 179-186, 1974

（5）Zinner J & Shapiro R : Splitting in families of borderline adolescents. In : Borderline States in Psychiatry. Mack JE (ed), Grune & Stratton, New York, 1975

総合病院におけるリエゾン精神医学の実践

初出「精神神経学雑誌」八二巻一号、一九九一

はじめに

リエゾン精神医学という言葉が初めて用いられたのは一九三九年のビリングス Billings EG[1]による論文が最初であると言われている。一九七〇年代からアメリカにおいて盛んに行われるようになり、一九七七年に加藤伸勝[6]によりわが国に紹介され、一九七九年には小此木啓吾[11]が方法論やコンサルタントの姿勢、管理組織上の問題を指摘した。一九八〇年には第七四回の日本精神神経学会でリエゾンのコーナーが登場し、一九八一年には日本精神分析学会でリエゾン精神医学がシンポジウムとして取り上げられ、精神科医の間での認識が少しずつ高まってきた。一九八八年には日本総合病院精神医学会が設立され、リエゾン精神医学についての実践の報告、さまざまな角度からの考察、研究が活発になった。この間にリエゾン精神医学に関する著作もいくつか出版された。

とはいえ、リエゾン精神医学のわが国における発展はようやくその緒についたばかりと言えよう。

私は一九七八年から大きな総合病院（六八〇床余を有する）の小さな精神科（常勤医二人）で仕事をしている。総合病院に赴任するまではリエゾン精神医学についてとくに教育を受けたこともなく、手探りで仕事をし

てきた、いわばわが国における第一世代のリエゾン精神科医として、ささやかな実践を報告する。

一　総合病院における精神科医へのニード

まず私どもが依頼、相談を受けるのはどのような場合が多いかを整理してみる。

①脳器質疾患、症状性精神病、身体疾患を合併した精神科疾患などの精神症状について診断と治療を求められる。

②身体疾患に対して患者が反応を起こしている場合。身体部位の切断、切除、機能障害に対する喪失反応、慢性疾患患者の抑うつ反応など。

③多数の科を受診している患者が、その問題性に気づいた（悩まされた）医師から紹介されてくる場合。医療不信や必要以上の多剤服用などが生じている場合が多い。心身症やパーソナリティ障害が見逃されていることもある。

④特殊な病棟や治療状況で発生する精神医学的症状、問題。ＩＣＵ、ＣＣＵ、人工透析センター、腎移植、熱傷センター、救命センターなど。

⑤患者あるいはその家族と医療スタッフとの間にさまざまな感情的問題が発生している場合。

これらの依頼の背景には、おそらく、

①疾病構造の変化（急性疾患がかなり治るようになり、慢性疾患、老人性疾患、心身症などが増加している）により、心理社会的側面からの援助の必要性が増加したこと。
②身体医学の専門化、細分化が進み、患者を一人の病める人間として全体としてみる視点の欠落が生じていること。
③医療技術の進歩が逆に精神医学的問題を発生させていること。
④身体医学がその疾病観・人間観で扱いきれない病者を病院から排除するための警察官の役割を精神科医に期待する場合があること。

などの近年の医学、医療の状況があると思われる。

二 コンサルテーションとリエゾンの概念

リポウスキー Lipowski ZJ[7]によれば、コンサルテーション・リエゾン精神医学とは臨床精神医学の一領域であって、総合病院の精神科以外の部門における精神科医の診断的、治療的、教育的、研究的な活動のすべてを含むという。

一般にコンサルテーションとは二人の専門家の交流のプロセスであり、コンサルティーが自己の業務上の困難、つまりクライエントの処遇、治療、その計画などに関して専門的な能力をもつコンサルタントに助力を求めることを言う。したがってとくに精神科に限らず、自分の専門領域以外の他の臨床各科の専門家に相談し助言を求めることは、すべてコンサルテーションと言える。精神科コンサルテーションでは、その取り扱う対象が疾患だけでなくそれを病む患者全体に及び、さらに患者個人にとどまらず、患者・家族関係、患者・医療者関係、ときには医療者間の相互関係を扱うことになる。従来わが国では、コンサルテーションは患者個人を対象とするもの、リエゾンは他科の患者個人ではなく患者をめぐるさまざまな治療関係に精神科医の側から積極的に働きかけ、他科の主治医、コメディカルスタッフ、医療チーム、患者家族、その他関係者と協力連携して主として心理社会面の問題を発見し、それが障害として顕在化する以前に未然に解決するものと、一応区別して用いられることが多かった。コンサルタントは火事が発生してから呼ばれる消防夫、リエゾン精神科医は火災を早期発見したり未然に防ぐ消防検査官というグリックマンGlickman LS[2]によるたとえはこの区別によく対応している。精神科医のかかわり方の違いに注目して、この区別を表1に示す。

表1　精神科医のかかわり方

disease-oriented	副科診療	消防夫
patient-oriented	コンサルテーション	消防夫
relation-oriented	リエゾン	消防検査官

表2　「リエゾン」という用語の使われ方
（保坂，1989[3)]）

1. 「コンサルテーション・リエゾン」の代用語か，両者を区別しないで用いる場合
2. 患者・家族関係，患者・医療者関係，ときには，医療者同士の関係を扱う機能を意味する場合
3. 精神科医が，特殊な病棟に常駐するか定期的に回診をしたり，カンファランスなどに出席し，チームの一員として機能する場合

最近保坂隆[3]は、上述の意味でのリエゾンも本来は精神科コンサルテーションの中にすでに包括されていることであると述べ、「わが国での（リエゾンという言葉の）このような紹介のされ方は、従来の総合病院における精神科医の役割が、患者の精神科的診断や治療方針の指示だけに限られていたために、患者をめぐる対象関係論的な機能を、敢え

て取り上げなければならなかったという実状を反映しているとも言える」と指摘している。そしてわが国における「リエゾン」という用語の使われ方を表2のように整理し、コンサルテーションは機能を意味し、表2の2のように対象が広がった場合を広義のリエゾン、表2の3のようにある構造ができている場合を狭義のリエゾンと呼ぶことを提唱している。

本稿ではリエゾン精神医学という場合には保坂のいう表2の1の意味で用い、コンサルテーションは精神科医の機能の意味で、リエゾンは保坂の表2の3、狭義のリエゾンの意味で用いることにする。

三　コンサルテーションの留意点

コンサルテーションを表3のごとく6段階にわけ、それぞれの留意点について述べる（紙数の制約のため略述する。詳しくは文献[9]を参照していただきたい）。

表3　コンサルテーションの留意点

1.	依頼票を読む
2.	病棟に赴く
3.	患者に会う
4.	主訴と問題点を探る
5.	診断と治療・介入の方針をまとめ報告書を書く
6.	経過を追う

1　依頼票を読む

短い依頼票から必要な情報を得るには「行間を読む」心構えがいる。いかなる理由で、なにゆえ現時点で精神科医の介入が求められているのか。コンサルティーは何を問題にし、どうしてほしいと思っているのか。診断や取り扱いについての意見を求めているのか、治療への参加を求めているのか、精神科への転科、転棟を求めているのか。依頼医の本音を知っておくことが必要である。依頼理由が患者本人に伝達されているかいないか、伝達されているとしたらどのようにかに留意する。精神科医であることを隠して診察してほしいという依頼には原則として応じない。主治医が患者に精神科への依頼を説明できるよう援助はする。

2　病棟に赴く

病棟に回診した方が患者の実態と患者を取りまく状況が把握しやすい。依頼があったらなるべく早く回診する。主治医に会い、カルテを読んで、依頼の趣旨を確認し、疑問点を確かめる。患者の身体状態と現在行われている治療について情報を得る。手術、検査、薬物、主治医の人柄などが患者の精神状態に影響を及ぼすから注意してみておく。患者の精神状態に影響する諸要因については、むしろ看護記録や看護師の話から質の高い情報が得られる。医師と看護師の、あるいは看護師間の人間関係が円滑で、病棟詰所の雰囲気が安定しているかどうかは、患者の精神状態に大いに影響する。

3　患者に会う

できるだけプライヴァシーの保てる場所を確保する。「精神科医の○○です」と自己紹介し、主治医の依頼によりしかじかの理由で来診した旨を告げる。その上で精神科医の診察を受けることに対する患者の反応を見守る。とくに必要がない限り主治医や看護師には退席してもらう。その方が患者の本音が聞きやすい。

4　主訴と問題点を探る

まず患者が今一番困っていること、訴えたいこと、治してほしいことからきく。すぐさま背景にある葛藤を取り上げたり、成育歴に遡ったり、性格を問題にしたりはしない。目の前の危機に焦点をあて、今何が患者を悩ませ傷つけているか、それがいつどのような状況で始まったか、なぜ現時点での精神科医の介入が求められたかを明らかにする。

必要なら神経学的検査を行う。意識水準や知能に問題のありそうな場合は、日時の見当識や記銘力その他を調べることも必要だが、唐突にそういう質問をして患者の自尊心を傷つけぬよう配慮し、検査であることを断る。

他科医が器質的疾患はないと診断していてもそれをう呑みにしてはいけない。他科医は精神科医以上に安易な心因論に走ることもある。心因性、内因性の疾患を疑われて紹介されてきた患者に器質的疾患が発見される場合もある。

当面の問題に見当がついたら、それに直接関連する経過をきく。まず身体に関する病歴をきき、その上で病気や治療についての患者の感情、評価、周囲の反応、人生のどのような時期にどのような状況で発症したかなどをきけば患者も答えやすい。医学的病歴《メディカル・ヒストリー》をききつつ情緒的歴史《エモーショナル・ヒストリー》を再構成していく。

5　診断と治療・介入の方針をまとめ報告書を書く

診断については、患者の精神症状が器質性か機能性かをまず第一に診断する。患者の自殺、自傷、他者への暴力などを主治医や看護スタッフが恐れている場合は、その可能性についての評価と対策を述べておく。他科スタッフの心配が過剰な場合が多いので、スタッフを安心させることが精神科医の重要な仕事になる。ただし実際に自殺や暴力の危険がある場合はそれを隠蔽してはならない。その恐れがあることを告げると同時に、実行しうる具体的対策を提示する。薬物の投与、家族の付添、個室への収容、刃物などの取り上げ、患者への接し方についての具体的助言（たとえば希死念慮を話題に取り上げ、死なないことを約束させるなど）、精神科病棟への転棟など。

報告書は日本語でわかりやすく書く。専門用語や略号の使用は必要最小限とする。精神医学の用語の中には他科医に当惑や恐れを惹き起こすものもあるので慎重に用いる。できるだけ日常の言葉で書く。「被害妄想あり」と書くより「周囲の人たちに意地悪されていると思い込んでいる」と書く。患者の言葉を入れて書くとよい。事実を書き、深層解釈は差し控える。その報告書を主治医が患者に読んできかせられる（それに近づける）ように書く。

6　経過を追う

経過を追うことによって、自分のしたコンサルテーションの適否を判断し、必要なら意見や治療方針を変更することができる。また患者、主治医、看護師との良好な関係の形成、維持に役立ち、今後の仕事をやりやすくする。

報告書あるいはカルテに次にいつ来診するかを明記するとともに、緊急事態の際のコンサルタントへの連絡方法を明記しておく。

四　コンサルテーションとリエゾンの実例

コンサルテーションの実際をいくつか例をあげて示す。

〈症例1〉肝障害で入院中に「ヒステリー」を疑われた中年女性(8)

消化器科から「肝障害で入院中ですが、ここ数日性的な言葉を口走ったり、『三日後に治るとの神のお告げがあった』というなど不穏な状態です」との依頼があった。主治医は入院生活による性的欲求不満からヒステリー症状を呈したと疑っているらしい。

回診すると、患者はロビーに座り込んでたしかに性的なことを口走っている。「お告げ」の背後には病気の予後についての不安が強く感じられる。しかし同時に見当識の障害や状況誤認があり、軽い意識障害が存在すると思われたので、ヒステリーでなく、代謝性障害による脳症状であろうと意見を述べておいた。数日して患者は昏睡に陥った。ヒステリーと思われたものは肝性脳症の前駆症状であった。

この例のように心因性あるいは内因性の疾患を疑われて紹介されてきた例に症状性精神病を見出すことがある。軽い意識障害が見逃されている場合もめずらしくない。

〈症例2〉手の手術前に不安になった三十代の女性(9)

形成外科から「右手の外傷後瘢痕拘縮にて入院。腱の延長術および腹部皮弁による移植術を施行。近日中に皮弁切断の予定ですが、二、三日前から精神的に不安定で、『このままでよい』『もう家に帰りたい』などと言っています。よろしくお願いします」との依頼があった。

面接すると患者は不安そうに、「一回目の手術をしてもらったが、まだ包帯がしてあってどうなるかわからない。もういじってほしくない」と言う。怪我をしたときのいきさつを問うと、「子どものころ母にあまりかまってもらえなかった。四歳のころ表で遊んでいて、母に名前を呼ばれたときうれしくて、母をもっと呼び寄せようと後戻りしたところへ電車がきて、ぶつかって怪我をした。母は病院へつれていってくれず、近所の人がつれていってくれた。以後いくつかの病院にかかったが、だんだん悪くなった。母は『いじられてよけいに悪くなった』とよく言った。いままでの医師に対して『玩具じゃないのだから』と反発していた」と語る。私が「今回の手術に関しても以前と同じような不安がでてきたのかな」と述べると、患者も過去の不安の重なりを認め、三日前に母が見舞いにきてから昔のことを思い出していたと言う。私が「お母さんはあなたの怪我に気が動転して、自分であなたを病院につれていくことができなかったのでしょう」と述べると患者はうなずく。そして「気持がすっきりしました。手術は受けます」と言う。

形成外科の主治医と病棟看護師にこの面接の内容を要約して伝え、さらに、手術が二回にわたることの意味を主治医から患者にいま一度説明してもらうよう依頼した。患者は翌々日手術を受け、良い結果を得て退院した。

術前に不安になる患者のなかには、この例のように、以前の手術、治療への不安、不信の再燃が見られる場合がある。

〈症例３〉母親からの腎移植を予定して入院中に不安定になった青年

泌尿器科から「慢性腎不全で、母親からの生体腎移植を予定して入院しましたが、感情不安定で、移植を拒否するような言動もみられます。よろしくお願いします」との依頼があった。泌尿器科医は移植中止も考えているらしい。

透析センターに回診し、ベッドサイドで面接した。病歴を問うと、「中三頃から蛋白尿があったが小康状態が続いたので、二十一歳で恋愛結婚し、翌年女の子が生まれた。その後しばらくして腎機能が低下し、二十三歳のとき透析に入った。絶望的になり、食事の制限を守らなかったり、妻に当ったりした。結局離婚になった。人生に張り合いがなくなった。透析はやりたくない、こうまでして長生きしたくない」と言う。焦燥、不眠に対してトランキライザーを投与し、以後週二回の面接を約束した。次に回診すると、「幼児期に母親の不注意から炬燵で足に火傷をした。母を恨んできた。母が移植を申し出たのは、そのことを悪いと思っているからだと思う。母といっしょにいるといらいらする。暴力をふるったこともある。母の腎臓はもらいたくない」と言う。

母親は「この子のためにできるだけのことをしてやりたいが、万一移植が不成功のときに、親が勧めたからやったのにと責められるのが不安で、迷う」と言う。

私は泌尿器科医に移植の可否について決定をしばらく保留してもらうよう依頼し、患者と母の仲介をしつつ、話し合いを促した。話し合いの中で患者は一時期自分を責め、「甘えん坊を叩き直すため」坊主頭になるなどやや奇矯なふる舞いもみられたが、しだいに「母も痛い思いをしてまでくれるのだから」と母親からの腎提供を受け入れ、移植手術を受けて、退院した。

おそらく根底には患者のパーソナリティの問題、母子関係の問題があろうが、そこまで立ち入ることはできなかった。

〈症例4〉さまざまな身体的ハンディキャップをもつ十四歳の少年⑨

小児科からの依頼票には「慢性腎不全、身体的に左下肢無形成、先天性鎖肛など重篤なアノマリーを合併しています。最近病棟内の他の患児と仲が悪く、皆に悪口を言われると言います。看護師に反抗的で困っています」とある。

松葉杖をついて面接室に入ってきた患児は不機嫌な表情でやや乱暴な言葉づかいだが、面接をいやがる様子はない。「院内学校の勉強がむずかしい」「同室の患者から好きな女の子の名前を無理矢理言わせられそうになり、その患者を叩いたら仲間はずれにされた」「脱走して看護師さんに追いかけさせて困らせたい」などと言う。付き添ってきた母親によると、患児はひとりっ子で、先天性奇型のためほとんど病院ぐらしであった。十年前に父親が死亡して母親が働かなければならなくなり、患児との接触が少なかったと言う。

母親との合同面接を提案したが、母親は多忙でこれないと言う。患児と数回面接し、患児は面接を楽しみにするようにはなったが、病棟ではあいかわらず問題行動が多かった。そこで小児科主治医と相談の上、主治医、病棟看護師、院内学校の教師、精神科医でカンファランスをもった。看護師からは「患児は他患者とよくトラブルを起こす。服薬を拒否するなど看護師の言うことをきかなくて困る。また母親も感情的で、他患者や看護師に攻撃的になりやすい」と、教師からは「学力も低いし意欲もない。どうしたらよいか」との報告や質問があった。主治医からはあらためて患児の病歴と身体状態の説明、人工透析への導入の必要性が説明され、患児の背負っている身体的ハンディキャップの大きさが皆に再認識された。さまざまな話し合いを踏まえた上で、私が次の四点を提案し、試みることになった。①患児の心身の発育の遅れを十分配慮し、学校で患児に過重な負担をかけないようにし、絵など得意なことを認めてやる（教師が熱心なあまり、また患児の知的能力を過大評価して、患児に過度な負担を強いていた）。②看護師を困らせる行動は反抗というより、注目、関心を惹こうとする試みで、患児はかまってもらうことを求めているのだから、看護師は話し相手になるよう努める。③母親の患児の治療に協力するため面接にきてもらうよう主治医からもう一度伝える。④皆が患児に関心をもち話し合ったことを患児に伝える。

主治医の働きかけで母親が来院してくれるようになったので、その後数回にわたり合同面接を行った。その中で、母親が患児を障害児として生んだことに強い罪責感をもっていること、看護師との対立や精神科医との面接への抵抗も一部この罪責感に由来するもので、母親は自分が責められることを恐れていることが明らかになった。私は母親のこういう気持を看護師に伝達し、両者の関係は多少とも改善した。患児は「皆が俺のことで会議をしたのか」とある種の満足を得て、しだいに安定した。

次にリエゾンの実例を示す。われわれはここ十年ほどの間に熱傷センター、透析センター、腎移植病棟などでそれぞれリエゾンを行い、その一部はすでに別のところに発表した(4、8〜10、12)。ここでは腎移植をめぐるリエゾンについて簡単に紹介する。

腎移植をめぐるリエゾン

リエゾンを開始する以前から、腎移植患者で不安、抑うつなどの精神症状をもつ患者のコンサルテーションには応じていた。数年前精神科研修医が各科をローテート中に泌尿器科も回り、まだ各科のセクショナリズムに毒されていない新鮮な眼で、腎移植をめぐる精神医学的問題に関心をもった。泌尿器科医の側にも、かつて腎移植が成功したにもかかわらず自殺した例の経験などから、精神科医の介入の必要性が感じられていた。またアメリカでの研修経験のある医師が複数いて、そこでの経験から精神科医の介入に抵抗がなかった。

そこで一九八四年以来、腎移植のために入院した患者全例への面接と心理テスト、週一回の回診、さらに必要に応じて生体腎移植の提供者との面接を行うようになった。同時に移植チームの泌尿器科医との週一回（その後二週に一回）のカンファランス、病棟看護師との月一回のカンファランスを行い、移植患者の精神医学的諸問題の早期発見と対応、患者とスタッフ間のコミュニケーショソの調整に努めている。回診やカンファランスなどの構造が確立した狭義のリエゾンといってよいと思う。

当初患者側の精神科医の回診に対する心理的抵抗が懸念されたが、移植が心身ともに大きな変化を伴うこと、感染予防のための個室拘束、拒絶反応、免疫抑制剤の副作用などにより稀に精神医学的問題が発生することを告げ、その予防と早期発見のため精神科医がかかわると説明することで、患者にはとりわけ抵抗は認められなかった。

早期発見に努めているせいもあって、腎移植患者の精神症状の発現率は一九八五年の調査で四四％とかなり高いが、重大な事態に至ることはごく稀である。狭義の精神症状に対する対応よりも、患者と腎提供者の間の、あるいは患者とスタッフ間の感情的関係の調整などがわれわれの仕事の主要な部分を占めるようになりつつある。

五　リエゾン精神医学を可能にする要因と困難にする要因

リエゾンが円滑に進んだ例についてその要因を検討してみる。

①精神科医がコンサルテーションに積極的に対応し、精神科医の介入が意味があり有効であることを他科ス

タッフに認識してもらうよう努力した。
②精神科医が看護記録に注意を払い、看護師の役割を重視する姿勢を示した。
③精神科医の姿をしばしば見かけることで、潜在的であったコンサルテーションのニードが引き出された。
④精神科と他科とが同一病棟であったことから相互認識が深まった。
⑤熱傷患者や透析患者はたとえ精神症状が出現しても長期間治療を続けざるをえず、スタッフに何とか患者を抱えていこうとする姿勢がみられた。
⑥他科医師の側に精神科医の介入に対するひらかれた姿勢があった――アメリカでの留学、研修経験から。
⑦双方がコミュニケーションをフォーマルなものにし、回診やカンファランスを構造化する努力をした。

他方、リエゾンを困難にする要因には以下のようなものがある。

①精神医学教育の中でのリエゾン精神医学の教育の不足。
②精神科医が自己を特殊視し自閉的になる。
③かかわりが部分的で辺縁的であることへの精神科医の側の不全感。
④精神科スタッフの不足。
⑤身体医学の疾病観・人間観（人間の一個の有機体とみる、患者個人が対象、要素還元的、細分化された専門性、テリトリー意識）と精神医学の疾病観・人間観（人間を一人の人格とみる、関係の重視、全体性の重視、意味や歴史の重視）との対立、対話の困難。
⑥他科スタッフのもつ、無意識的・衝動的なものへの恐れ。

⑦他科医が精神科医の介入を批判、侵入と受けとる。
⑧他科スタッフの間の、精神科医の介入に対する意見の不統一。
⑨医療経済上の評価のされにくさ。
⑩患者の側の精神科受診に対する心理的抵抗。

六　今後に向けて

リエゾン精神医学を発展させていくには、次のような努力が必要であろう。

①精神医学教育の改善、充実。とくにリエゾン精神医学、心身医学、力動的精神医学など、従来ややもすると辺縁領域とみられていたことについての卒前、卒後教育の充実。
②身体医学にたずさわる医師への教育、啓蒙。精神医学を特別視したり敬遠したりするのでなく、全体医学、総合医学の一環として「利用」しうるような医師を育てる。
③医療経済上の評価の確立。亀田英明(5)の主張するように、リエゾン精神医学を行っている総合病院の基本診療料を高くすべきだと思う。
④ベッド数に比例した医師定員という考え方とは別に、病院全体へのサービス部門としてリエゾン精神科医を定員化していく努力。
⑤地道な実践の蓄積。

こういう努力の積み重ねによって、精神医学が身体医学の中に浸透し、現代医学を再調整し、深化し、拡大することによって真の意味の全体医学、総合医学が成立することを願う。

本稿は第八七回日本精神神経学会での教育講演を要約したものです。私に講演の機会をお与え下さった風祭元会長および関係の方々、当日座長をしていただいた柏木哲夫先生に感謝します。

文献

(1) Billings EG : Liaison psychiatry and intern instruction. J. Assoc. Am. Med. Coll., 14 : 375-385, 1939
(2) Glickman LS : Psychiatric Consultation in the General Hospital. Marcel Dekker Inc., 1980. 荒木志郎・柴田史郎・西浦研志訳『精神科コンサルテーションの技術』岩崎学術出版社、一九八三
(3) 保坂隆「コンサルテーション精神医学とリエゾン精神医学」総合病院精神医学、1、53-58頁、一九八九
(4) 平松三芳・横尾和久・成田善弘・井澤洋平「自殺と熱傷」、大原健士郎・佐々木仁也編『自殺企図患者のケア――救急と精神面の対処法』金原出版、一九八九
(5) 亀田英明「リエゾン精神医学と健康保険制度について」総合病院精神医学、1、79-82頁、一九八九
(6) 加藤伸勝「Liaison Psychiatry」精神医学、19、202-203頁、一九七七
(7) Lipowski ZJ : Consultation-liaison psychiatry : An Overview. Am. J. Psychiatry, 131 ; 623-630, 1974
(8) 成田善弘『心身症と心身医学』岩波書店、一九八六
(9) 成田善弘「コンサルテーション・リエゾン」、西山詮編『リエゾン精神医学の実際』新興医学出版社、一九八六
(10) 成田善弘「総合病院に働く精神科医として日ごろ感じていること」総合病院精神医学、1、59-64頁、一九八九
(11) 小此木啓吾「Consultation-liaison psychiatry の動向」治療、60、577-586頁、一九七八
(12) 尾崎紀夫・成田善弘「腎移植における精神医学的諸問題」精神医学、28、671-677頁、一九八六

心身症の心理治療的側面

初出『今日の神経症治療』金剛出版、一九八七

はじめに

心身症の治療は心理治療だけによることは困難で、身体医学的治療との協同が必要である。とくに急性期には身体治療が優先する。心理治療を担当する者として患者の体験や内界を探ることにのみかまけて、身体的所見とくに進行性の病変を見逃すことのないよう注意しなくてはならない。心身症者はしばしば「困った患者」「特別な患者」「本物の病気でない患者」とみなされて、身体医学から押し出されてくる。いったんこういうレッテルを貼られると、たとえ身体的器質的病変があって患者がその症状を訴えていても、心身症者に特有の訴えとして軽視されてしまう恐れがある。心理治療を依頼された場合も、患者の器質的病変の有無、程度について注意を払い、必要に応じて身体医と協力しなくてはならない。そして身体治療においても精神療法的配慮がなされるよう働きかけ、身体治療が患者の心に及ぼす影響を吟味してゆく。

心身症者の多くは心理治療への導入に抵抗を示す。れっきとした身体病ならともかく、「心身症」などというさんくさいものには彼らはかかりたくないと思っている。その根底には、問題を自己のパーソナリティにかかわるものとして引受けてゆくことへの、自己のライフスタイルを再検討することへの抵抗がある。さらに社

会一般が心身症者に対して示す微妙な価値判断（価値貶め）が、彼らをして心身症という診断と心理治療を受け入れることを躊躇させる。とりわけ精神科への受診は彼らが内心抱いている狂気恐怖を引き出す。

治療者はまず、病気を広い意味での人生のストレスに対する反応、人間誰しもに生じうる事態ととらえ、身体症状、人生の出来事、感情体験をつき合わせて考えてゆくことを提案する。導入期には身体症状と人生の出来事との内的関連や精神内界の感情体験をただちに探求することはむずかしいが、出来事と身体症状発現との時間的関連は確認しておく。患者が語りやすい身体医学的病歴《メディカル・ヒストリー》をききつつ、病気についての患者の反応や見通し、今までの医師との関係などをきくことを介して、情緒的病歴《エモーショナル・ヒストリー》をあきらかにしてゆく。

多くの心身症者は多少ともアレキシシミックな特徴をもち、感情表出が困難である。治療者は面接場面で安全感を提供することに努め、患者がみずからのアレキシシミックな特徴に気づき、感情を表出できるように促す。心理治療をしつつも身体医学的診察という形で患者の身体にふれることもありうる。あるいはあたかもふれるごとくに身体をめぐって語り合う。心を身体と別個のものととらえるのでなく、身体ににじみ出てくる心をとらえる。

一　症　例

A子　二十三歳

主訴　胃痛、首や肩の痛み、目まい、歩行障害。

家族歴　父母と同胞四人の六人家族。A子は第二子。父親は公務員。自分を犠牲にしても社会のために尽くしたいと政治団体に入り活動している。いつも何かしていないと空虚感に陥ると言う。自分の歩んできた道をA子にも歩んでほしいと念願している。母親は、A子によると、怒りっぽい人で、深い交流が持ちにくい。姉は二歳年長で中卒後働いている。弟妹はいずれも現代っ子で自分のペースで暮らしている。

A子の病前性格　おとなしく目立たない存在で感情を表さないが、内心負けず嫌い。いつも何かしていないと気がすまない。

成育歴　A子が生まれた時、父母ともに「男の子ならよかったのに」と思ったという。A子二歳の時、弟誕生。母親は弟を可愛がり、A子には手をかけなかった。母親は弟の世話をしないといってよくA子を叱ったが、父親がかばってくれた。お父さんっ子であった。幼児期よく病気をした。病気になると両親がやさしくなり、何か食物を作ってくれた。小学校低学年のころ学校でいじめられたが、そういう自分を人に話すのがいやで、誰にも話さなかった。自分の気持を出すのが怖く、親にも友だちにも本当の胸の内は打ち明けなかった。小学、中学とじんま疹、下痢、嘔吐などがあった。

中学の時から、父が好きな演劇をやりたいと思い、高校で演劇部に入った。学校では成績もとくによくないし運動も苦手で目立たない存在だったから、「どこかで自分を表現したかった」。役《キャスト》がなかなかもらえず効果の方で頑張ってチーフになったが、高三の時チーフの座を交代させられた。短大在学中一年間ある劇団の研究生になったが、俳優になるのは困難だとわかってきた。父の言うように人のために尽くす仕事につきたいと思い、保母を志望した。

短大卒業後ある保育園に保母として就職。そこで皆で支え合い、批判し合ってやってゆく職場。早く保育力をつけなければと努力し、徹夜でレポートを書いたりしたが、同僚についてゆけない、自分に力がないと感じることが多かった。

現病歴　就職後一年ほどして胃の調子が悪くなり、首や肩がこるようになった。内科を受診して胃炎、頸肩腕症候群、自律神経失調症などと診断された。仕事は続けていた。就職して三年目の春、腹痛、発熱があり入院し虫垂炎と診断され手術を受けた。その後高熱が出て髄膜炎を疑われて諸検査を受けた。一カ月ほどで下熱したが、その後関節痛、腰痛、目まい、ふらつき、歩行障害などが出現した。多彩な症状があっても何かしていないと気がすまなくて、ある男性患者とともに「入院患者の会」を作ろうと奔走した。二人の仲がうわさになった。A子は「特別な感情はもっていなかった」が、この時少しやせた。いくつかの科で精査を受けたが、胃炎以外明確な所見に乏しく、心身症あるいはヒステリーを疑われて当科を紹介された。

治療経過

第Ⅰ期　初診から入院、退院まで。約二カ月。

母親とともに内科医からの紹介状をもって受診。患者は「紹介されたからきたまで」という態度。身体症状のほかにはほとんど今悩んでいる問題はないという。その後一カ月ほど来院しなかったが、内科医の勧めで再び当科受診。簡単な成育歴と現病歴を聞いた上で、症状は仕事のストレスへの反応かもしれないと心身症の可能性を示唆し、休養と心身両面からの検討を目的にわれわれの病棟（総合病院精神科、他科との混合、全開放）に入院を勧めると、A子も同意した。しかし病室に入ると「雰囲気が暗い」とすぐ退院してしまう。精神科への抵抗が窺われたが、翌日、内科医の説得もあって再び入院を希望し、約二十日間入院。入院後数日にして、それまで三、四カ月続いていた歩行障害は消失。「働かなければいけないと思ったら歩けるようになった」と。体重が五十キロから四十二キロまで減少したので、内分泌的検査を含む身体的諸検査を行ったが、特記すべき異常は認められなかった。保育園就職後からかなり無理をしていたことが面接の中で明らかになるが、A子はそれにもかかわらず「早く退院して働きたい」と主張し退院。

第Ⅱ期　退院後約四カ月。

退院後週一回五十分の外来面接。面接はほとんど身体症状の訴えに終始し、感情は語られなかった。「以前から何事も自分ひとりの胸の内におさめてきた。人がどう思うかと考えると自分の気持を出すのが怖い」と。治療者は心身症について説明し、人生の出来事、感情、症状をつき合わせて考えてゆくことの必要性を繰り返し説明した。患者は少しずつ、演劇志望だったが断念したこと、父親と考え方を同じくしていることを語る。毎回父親が付き添ってくる。父親との関係が大きな意味をもっているように思われたので、父親の希望を容れて面接の後半を合同面接とした。A子は「高校以後はほとんど病気をしなかった。短大のころは友だちもいて楽しかった」と語るが、「そのころよく腹痛があった」とも言うので、「楽しい時期に腹痛があったの？」と問い返すと、「当時交際していた男性と考え方が合わず、悩んだ末結局別れた」と打ち明ける。別れた時の気持を問うても「……別に、どんな感じと言われても……あーこれで終ったと思っただけ」と。父親は「彼は自分を犠牲にしてまで人のために尽くすということがなかったから」と言い、A子もうなずく。治療者が「お父さんとあなたは同じ考えなの？」と問い返すも、A子も父親も当然のごとく「生きがいは同じ」と言う。

A子はやせ願望を示し、姉と互いに体重を比較し合い、野菜やヨーグルトしか食べなくなった。体重は徐々に減少し三十三キロにまでなる。関節痛、腰痛もあり整形外科で投薬を受けた。

やがてA子は自動車学校にゆき始める。やせや関節痛があるので治療者が懸念を表明しても、A子は「何かしていないといらいらする」と言う。さらにスーパーのアルバイトも始める。治療者は内科医にも受診するよう勧め、A子は内科を受診し、出血性胃炎と診断され入院を勧められるが、どうしてもいやと拒否。外来で点滴を受けることはようやくにして承知する。治療者がこのことをとり上げて「身体の出しているメッセージをすこし聞けるようになったの？」と問うと、「今まで身体がだるいと思わなかった。まだいけると思って休む気持になれなかった」と言う。気分を問うと、「どう言ったらいいかわからない。とにかく早く仕事したい」と答えるのみ。父親も「娘には僕の歩んできた道を歩いてほしい。リーダーになってほしい」と述べる。

第Ⅲ期　復職、その後の治療中断までの約一年間

翌年、父親が家族全体のまとまりが大事と団欒の場をもつようにしたと言う。A子は「正月は家族皆でトランプしたりお酒をのんだりした。本当に久しぶり。ここ四、五年母が勤めに出るようになって、食事がバラバラだった」と言う。弟出生以来母との接触の乏しかったこともあらためて想起された。その後の面接で、保母の仕事について語るなかから、「玩具をとられてくやしい気持の子ども」の話になり、「自分も気持が言えなかった。自信がなくて人に保証してもらわないと言えなかった」と言う。治療者が「お父さんの気持が自分の気持になっていた？」と問いかけると、「なんとなくここまできた……父が正しいと言ったらそうなんだなあと……」と言う。そして「今気づいたが、くやしい子どもの気持をわかってやろうとしてもなかなかその気持になれない。自分がそういう気持を押えてきたのか」と自己を見つめるように言う。次の面接でA子は「くやしい子どもに『くやしいね』と言ってやるときに、私にその感じがつかめるかどうか。つかめていないと表面だけの保育になる」と言う。治療者が「あなたもくやしい思いをしたことがあるの？」と問うと、「職場で存在感がないと言われた時、自分に力がないからとショックだった。子どものころ弟のことで怒られたのもすごくくやしい」と、くやしかった体験をいくつか想起する。

このころ表情、服装とも明るくなり、体重も五十キロ近くまで回復していたが、くやしい体験を思い出すのと相前後して身体各所の痛みが出現し、下痢と便秘が交互に出現した。A子は「自分の身体でないみたい」と言う。中学、高校と下痢、嘔吐、湿疹、偏頭痛などがあったことも思い出された（以前は、高校以後は病気しなかったと述べていた）。

保母をぜひ続けたいと四月に復職。このころからA子は「父が私の側にいたがるが、私もひとりでいたい。放っといてくれと言いたくなる」と言う。また「高校のころ家の雰囲気が暗くて、帰宅を遅くしていたら、姉も荒れて家の中がメチャクチャになった。それ以来食卓でも父と姉の間に入って仲介役をするようになった」と言う。さらに、小三のころ父が弟をひどく叱ってビールビンで叩いたのを見て、自分が自分を傷つけるような行為をするのではないかと怖くなったことを思い出す。

さらに「自分を表したいが、表すと批判されるのが怖い」「自信がないから、人前で緊張してしまう」などと語る。身体症状はあまり訴えられなくなった。九月には「小さいころから『ここに自分がある』という感覚がない。今まではサークル活動したり酒のんだりしてごまかしてきた」と語る。しかしこのころから「仕事が忙しいから」と面接のキャンセルが多くなり、翌年には来院が途絶え、治療開始後約一年半で中断に至った。

二　考　察

1　臨床的特徴

本症例の臨床像の特徴を以下に列記する。

a　多彩な身体症状

関節痛、腰痛、めまい、歩行障害、下痢、便秘、腹痛、偏食、やせなど多彩な身体症状があり、各科で検査、治療を受け、頸肩腕症候群、出血性胃炎、過敏性大腸、心身症、ヒステリーなどと診断され当科に紹介された。一時期著明なやせを生じ神経性食思不振症かと思われたが、その間内科では出血性胃炎として加療された。これらの症状は動揺しやすく、比較的短期間で消失したものもある。

b　過活動性

多彩な身体症状にもかかわらず休養や入院についてはむしろ拒否的で、働くことを望み、相当やせている時期にも医師の懸念を振り切って、自動車学校に行ったりスーパーのアルバイトに出たりした。何かしていないと気がすまない、じっとしているといらいらすると言う。

c　身体感覚の感受性の乏しさ

疲労感や空腹感を適切に感じられない。身体各所の痛みを訴えるも実際にはむしろ活動的で、どの程度実感されているかがわかりにくい。成育歴にみられるさまざまな心身症症状も面接初期には一部否認されていた。

d　感情の体験、表出の困難

感情を問うと「どんな感じと言われても……」と口ごもる。

e　自己同一性の問題

治療の後期になって「『自分はこうだ』というものがない」などと自己同一性の未確立が語られる。

以上の諸特徴はこの症例に限らず、精神科を受診する心身症者の多くに共通する特徴であろう。

2　治療経過

a　第Ⅰ期

患者は身体症状を訴えるのみで心理治療への動機づけに乏しかった。治療者はまず身体の病歴をいま一度たしかめながら、発症、増悪に前駆する患者の生活状況、人生の出来事に目を向けた。人生の出来事と心身症症状との意味関連はただちには立証できないが、まずその時間的関係に患者の注意を促した。さらに、心身症の発症を促すストレスや葛藤の有無、患者の人生における症状の役割、意識的無意識的な症状の意味などを念頭におきつつきいた。この患者の場合、幼児期とくに弟出生以来母親からの充足が得られなかったらしいこと、子どものころからの心身症症状の多発、思春期以来の演劇志望に見られる自己表現の欲求とその挫折、保母としての強迫的な働きぶりなどが現症状につながっているものと思われたが、こういう治療者の理解を患者と共有することはなかなか困難であった。さいわいにして、身体医が心理治療の必要性を理解し患者を説得してくれたこともあって、心理治療に対する患者の抵抗をなんとか克服することができた。

b　第Ⅱ期

この時期にも心身相関についての説明、心理治療への導入は繰り返し行った。患者はしだいに生活の状況や人生の出来事を見直すようになったが、それにまつわる感情を表出することは困難であった。空腹感や疲労感などの身体感覚を自分自身への信号として認知し利用することがむずかしく、自分の情動、感情を描出するにふさわしい言葉を見つけ出すことができにくいようで、アレキシシミックな特徴を示していた。この患者の場合、この特徴は遺伝的解剖学的な要因によるよりも発達的要因による部分が大であると思われた。治療者はおりにふれて身体感覚や憾情を問い、患者自身に自己の感情表出の乏しさに気づいてもらうよう働きかけた。

父親との合同面接のなかで、患者が父親に深く同一化し、父親の価値観や生き方をほぼそのまま取り入れていることが明らかになった。患者出生時から、両親が「男の子ならよかったのに」と思ったこと、患者が母親から情緒的供給を受けることが乏しく、そのため早期から父親への同一化を強めたことなどによるであろう。患者も父親もこの同一化を当然とみなしていたが、治療者は少しずつそこに疑問を投げかけた。

この時期患者は神経性食思不振症と思われる病像を呈したが、内科での胃カメラ検査で出血性胃炎と診断されて治療を受けた。関節痛があり整形外科でも投薬を受けた。このように身体症状が顕著であるにもかかわらず、患者はこれを無視するかのように自動車学校やアルバイトに行き始めた。これは父親の価値観への同一化であると同時に、のちにあきらかになるように、根底の空虚感、自己同一性の未確立を埋めようとする試みであったと思われる。

また、以前から父親と姉との仲介者として家庭の平和を保つべく努力してきたことも語られた。心身症者はしばしば家庭内の調整役を担っているが、この患者にもそれがみられた。

c　第III期

第II期の終わりに患者は内科医による点滴を受け入れた。また、正月休みに家族との接触が増え、患者はある充足感を得たようである。母親が仕事に出るようになってから淋しい思いをしていたことが、初めて語られた。弟出生以後母親との情緒的接触の少なかったこともあらためて想起された。これに伴って身体症状に改善がみられ、患者は復職した。保母として子どもにかかわる体験から、子どものくやしさへの共感、ついで自己の人生でのくやしかった体験へと連想がつながり、いくつかのくやしい体験が感情をこめて語られた。保母という職業選択は、実は、自己のなかの幼児に愛情を注いでもらいたいと言う（無意識的）願望に由来していることが推察された。

父親への批判がしだいに語られるようになった。かつて父親の激しい怒りを目撃したことが自己の感情抑制につながっていることも思い出された。

ついで、「『自分はこうだ』というものがない」と、自己同一性の問題が語られるようになった。自己同一性の未確立は多くの心身症者が抱えている問題である。治療者はようやく心理治療が深まってきたと感じたが、このころから面接のキャンセルが増え、ついに治療中断に至った。症状が軽快し保母としての仕事が多忙になったこともあろうが、ようやくにしてあらわになってきた自己同一性の問題に取り組むことへの患者の抵抗も考えられた。

心理治療としては不十分であるが、実地臨床上は治療の少なくとも第一ラウンドが終了したものと治療者も判断した（その後の展開もあるが、本稿ではここまでの報告にとどめる）。

文献

（1）Bräutigam W and Red von M (edt) : Toward a Theory of Psychosomatic Disorders. Karger, Basel, 1977
（2）Karas TB : Psychotherapy with physically ill patients, in Specialized Techniques in Individual Psychotherapy. (edt) : Karasu TB and Bellack L, Brunner/Mazel, New York, 1980
（3）成田善弘『心身症と心身医学』岩波書店、一九八六

分裂病者と会うときに

初出「精神科治療学」八巻九号、一九九三

はじめに

精神科医になって二十数年、数多くの分裂病者に会ってきたが、今まで分裂病について何一つ書いたことがない。だから本特集の執筆者の一人として依頼されたことは意外であった。はじめは依頼に応える能力がないからお断りしようと思ったが、この際分裂病について私なりに感じていること、考えていることを文章にしてみるのも、少なくとも私自身のためになるであろうと思いなおして、お引き受けした。だから本稿は、分裂病者に数多く会ってはいるがこれといって研究歴のない、ごく普通の（？）一臨床医としての発言であり、「分裂病治療の標的と指標」という特集のタイトルをめぐる自由連想的な覚え書きである。

私は今まで強迫症者や境界例にかなりたくさん会ってきたし、現在も彼らをインテンシヴな精神療法の対象としている。ここでは、これらの患者と比較しつつ、外来で分裂病者と会うときの私の素朴な印象を書いてみる。

一　距　離

ちょっと妙な言い方で、誤解される恐れありと自分でも思うが、外来診療をしていて境界例や強迫症者（それに代表されるパーソナリティ障害や神経症の患者）の間に分裂病者が入ってくると、彼（彼女）が比較的安定しているときはであるが、なにかすこしほっとする。

分裂病者は患者用の椅子をすこし後ろに引くことが多い。境界例や強迫症者がどちらかというと椅子を前に引きずるように座るのと対照的である。境界例や強迫症者はほどんど常に身を乗り出し気味に話してくるので、こちらが物理的にも心理的にも圧迫される、あるいは要求されるという感じがするが、分裂病者が前に座ると、目の前の空間が後ろに退いていくように感じられる。彼らが椅子を引き私との間に多少距離をとるというだけでなく、彼らのもつ雰囲気が空間の後退を感じさせる。精神科医としての触角が伸びる（伸ばせる）という感じがする。境界例や強迫症者の場合はむしろ触角を矯《た》めて受けとめる感じだが。

分裂病者には押しつけがましさというものがない。彼らからは圧力や操作や対人関係の「駆け引き」といったものが感じられない。彼らは島のようなもので、周囲から切り離されてぽつんと孤立して存在している。こちらをどうにかしてやろうなどとは思ってもいないようだ。こういうところが、境界例や神経症者がしかけてくる「駆け引き」に倦《う》んだ私の心をある意味でほっとさせるのだと思う。

二　身体について

こういうとき、私の中に治療者として彼らに積極的に働きかけ、変化させようという気持がほとんど生じない。彼らを侵害しないように、そっとしておこうという気持にごく自然になる。「いかがですか?」「かわりありません」「寝られますか?」「はい」「食欲は?」「ふつうです」といった会話になる。若いころ、精神病理学研究に熱心だった同僚が「先輩のカルテをみると、Schlaf gut, Appetit gut としか書いてない。これでは駄目だ」と批判するのを聞いて、もっともな批判だと思っていたが、このごろはあれはあれで意味があったのだと思う。境界例や神経症者に対してよりも分裂病者に対しての方が、身体のことを話題にしやすい。ときには簡単な身体的診察をしたり、血圧を計ったりする。患者もこういうことを比較的自然に受け入れて、「心の問題できているのになぜ身体をみるのか」といった不審顔などしない。強迫症者はときにはこういう不審顔をする。彼らに身体的診察をするときはこちらもすこし構えて、身体に関心を示すことが精神療法的に意味があるのだ、などと自分に言い聞かせながらするのだが、分裂病者に対してはそういう特別な意識や構えがなくてよい。興奮している分裂病者で、言葉のやりとりが困難な場合も、怪我の手当や血圧の測定などはさせてくれるものである。分裂病者は身体症状を訴えることが少ないのに、身体的診療が医師の側にも、多分患者の側にも抵抗が少ないのはどういうことなのだろう。

私は分裂病者が身体の具合を話題にし、肩凝りや疲れなどの身体感覚を言葉にしてくれるようになることが、改善の一つの指標と思っている。疎外され他有化されていた彼らの身体が生きられる身体として回復してくる、その途上のまだ自分の身体が自分にしっくりこない微妙な感覚というものがあるのではないかと思う。それを彼らが同定し、言葉にしてくれるとよいと思っている。

三 「医師」として

分裂病者に対するときは、自分が医師であるという意識をごく自然にもち、医師としてふる舞うことが多いし、それがよいのだろうと思う。もちろん私はどの患者にも医師として接しているし、患者も当然そう思っているはずだが、競界例や強迫症者に対しては、もうすこし精神療法家としての意識が強くなる。「精神療法家」は「医師」よりは心の中のことに介入しようとしている。患者の「病気」よりは「不安」や「葛藤」を、そして「体験の仕方」や「生き方」を、つまりある意味でその人に責任のあるところを扱おうとする。一般に「病気」は患者には責任がないとされる。「病気」になるのに特別な理由などほとんどの場合ありはしない。ところが神経症者に対すると、「あなたは何故神経症になったのか？」と問いただしたくなるし、あげくは「一体いつまで神経症などやっているつもりか」と言いたくなる（こういうふうに思う精神科医は少なくないと思う）。しかし分裂病者に対しては、「一体いつまで分裂病などやっているつもりか？」などと訊こうとは全然思わない。分裂病という病気は患者の心がけ一つでかかったり治ったりするものではない。分裂病という運命の一撃に対しては患者は無力であって、したがって分裂病という不幸な事態に対して責任などないと感じられる。神経症者に対しては、神経症であることにいくばくか患者の責任があると私は思っている。だから探索的な精神療法、つまり不幸の原因（責任）はいくばくか自分にもあると気づいてもらおうという精神療法を行うのだが、分裂病者に対してはこういう気持が動かない。重篤で難治な身体病の患者に接するときと似た気持になる。彼らは痛ましい運命に耐えている人たちであり、その運命に対して医師である自分のなしうることはごく限られているという気持である。「精神療法家」に比べれば謙虚な気持といってよいかもしれない。

私は分裂病を第一義的に心因性の、あるいは社会因性の病気とは考えておらず、身体に基礎づけられる病気、おそらくは脳病であろうと思っているが、これは諸研究の結果を踏まえてというより、病者に接したときに私の中に生じる素朴な感じからそう思っているようである。

入院を勧めるとき、患者の人生上の決断について意見を言うとき（その多くは、しばらく時をおいてもあなたの気持が変わらなければそうしてもよいが、といった保留を勧めるものだが）、医師としての判断であると患者に明言するし、自分でもそのつもりである。できるだけあいまいでない明確な言葉を用い、場合によっては「ドクター・ストップ」をかける。こういうところは、精神療法家よりは身体病患者に対する医師に似ているように思う。

四　内界の露呈

分裂病者は基本的には他者から距離をとり、侵入される恐れのある人間関係から身を引き、ひっそりと生きている。他者のもつ複数性（多面性、両価性）を極力単数化（一面化）し、情緒的関係を回避して生きている。自分のことを語ることも少ない。これが私の分裂病者観と言えば言える。こういう彼らのあり方が変化するときがクライシスである。

彼らがいつになく身を乗り出して自分のことを語り始めるときは、病状悪化の前兆であることが多い。とくに発病状況が感情をこめて想起されるときは要注意だと思う。発症状況の回想がカタルシスとして作用して、心の安定に寄与するとか洞察につながることは少ない。いったんおさまりかかっていた病勢が再び燃えさかり始めることがほとんどである。かつて症例検討会に報告する予定の患者に、発病状況をたしかめておきたいと思い聞いたことがある。患者はかなり安定していたので聞いても大丈夫と思った。彼はいろいろ話してくれたが、翌週来たときには不眠や関係念慮が再燃していた。聞きすぎたのである。

なぜ聞きすぎるのか。患者の物語の中に人間の深層があらわになり、意味深い象徴や隠喩が出現し、しかもそれらがあたかも現実のごとく語られる。こういうことに精神療法家としての私が魅せられて、つい深入りしてしまうのであろう。ところがそのあと、患者のあらわになった深層が現実を蔽ってしまい、世界が変貌してしまうのである。だから治療者が「深い」面接ができたと感じるそのあとに、患者の拒絶や、唐突な行動化や、病状の増悪が生じるのである。

こういう苦い経験をいくつかしたあと、私の方から発病状況を聞くことはあまりしなくなった。患者が語る場合も、患者の感情や内的体験には深入りせず、外的な状況と、そこで患者がゆとりをなくし、無理を重ねて、疲れていたことに焦点をあてることにしている。このごろ私は分裂病者との面接はなるべく「浅い」ものにしたいと思っている。つまり、過去よりは現在、精神内界よりは外界の現実、内面の深い感情よりは身体感覚や季節感などが語られるとよいと思っている。

五　世界の変貌

私にとって分裂病の（増悪の）早期診断の指標の一つは、患者が体験する世界の変貌感である。患者にあれこれ問いただすことは極力少なくしながら、しかもこの変貌をできるだけ早くキャッチすることが治療者として大切だと思っている。彼らの表情の硬さ、何となく身構える姿勢、しかもそれでいて彼らの相手が私には見えぬ非現実の存在であることが私の中に惹き起こすある種の違和感に敏感でありたいと思っている。まだ明確に対象化されぬ雰囲気に対する彼らの過敏を、こちらも彼らの雰囲気から察知しなければならないと思う。

彼らは一見日常的な会話の中に、不連続に、ふと、世界の変貌をもらす。ある青年患者は病勢増悪のはじめにこんな言葉をもらしていた。「まわりが感覚的に変わってきた」「いろんなものがパッと出現する。今まで死角に入っていただけ」「宇宙人になったみたい」「変な世界、勝手放題な世界に入りこんだみたい」増悪したあとカルテを読み返してみて、その二、三週間前からこういった言葉が会話の中に挿入されていたのを見出した。「雰囲気が聞こえる」と言った患者もある。われわれには漠然と感じるしかない雰囲気が、彼には「聞こえる」のである。世界がざわめいているのであろう。彼らの世界はわれわれの可視的世界よりもはるかに遠くまで、あるいはすこし未来にまで広がっているらしくて、ざわめきはずっと遠くから、どことも定位しがたいところから聞こえてくるようである。

「鳥の声が聞こえる」と言った患者もいる。彼は発病以来数年を経た、おそらく破瓜型と思われる青年である。鳥がいろいろ告げてくれる。自分は鳥の声を聞きとり理解しうる特別な能力を授かったと言う。一方で彼は、自分は大学も卒業できず（発病後中退）、世の中で生きていくことが下手なので、それで鳥が助けてくれると言う。彼にとって「鳥の声」は世界の変貌を告げるものであるが、保護者的、援助者的な声でもあるらしい。こういうふうに、病的体験が敵対的なものから保護的に変わることがある。こういう変化は、彼らの心が恐ろしい脅威的な世界に対して二次的にめぐらす防衛であろう。長期経過例にこういう変化がみられることがある。治療的かかわりがこういう変化を促すのではなかろうかと思われる例を経験したこともある。昔読んだどなたかの論文（大森健一先生だったと思う）にも、こういうことが書いてあったと思う。

六　秘密について

治療者として病者が体験している世界の変貌をできるだけキャッチしたいと思うことと矛盾するようだが、彼らがみずからの不気味な体験をある程度隠しておけるようになることも必要なことだと思う。日々生活していく上で必要なことである。病的体験を周囲の人にはしゃべらないようにしていると患者が言うとき、あるいは、そういう話はここだけにして外で口にしないようにと勧めるとき、私は「そんなことを言ったら、頭がおかしいと思われてしまうからね」とずばり言うことにしている。ほとんどの患者がこれにはうなずいてくれる。

患者が幻覚や妄想をもちながら、そのことを医師に対しても口にしないことがある。意図的に隠しているのか、体験が自我親和的なのでことさらには口には出さないのか、よくわからない場合があるが、いずれにせよ、病勢が多少とも弱まったときではないと、隠しておけないようである。私はこういう患者の秘密はできるだけ暴き立てないようにしている。だから幻覚や妄想についてこちらから問いただすようなことは少ない。ただし、治療者としては、彼らが不気味な体験をもちながらそれを隠していることを、こちらは承知して認めている、いわば共犯者のような人間だと彼らに思ってほしいという気持がある。

「分裂病者は秘密が守れない」ということを私がもっとも痛切に感じたのは、ある二十代の女性患者の言葉からである。彼女は初対面に近い男性に過去の性的（外傷）体験をいかにも易々と話してしまう（ようにみえた）。そのため好意を抱いた男性との関係もすぐ破綻してしまう。面接の中でそういうことが話題になり、私が「そういうことは黙っていてもよいのに」と言うと、彼女は「黙っているととても恥ずかしいので、どうしても話してしまう」と答えた。常識的には、話すと恥ずかしいから黙っていることになるのだが、彼女の場合はそうではない。こういうときの彼女には、沈黙が秘密を守る働きをしてくれないらしい。沈黙の中に居ることが、まるで衆人監視の中に裸で立っているような体験らしい。そこから逃れるにはしゃべらざるを得ないのだが、しゃべることがまた一層おのれをあらわにしてしまうのである。

いわゆる正常人の中にも、緊張したときに饒舌になる人もあるが、彼らの饒舌はむしろ自己を隠蔽するように作用しうる。強迫症者の多弁もそうである。

分裂病者の場合はどうもそうはいかないようだ。だから治療目標の一つは、彼らが人前で黙っていられるようになることである。つつぬけにならずに黙っていられることが大切で、面接の中でもそういう時間がもてるとよいと思うし、治療者としてそういう体験を保証しようと努めているつもりである。彼らが私とともにいて、しかも安全であると感じられるなら、改善のしるしと思っている。

彼らが他者とともにいてしかも安全であるためには、自分の内面が他者から隠蔽されていると感じられること、つまりわかられていないと信じられることが必要であろう。だから彼らに対しては安易に「わかった」と言わないことが大切と思う。

七　沈黙について

一つエピソードを思い出した。

ある十代後半の男性患者が私との言葉少ない面接のあと、立ち上がって面接室から出てゆきがけに、「先生、僕のことわかった?」と尋ねた。私が「話してくれたことについては一応わかったが、まだあなたのことについてはわからないところがたくさんある」と答えると、彼はそのまま出ていった。ところが善意の外来看護師が廊下で彼をつかまえて、「心配しなくていいの。先生はわかっているからね。患者さんの顔をみればわかるんだから」と言っているのが聞こえてきた。あとでその看護師が語ったところでは、患者は彼女の顔をじーっとみてから、急に走り去ったそうである。さぞ気味悪く思ったのであろう。

八　人生の目標について

もう一つ、分裂病者と接するときに私が心にとめているのは、あるいは応対に困難を感じるのは、彼らの人生設計、価値観である。彼らが自分の人生の目標について声高に語るときは、危険だと思う。彼らの人生の目標はしばしば非現実的で、「高望み」であり、しかも硬直している。司法試験を通って法曹界に入りたいと、大学中退後四十歳を越えるまで受験を繰り返し、自宅に閉居している例がある。彼ははじめはたしかに勉強していたが、しだいに無為な生活に陥り、試験に受かるはずだといういわば全能感だけが残っている。こういう硬直した人生目標は、青年期前半の、分裂病が顕在化してくる以前の時期に固まるようである。彼らが他者との交流からしめ出され(身を引き)、孤立を感じ始めるときに、それを代償するかのごとくこういう人生目標が彼らの内心に肥大してきて、彼らの自尊心をかろうじて支えるのである。強迫症者もしばしば高い人生目標や硬直した価値観を発展させ、それにすがって青年期を乗り越えようとする。彼らは現状と目標との解離に敏感であり、そのギャップを埋めるために強迫的な努力をし続ける。分裂病者も目標の実現のために無理な努力をし、無理が重なって発症するようにみえる。彼らは発症直前にはひどい無理をしているが、自分ではそれに気づかないことが多いようである。しかし発症してしまうと、現状と目標とのギャップに彼らはしだいに無関心になるようにみえる。決して目標を断念したわけではないが、日常は、あえてそれにふれない限り、別の次元で淡々と進む。ある種の「二重見当識」と言えようか。治療過程の中でこういう目標が話題になるとき、あるいは人生の岐路に立って目標をあらためて意識せざるをえないとき、彼らは治療者が彼らの目標を断念させ、人生をまげようとしているかのように感じ、一層頑なにそれに固執するようである。彼らに人生の目標について声高に語らせることは少ない方がよい、というのが私のこのごろの気持である。

本稿執筆にあたってはもっぱら自分の経験をふり返ることに終始し、あえて文献を参照することはしなかった。しかし経験を経験としてとり出すその仕方は、当然、多くの先学の著述に影響を受けている。とりわけ、土居健郎先生、中井久夫先生、神田橋條治先生の分裂病論に示唆を受けたことを記すとともに、私の誤解の少なからんことを願って筆を擱く。

若者の精神病理

ここ二十年の特徴と変化

初出　なだいなだ編著「〈こころ〉の定点観測」岩波書店、二〇〇一

思春期、青年期の患者とかかわっている経験の中から、このごろ感じていること、考えていることを述べる。以前ある総合病院に勤務していたとき、精神科に受診する青年期患者の実態を、一九八八年とその十年前の一九七八年とで比較してみたことがある。その詳細はここでは省くが、得られた結果をまとめると大体次のようなものであった。

①女性患者が著しく増加した。かつては男性の病であった対人恐怖症、不登校、家庭内暴力（親に対する青年の暴力）などに女性が進出し、また女性の摂食障害がとくに増加した。これは現代において女性の役割が流動的で複雑なものになっていること、女性の社会進出に伴って、女性にも男性と同じようにストレスがかかるようになったゆえであろう。

②行動障害の患者が増加した。不安や葛藤を自己の精神内界に保持し主観的に悩む病態（古典的神経症）が減少し、不安や葛藤を外界にさまざまな問題行動――家庭内暴力、薬物嗜癖、自傷行為、性的問題行動など――として発散する患者が増加した。彼らは言葉よりは行動が先行する幼児的心性にとどまっているようで、体験を保持する「心の器」が小さいように見える。

③強迫的性格、すなわち几帳面、完全主義、まじめで、自己の感情や他者をコントロールしようとする欲求をもつ患者が増加した。近年増加した病態である、うつ病、強迫性障害、摂食障害、家庭内暴力などはい

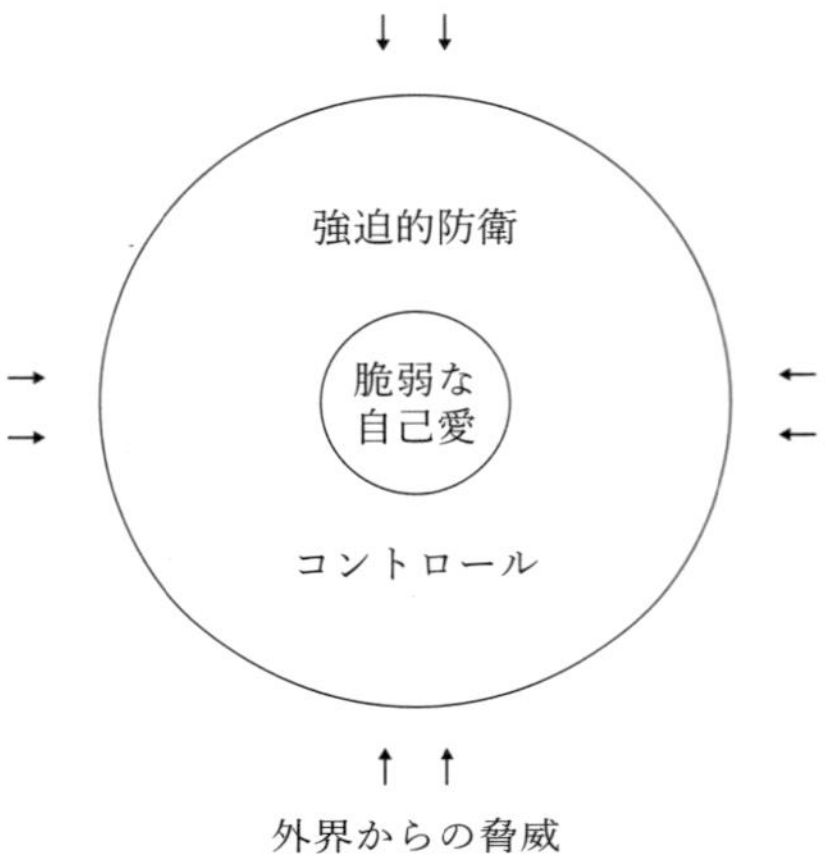

図１　現代の青年期患者の人格構造（成田，1989）

ずれも強迫的性格と関連が深い。

以上はある程度数字に現れた特徴であるが，それに加えて臨床的印象として，

④「怖い」と訴える患者が増えた。

かつて青年期患者の訴える感情には「恥ずかしい」というものが多かった。かつて多かった赤面恐怖の患者は「恥ずかしい」と訴えていた。しかし昨今増加した視線恐怖や体臭恐怖の患者は「恥ずかしい」とは言わず「怖い」と言う。家庭内暴力などの行動障害を示す患者も「世間の奴らが怖い」などと言うことが多い。

すでに一九六八年に西田博文は，わが国の代表的神経症と考えられていた対人恐怖症の時代的変遷を調査し，第二次大戦前における赤面恐怖はしだいに減少し，視線恐怖，体臭恐怖といった関係念慮と加害恐怖をもつものが増えていると指摘し，その背景には対人交渉における意識の変化，すなわち「周囲に対する恥の意識」から「周囲に対するおびえの意識」への変化があると述べている。

この傾向は一九七八年にも一九八八年にも認められた。

こういう特徴をもつ青年期患者のパーソナリティ構造を私は図1のようなものと考えた。彼らのパーソナリティの中核には非常に傷つきやすい自己愛がある。ここでいう自己愛とは、「自分が自分であるだけで特別な賞賛や待遇を受けて当然」と考える尊大性を言う。これはたとえばひとりっ子を考えてみるとよくわかる。親はわが子に、わが子がわが子であるだけで、つまりとくに何かをなしとげるとか、とくに優れた性質をもつとかでなくても、特別な愛情を注ぎ、特別扱いをするものである。だから幼児期、彼らは自己愛を満たしてもらっている。ただし健康な発達においては、自己愛が十分満たされると、人は自ら自尊心を維持することができるようになり、もはや他者からの充足をそれほどは必要としなくなる。ところがある人たちはいつまでも他者からの賞賛と特別待遇を求め続ける。貪欲な自己愛といってよいであろう。これはおそらく、幼児期の自己愛の充足が本当には不十分だったからかもしれない。つまり物質的には十分与えられているように見えて、精神的、情緒的には十分満たされていなかったのかもしれない。このごろの親には子どもに情緒的にどう接してよいかわからず、物質的に与えることですませてしまおうという人たちがいる。子どもは一見満たされているように見えて、実は心の深いところでは満たされないままに成長する。

学童期に入ると、さすがに幼児期のように自分が自分であるだけでは特別な賞賛や愛情は得にくくなる。しかし「よい成績をとるよい子」である限り、親や周囲からの賞賛をかなりの程度に得ることができる。そこで彼らは几帳面、完全主義、まじめといった強迫性を発展させ、それを発揮してよい成績をとり、親の期待を満たし、その見返りに自己愛を満たしてもらう。このようにして価値観が一元的となり、変化に対応しにくい、硬いパーソナリティが形成される。

青年期に入ると身体的に急激な変化が生じ、性的衝動も生じる。同年齢の集団の中で、自己に向かいあう者として他者が現れ、その他者との比較において、ときには自己の限界や劣等性を直視しなければならなくなる。自分が自分であるだけでは仲間の評価は得られない。何事かをなしとげるか、何者かにならねばならないのである。健康な青年はここで自己の限界を受け入れ、尊大で万能的な自己像を修正して、現実に立脚した自分なりの自我理想を作り上げるが、一元的な価値観の中で自己愛的に生きてきた青年は、こういう内外の急激な変化に対応しきれない。そうなると彼らは外界に対して「おびやかされる」「怖い」という感情をもつ。彼らは自己愛を傷つけられると激しい怒りを抱くが、その怒りは彼らの心の器に収まりきらず外界に投影されて外界が怖くなるのである。

「怖い」という言葉と同源である「強い《こわ》」を『大辞林』で引くと、「①ものがかたくて処理しにくい、②気が強くてこちらの思い通りにならない、③強く激しい、たけだけしい、④征服しがたい、手に余る、⑤生硬だ、こなれていない、無骨だ」とある。そこに共通する意味はコントロールが困難ということのようである。つまり彼らは外界がコントロールできないと感じて「怖い」と言うのである。

「恥ずかしい」という訴えが少なくなったのはなぜだろうか。「恥」というものは、自分が「あるべき自分」(自我理想)に及ばないことが自他に明らかになったときに生じる感情である。このごろの青年期患者は自我理想の形成に失敗しているので、「恥ずかしい」とはあまり、言わないのであろう。万能的自己愛はそれが傷つけられると「恥」ではなく「怒り」を生じる。そういう傷つきを防ぐために人格の外層にはすべてをコントロールしようとして強迫的防衛がはりめぐらされるが、ついにそれも破綻すると、彼らのコントロールは病態化する。強迫性障害の患者は自己の感情、衝動をますますコントロールしようとし、摂食障害の患者は自己の感情、衝動をますますコントロールしようとする。家庭内暴力の患者はもっとも身近な対象である母親をあたかも自己の手足であるかのようにコントロールしようとする。対人恐怖症や不登校の患者はコントロールしきれない状況から引き下がり（退却し）とじこもる。薬物嗜癖の患者は薬物によってコントロール幻想を維持しようとする。

古典的な強迫性格は強迫の殻がはなはだ強固で、めったなことでは破れないが、現代の強迫パーソナリティはもうすこし脆弱で、しばしば破綻し、一層の病態化や退行へと陥る。その破綻したところは一見強迫的でない。その破れたところと他の強迫的なところが併存していて、しばしば交代に出現し、あたかも別人のように見えることがある。

大体以上が一九八八年の時点で私が観察したり考えていたりしたことである。

＊

その後すでに十年以上たった。この間とくに調査はしていないけれども、臨床家としての印象を述べておきたい。

印象の第一は、「怖い」という訴えよりもむしろ「むかつく」という表現が増えてきたということである。彼らは「心の器」に納めきれない内心の怒りを「むかつく」という形で排出する。「きれる」という言葉もよく聞かれるようになった。「きれて」しまうと彼らはコントロール不能になり、何をしでかすか自分でもわからなくなるようである。そして一方では不登校や「社会的ひきこもり」などの陰性行動化とも言うべきものが増えている。昨今の若者たちの病態は「おびえて」「ひきこもる」か、それとも「きれて」暴発的に行動化するか、二極化しているのだろうか。

第二の印象は、解離、とくに解離性同一障害と診断せざるをえないような患者がぽつぽつ見られるようになったことである。一九八八年の段階では、学会でそういう例の報告をきくことはあっても、市中の一総合病院精神科の外来にはそういう患者は現れていなかった。しかしここ数年は、町なかの小さなクリニックで診療している私の前にも、こういう患者が現れるようになったのである。彼らは比較的容易に別人格となり、また容易にもとの人格に戻るように見える。そして二つ(ないしそれ以上)の人格どうしは互いに他を別人と認識して自分の一部とは思わない。

たとえばこんな患者がいる。患者A子の中にはB子やC夫といった人格が存在していた。あるときA子は多量の薬物を服用して自殺を図った。さいわい一命をとりとめたA子に私が「もうこんなことはしてはいけない」と告げると、A子は「薬を飲んだのは私じゃない。C夫だからC夫に言っとくわね」とケロリとして言う。「A子であれC夫であれ、傷ついて命が危なくなるのはいまここにいるあなたの身体だ」と言っても、ピンとこないようである。

こういう患者は自己の人格の統合への努力をあまりにも容易に放棄しているように見える。心の中に矛盾や葛藤を抱え、それに悩みながら人格の統合を維持しようとしている古典的な神経症者とはたいへんに違っている。

こういう心性は現代の若者たちに親近感をもたれているようである。私はここ数年女子大で心理学を教えているが、卒業論文のテーマに「多重人格」をとりあげたがる学生が多い。学生たちは多重人格者の心理にそれほど抵抗なく自分たちとの連続性を感じるようである。

ある学生が学生相談に来室して、沈んだ表情で過食症状を訴えていた。たまたま私の研究室で面接していたので、他の学生が入室してきたことがある。二人は友だちだったようで、相談にきていた学生はぱっと明るい表情になり、「あーら、○○ちゃん、ひさしぶり」などと言葉を交わした。その友だちが出ていくと、彼女は再び沈んだ表情に戻っていった。その変化があまりにもあざやかだったので、私が「急に表情が変わりますね」と言うと、彼女は「さっきのは友だちバージョンの顔です。いまはまた相談室バージョンの顔に変わってきました」と言う。彼女にはほかにも「母親バージョン」「バイトバージョン」などいくつか顔があるそうで、対象や状況に応じてそれぞれの顔になって生活していると言う。「適宜使い分けているの？」と問うと、必ずしも意識して使い分けているわけではなく、自動的にそういう顔になるのだと言う。そういうふうに自分が変化することをとりたてて悩んではいないようであった。

彼女は移り変わりながらなめらかに適応しているように見えるので、「病気」とか「障害」とは言いにくいが、「分裂」や「多重人格」につながりそうな印象である。彼女が「どれが本当の自分なのかわからなくなる」と悩むようになるのは、面接がかなり進んでからである。

つまり、自己という一個の人格の統合を保持し、その中で葛藤を体験するのではなく、統合を放棄することで内的葛藤を体験せず、自己の一面あるいは一部を別々に生きるというあり方が増えてきていると思われる。こういうあり方が可能になったのはおそらく都市化と関係があるであろう。

都市の中で人々は匿名性を保ちつつさまざまな局面で生きることができる。たとえば昼間はまじめなサラリーマンとして会社で仕事をし、夜は夜の世界で遊び回るということもできる。たしか「五時まで男・五時から男」というテレビ・コマーシャルがあったと思うが、五時を境に、別の人格と別の世界が現れるのである。昼の世界でかかわりのある人たちは、彼の夜の世界を知らない。夜の世界の人たちは彼の昼の生活を知らない。そして互いに詮索したり干渉したりすることはない。彼はパーソナリティの別々の面を別々の世界で生きる。村社会ではこうはゆくまい。人々の生活は一日中互いに見られ、知られてしまうからである。

*

ここ数年のもう一つの印象は、自らトラウマとか外傷という言葉を用いて自分の現状を説明しようとする患者が出現してきたことである。これはもちろん学問の領域であらためて外傷論が擡頭し、一般読者向けの書籍も多数出版されていることと関係があるであろう。

フロイトは当初ヒステリーの原因は幼児期に父親から性的誘惑を受けた事実にあると考えていたが、しだいに、患者の性的欲動とそれに由来する空想が原因と考えるようになった。つまり現実の事実がなくても空想が患者にとっては心的現実となり、病因として作用すると考えるに至ったのである。ここから精神内界の探究という精神分析の広大な領域がひらけてきたのである。そして患者は自己の欲動を自覚しそれを制御することを求められるようになった。よく知られた「イドあるところに自我あらしめよ」というフロイトの言葉は、自己の欲動を自覚し制御する責任をもつ自立した個人を想定している。つまり精神分析的精神療法は、不幸の原因は自分にもあるという自覚を求めるものなのである。

フロイトは外傷説をまったく放棄したわけではなく、その後もずっと視野に入れていて、そのことは刺激障壁といった概念にあらわれている。つまりある個人の刺激障壁をこえた刺激が外傷的となるという考えである。しかしやはり大きく見ると、外傷説（誘惑説）が欲動説へと変わったことは否めない。

ところが最近、外傷説が精神分析の内からではなく外からあらためて登場してきた。子ども時代の虐待（身体的、性的）がのちの精神障害の原因となっているという主張である。外傷論者によると、虐待は以前から存在していたが、社会、文化がそれを否認し隠蔽してきたのだという。外傷論の立場に立つ人たちによる事例報告や疫学的調査からは、とくにアメリカにおいて幼児期の虐待が広範囲に存在することが示唆されている。家庭内暴力（violence in family, domestic violence）と言えば、アメリカでは親による子どもの虐待と夫による妻への暴力のことである。

わが国で家庭内暴力と言えば、つい先頃までは青年期の子どもによる親への暴力のことであった。同じfamily violenceという言葉を使っていても、その意味するところがまったく違っていたのである。

ところがこのごろではわが国でも子どもの虐待や女性に対する暴力が注目され、そういう事実が少なくないことが明らかになってきた。このことは重く受けとめなければならない。私自身、欲動説の影響下にあって、今まで患者の外傷の訴えを事実よりはむしろ空想と考えがちであった。事実かもしれないとまず考えてみるべきであろう。性的虐待やレイプをこうむった女性の中にはそのことによって性的欲動を感じる（感じさせられてしまう）人もあるけれども、だからといって彼女たちの欲動をとり上げるべきではなく、虐待やレイプという事実をとり上げるべきことは言うまでもない。むしろ自分の中の欲動をそういう形で自覚させられてしまうところに虐待のもつ二重の加害性があると言ってよい。虐待を受けた子どもやレイプの被害者たちはしばしば自分を責めがちである。こんな目にあうのは自分が悪いからだと感じるのである。このように自分を責めるのが真の被害者の特徴と言ってよい。治療はまず彼（彼女）らが加害者を正当に告発できるように、自分たちに罪があるのではなく加害者に罪があることを正当に主張できるように援助することにある。

ただ私がここで問題にしたいのはこういった真の被害者のことではない。外傷論が活発になるに伴って増加しつつあるように思われる、「自分は被害者である」と主張する人たちのことである。たとえばアダルト・チルドレンという言葉があたかも流行のように用いられている。機能不全家族、つまり親が親らしい役割を果たさなかった家族の中で育った子どもは、青年期以降さまざまな不適応状態、とりわけ拒食・過食、薬物、ギャンブルなどの嗜癖に陥りやすい。そういう人たちをアダルト・チルドレンという。精神科を受診したり、カウンセリングを受けにくる人たちの中に、自分はアダルト・チルドレンだと思っていたり、そう言ってきたりする人がある。「自分は悪くない、被害者だ、悪いのは家族だ」と言うのである。親に暴力をふるう青年もしばしば自分を被害者ととらえている。「こんなふうに育てた親が悪い、責任をとれ」と親を責める。ある十四歳の少年は母親を土下座させて、「今までの育て方が悪かったのだから、十四年間分の慰謝料を払え」と要求した。

自己を被害者と規定すれば、自己の内なる欲動や空想に気づく必要はなくなり、自己が変化する必要もなくなる。悪は自己の内部にあるのではなくもっぱら外部にあるのだから、自己には責任がない。だから他罰的になることができる。

アメリカ精神医学会による「精神障害の診断と統計のための手引（Diagnostic and Statistical Manual of Mental Disorders : DSM）」は第三版以来、記述的、操作的な診断基準を採用し、病因を論じないとしているが、そのうちの大きな例外が「心的外傷後ストレス障害（post traumatic stress disorder : PTSD）」である。ＰＴＳＤでは「外傷的な出来事への暴露」が原因として考えられている。外傷的出来事は自己の外に生じることであり、しばしば他者によってもたらされる。そういう意味でこれは、中井久夫が指摘しているように、他罰的診断名である。そしてこの診断もしばしばとりざたされ、おそらくやや過剰に用いられている。

誤解のないようにいま一度断っておくが、真の被害者はもちろん救済されなければならない。私自身もそのために一臨床医として応分の努力をしているつもりである。

しかし、外傷論、虐待原因説、アダルト・チルドレン、ＰＴＳＤといった、いわば他罰的思考や診断名が世に広く流布し、あたかも流行のごとく用いられていることについては多少の反省が必要であろう。こういう思想や診断は現代的に見えて、病は自己の外部の悪魔や悪霊のしわざであるとする古代の疾病観に似ている。そこには「すべて悪しきものは自己の内部にあるのではなく外部からくる」という世界観がある。これは人の心をほっとさせる考えであり、それゆえ時代をこえてさまざまな形で繰り返し現れるのであろう。

世に流布する外傷論と、あたかもそれに便乗するかに見えるこのごろの青年期患者の訴えは、精神分析が苦闘のうちに発見した「自己の内なる悪」を再び外に排除しようとしているようにも見えるのである。

*

思春期・青年期患者の精神病理についてここ二十年ばかりの特徴とその変化を見てきた。あえて簡単にまとめると、

①女性患者の増加
②精神内界の葛藤から外界の行動へ
③「恥ずかしい」から「怖い」へ、さらに「むかつく」と「きれる」へ
④人格の統合の努力からその放棄へ
⑤自罰から他罰へ

といった方向性があるように思う。いましばらくはこの方向への変化が続くのではないか。

解説

成田先生と母国語で対話できる幸せ

原田メンタルクリニック・東京認知行動療法研究所　原田誠一

書き下ろし、二〇一二

車窓から景色を楽しむのはローカル線が良いのに決まっていますが、新幹線からの眺めもあながち捨てたものではないと感じているが、いかがでしょう？　たとえば、桜の季節の東海道新幹線。東京から京都までの東海道五十三次、ほぼ途切れることなく花見を続けることができるのですね。日本人の桜好きに改めてあきれたり祝福したりの道中と相なり、春の佳き日に感謝しながら一献傾けたくなるお調子者は、わたしだけではないはずだ。

さらには、窓越しのピンポイント風景に思い入れをお持ちの方もいらっしゃるだろう。かく云うわたしもその一人で、かれこれ十年くらいになるだろうか、新幹線から垣間見える一瞬の風景にひかれ続けてきた。問題の場所は、東京から向かって名古屋に着く少し前にある。左側の車窓から、成田善弘先生が長らく勤務なさっておられた社会保険中京病院が見える地点です。わたしは、このマイ・パワースポットで心のシャッターを切るのを常としている。

現像された病院の極私的写真《プライベートフォト》に、どのようなニュアンスが映っているか。これが曰く言い難しで、慣れない手つきでフォーカシングをやっても、すんなり収まってはくれない。畏敬とも違う、感謝とも違う、励ましとも違う、憧れとも違う、懐かしさとも違う、鼓舞とも違う、温かさとも違う、信頼とも違う、拠り所とも違う……これらすべてが少しずつ含まれている、混沌としながらも凛として背筋の伸びるような心地よい体験。こうした心情を、新幹線から見える病院と成田先生ご自身に、長らく勝手に抱いてきた訳です。そして、わたしにとってかけがえのないこの心象風景が、覚束ない足取りで続けている臨床の歩みを支えてくれてきた。

ちなみに、個人的な心象風景の中で「成田先生＝社会保険中京病院」となっている背景には、この病院に勤務なさっておられた時代に書かれた（あるいは、この時期の経験に基づく）数々の論文・著作に、医者になって以来一貫して教えられてきた経緯がある。また、本書に収載されている論文の一節の印象が強かったことも影響しているのだろう。それは、「実は三十年近くにわたって心の中に三人の男性が棲んで」いた女性クライエントが、社会保険中京病院での入院中に経験したエピソードである。以下、原文を引用させていただく。

「……入院後半年ほどして、彼女は治療者の前で、それまで大切にしていた三人の写真と絵をこまかく破り、それをハンカチに包んで三人のお葬式をした。そしてその包みを病院の近くの運河に流した。……病院の近くの運河が彼女の心の中を流れる川と重なり、そこで彼女の心に長く棲んでいた人物への喪の仕事が行われたのである。……病院の近くをたまたま流れている運河を舞台に、彼女の心の中の意味深い過程が進行したのである。」（本書、七八頁）

わたしの中でもかれこれ十年くらい、「病院近くの運河が、自分の心の中を流れる川と重なって」きたことになりそうです。

＊

ここまで書いてきて、「こうした理想化めいた陽性転移的な表白を、成田先生はお好みにならないだろうなあ」という危惧を覚えている。たとえば、成田先生は「仮に私に人格的影響力があって学生が影響を受けること、ひいては多少とも私に似た人間になることなど考えるだけでも恐ろしい。避けたいことである」（本書、八六頁）と記しておられます。適度な距離感を大切になさる成田先生が、野暮で露骨な感情表出に思わず腰を引かれる（あるいは、苦虫をかみつぶされる）様子が彷彿として、お詫びを申し上げようとする自分がいる。

しかし一方、「避けたいことである」と真顔でダンディーに記す先生へのさらなるファンレターを、臆面もなく書き続けたい気持ちもあり、我ながら困ったものです。そこには精神分析の大家でおられる成田先生なら、こうした「理想化めいた陽性転移的な表白」への対応などお茶の子さいさい、手慣れた自家薬籠中のものだろうという身勝手な決めつけがあるようだ。加えて、自分の中には「理想化めいた陽性転移」以外の要素もありそうなので少しずつ記させていただこう、との小ずるい判断も関与している気配です。なにやら、ひいきの引き倒しの如き混乱した風情となってしまい恐縮ですが、筆を進めさせていただきます。

＊

本書は成田先生の数々の論文の中から、とくに心理面接論のお仕事が中心となってピックアップされたセレクション（選集）ですが、そもそもセレクション（選集）の魅力は果たしてどこにあるのだろうか。ここでは、無芸大食のわたしになじみの深い「食べ物屋」に例えて、とっかかりとさせていただこう。するとたとえば、

・全集＝一品料理の品書きを眺めつつ、通いつめながら店の全レパートリーを少しずつ楽しむ
・セレクション（選集）＝板さんのお任せコースで、名店の真髄を通しで味わう

とでもなるでしょうか。セレクション（選集）はお店・十八番の名物料理《スペシャリテ》が満載で、店の持ち味や実力、板さんの芸と技をコンパクトに味わう格好の機会となる。

それではわたしが、この豊饒なコース料理にどのような感想を抱いたか。先ずは、コース全体の印象（解説・総論）を粗描して、次いで珠玉の作品への賛辞《オマージュ》（解説・各論）を一皿ずつ記させていただくことにします。

＊

セレクション（選集）全体の印象（総論）は多岐に及ぶが、何といっても貴重なのは成田先生の臨床の実際の様子、一挙手一投足を具体的に学べ、背景にある臨床観についても親しく伺えることにある。本書全編に達人の実践記録がちりばめられているが、手始めにリエゾン四症例の経緯を読んでみよう（本書、二五九－二六三頁）。簡潔な一筆書きの要領で成田先生の臨床のエッセンスが活写されており、読者は思わず「成田屋！」と拍手喝采したくなったり、感嘆のため息をつくことになる。軽い意識障害を初期に見出した症例1での慧眼はもとより、症例2～4ではクライエントの生活史をふまえた程よい介入がなされており、名人芸の一端がしのばれる。深い二者関係に立ち入らないまま、からまりこじれていた結ぼれがほぐれてゆく経緯が素晴しい。この治療の本質を的確に表現していると感じられる記述を、成田先生ご自身が別のところで言っておられるので引用させていただく。

「患者の症状は歪んだものであるにせよその患者の創造であって、今患者に残された唯一の生き方である、という深い理解に立った治療者が、『浅い』精神療法にとどめるということもあるだろう。その場合、その『浅い』精神療法は実はきわめて『深い』精神療法と言えないだろうか。」(本書、六七頁)

私見によれば、ここで述べられている「その『浅い』精神療法は実はきわめて『深い』精神療法」の見事な実例が、前述のリエゾン症例である。また、「その『浅い』精神療法は実はきわめて『深い』精神療法」という内容を理解して実践を目指すことが、私たち臨床家の日々の念願となる。勿論、本書の各所で紹介されている「『深い』本格的な精神療法」の記録が、成田先生の臨床の真髄を体現していることはいうまでもない。しかしながらわたしたち臨床家は、「『深い』精神療法」に伴いがちな副作用、たとえば「罪深い」陥穽について、成田先生が記しておられる次の警告をふまえることが強く求められている。なお、引用文中の傍点はわたしがつけました。

「精神療法が『深い』とは、治療者の欲が深く、患者の傷が深く、治療者の罪が深く、患者の恨みが深い、ということを意味してしまうかもしれない。」(本書、七一頁)

「精神療法的関係を結ぶからには不平等は必ず生じるが、それが患者の利益につながるかどうかは必ずしも保証の限りではない。精神療法という仕事は罪深いものにもなりうる。それゆえ本来畏れ憚るべきことなのである。この畏れを持たぬ治療者は、いかに知的、学問的にブリリアントであろうとも、あるいはブリリアントであればあるほど、結局は患者を傷つけることになる。」(本書、一三七頁)

本書は、精神科～心療内科～心理臨床の関係者必読の「五輪書」ですが、「『深い』精神療法」に伴いがちな「罪深さ」を鮮やかにくっきりと指摘しているこうした部分に奥義の一端がある。むやみに刀をふりまわしたがる乱暴者に、名人が剣の作法を諭しているような風情か。苦い自戒のニュアンスも込められているであろう達人の臨床観を母国語で学べることは、わたしたち我が国の業界人の幸せであり特権です。

＊

この本の次なる魅力は、随所に現れる成田先生の本音や真情、そして吐露する際の肉声のトーンや息遣いだ。たとえば、「『一体いつまで神経症などやっているつもりか』と言いたくなる」（本書、二八四頁）瞬間が、成田先生にしてもあるという！　また、「境界例や神経症者がしかけてくる『駆け引き』に倦んだ私の心」（本書、二八二頁）という表現に、格別の感慨を抱く読者も多いはずだ。加えて、本書の各所で垣間見られる先生の個人史にまつわる回顧談にも、思わず襟を正して耳を傾けることになるでしょう。たとえば、次の一節。

「私は自分の青年期を二度と繰り返したいとは思わない。ふり返って思えば、私の青年期には傲慢とその裏返しの自信のなさが同居していた。過剰な自意識とそこから生じる自分への不正直、対象への思いやりを欠いた性的衝動、漠然とした欲求不満と慢性的な孤独感があった。生きていることに不機嫌であった。」

（本書、一二八‐一二九頁）

こうした追想が、覗き趣味やゴシップ的興味を満足させるが故にありがたいのではないのは勿論だ。真摯な心情の表現と接する経験を通して、読者の中で成田先生のイメージが更にはっきりと形作られていくことが貴重な機会となる。尊敬する先達の心像が胸にしっかり刻まれることを通して、後進の臨床家の耳が澄み、目線が定まり、腹が据わり、鼻がきき、活きた言葉が（時には）口から出るようになるだろう。ある人の生活史や人間性を知ることで理解が深まり関係が育つのは、何も治療者〜患者関係の専売特許ではなく、たとえば著者〜読者の間柄も同様である。また、「関係の育成〜相手の内在化」を通して進む変化のプロセスも、治療の場においてだけ生じるわけではない。

＊

セレクション（選集）を通読しながら感じ入る次のポイントは、成田先生の秀抜無比の臨床研究スタイルを学べる点です。わたしなりの拙い言葉でその勘所を述べるとすると、「『臨床現場の実感』と『文献渉猟』の間の終わりなき往還」となるだろうか。

言わずもがなの内容で恐縮だが、「臨床現場の実感」一本槍や、懇切丁寧だが無批判で羅列的な「文献渉猟」だけでは、実務家の範となり糧となる真の臨床研究が生まれる機縁とはならない。何らかの「発見」や「創造」が生まれるためには、「『臨床現場の実感』と『文献渉猟』双方への継続的な目配り」「『臨床現場の実感』へのこだわりを軸にして、『文献渉猟』とのストロークを続けること」が必須だろう。そして成田先生は、「『臨床現場の実感』へのこだわり」を大切にされながら「『文献渉猟』とのストローク」を粘り強く続けて、安易に結論に至らずに考察を深めアイディアを熟成させるスタイルを一貫してとっておられる。

私見では、成田先生がお手本を示して下さっている『臨床現場の実感』と『文献渉猟』の間の終わりなき往還」なくしては、優れた臨床研究は誕生しない。この実践が必ずしも容易でなく世に多いわけではないことは、ともすれば臨床研究が低迷しがちなわたしたちの業界の歴史や現状を一瞥すれば、直ちに理解できるところだろう。このポイントも、心理面接の指南書たる本書の奥義の一つと感じられます。

ちなみに、「臨床現場の実感」（＝自分の見解）と「文献渉猟」（＝他者の見解）との往還という内容から、成田先生が囲碁の達人でいらっしゃることが連想されます。かつて成田先生から直接伺って仰天したことがあるのだが、何と日本棋院・中部総本部所属の羽根泰正九段（＝タイトル歴もある囲碁界の看板スターの一人）と二子か三子置いていい勝負、とのことなのである。囲碁は「手談」と称されることもある通り、「手」を介して双方が対話を続け、相手の思惑を読みつつ自分の構想を打ち出し、せめぎ合いまた折り合いをつける遊びだ。「手談」の天稟に恵まれた優れた打ち手が「面談」の達人となり、さらに「臨床研究」の名手になったことには、一貫性と必然性があるようにも感じられる。

＊

それでは、「『臨床現場の実感』と『文献渉猟』の間の終わりなき往還」から、どのような独創や卓見、そして筆遣いやレトリックが生み出されているか。周知のごとく、成田先生の独自の重要な業績の一つに「他者巻き込み型強迫」があり、ご自身でその病態について考察なさっておられる箇所が本書にあります。わたしが申し上げている『臨床現場の実感』と『文献渉猟』の間の終わりなき往還」や「安易に結論に至らずに考察を深め、アイディアを熟成させるスタイル」の格好の実例と思われますので、少々長いですが省かずに引用させていただきますね。ここも、傍点はわたしがつけました。

「……われわれはかつてこれを『他者巻き込み型強迫』と呼んだ。

こういった女性患者の病態のあり方は、女性の依存性のあらわれとも見えるし、社会文化的に女性が達成を夫や子どもを介して行うことを期待されていることが病態にも反映していると考えることもできる。強迫症者のもつ万能感、人間関係を支配・被支配の軸で見る傾向が、女性においては夫との関係において発現し、彼女らが病態の中で夫を支配し、万能感を維持しようとしているのかもしれない。あるいは、自分に妻、母としての女性性を担わせようとする夫へのひそかな復讐の念が含まれているかもしれない。

また最近では、こういった病態を、対象を万能的に振り回すものと見て、そこに境界例人格構造の病理を見ようとする見解もある。つまりこういう患者の強迫が患者自身の内的な苦痛の範囲を越え、特定の生活領域で夫を完全に支配する全能的コントロールの形をとっているとし、こういった例については神経症水準のものというより境界人格構造の顕在化を見ようとする見解である。たしかにこう理解した方がよいと思われる患者は存在する。しかし筆者の経験では、女性患者の症状が本人一人の内的な苦痛の範囲を越え、他者とくに夫を巻き込み支配するに至ることはそれほどめずらしくないが、それらのすべてをすぐさま境界人格構造の水準のものと考える必要はないように思う。『女性にとって自己と他者の境界や、対象とその対象に関係する情動の間の境界は、男性よりももろくて明確でない傾向がある……もっとも興味あることには、女性は、このいささか境界のない様式に性分があっており、おそらく適応さえしている』というガットマンの主張を思い起こすとき、女性の強迫症者の『巻き込み』は、むしろ本来の女性らしさの、歪んだ形ではあるにせよ、一表現と見ることも可能ではなかろうか。ただしガットマンの言葉は『女性は男性より境界例的である』と翻訳することができるようにも見える。また事実、境界人格障害は男性より女性に多いとされているし、女性症例について境界人格構造が云々されることが多い。しかし果たしてそうであろうか。女性の中に境界例の病理をより多く見るという見方のなかには、女性は男性よりも未熟、依存的、幼稚であるとするあの昔ながらの男性ショウヴィニズムがソフィストケートされた形で繰り返されていないだろうか。

治療者たるもの彼女らの病態に精緻な力動的理解をほどこし、境界人格構造を発見することも必要であろうが、そこに彼女らの本来の女性らしさの挫折とその実現への努力を読みとることは、少なくとも治療のマイナスにはなるまい。」（本書、一六四－一六五頁）

多種多様な見解が次々と提出されては保留や肩すかしが続く景観は、何とも圧巻でしょう？　こうした営みの背景に、成田先生の学問的厳密さを追求するガッツや真実を求める知的好奇心、そしてそれを支える類稀なる考察力が存在するのは勿論だ。さらに加えて、最後に出てくる「治療者」としての自覚、どうしたらより良い関与ができるかという職業人としての強烈な問題意識があることを、見逃してはならない。

＊

もう一つ、成田先生の別の論述スタイルをご紹介しましょう。論文の冒頭と掉尾《とうび》でほぼ同じ内容が語られ、全体が円環的な構造を成す様式です。

たとえば「心理療法的関係の二重性」論文は、『先生に医者と患者としてでなく人間と人間として接してほしい。病気の人間が本当に求めているのはそういう関係なんです』。境界例の一少女からこう言われた。」（本書、八一頁）と始まる。そして、最後は「ここに至っても私は冒頭の少女の問いかけにまだ答えることができない。この問いかけにどう応じるかはおそらく生涯の課題なのだろう。」で締めくくられている（本書、一一七頁）。さらには、冒頭の「境界例の一少女」の発言内容の初出は実は他の論文であり（本書、一二三頁）、そのリフレインから文章が始まっているというおまけもある。そして同じような円環構造が、「精神療法の深さ　精神科医の立場から」論文などでもみられる。

成田先生のこの形式に、やはり『臨床現場の実感』と『文献渉猟』の間の終わりなき往還」や「安易に結論に至らずに考察を深め、アイディアを熟成させるスタイル」の具現を見ることができるだろう。また、ここで扱われているテーマ（「境界例の一少女の発言内容」や「精神療法の深さ」）に、成田先生が殊更にこだわりをお持ちでありそうなことも背景に存在するのでしょう。

こうしたことを考えている際に、（少々唐突ですが）わたしはゴールドベルク変奏曲を連想しました。有名な「アリア」の旋律から始まり、三十の変奏が展開されてから、最後に再び冒頭の「アリア」に戻っていく例のバッハの名曲ですね。こころと命の諸相を描き出して、生きることのしみじみとした深い感慨、喜びや悲しみを鮮やかに表現するプロ中のプロであることが、成田先生とバッハの共通点かなと感じたりします。

＊

ここまで、成田先生の粘り強く多面的な考察スタイルとその成果について述べてきました。しかしながら、成田先生の論考が整理された際の結実が全く逆の形式をとり、素晴らしい成果と抜群の効果を生むこともある。たとえば、本書に出てくる成田先生のオリジナルな図表の簡潔さと説得力には目をみはるものがあります。実例としては、

・表：精神療法関係の二重性（本書、三八頁）
・図：強迫症者男女の人格特性と発症（本書、一七一頁）
・表：治療者の中に生じやすい気持とその変遷（本書、二二〇頁）

などをご覧になってみてください。切れ味抜群で、「いやはや！」脱帽のすごさですよ。さらには、「精神科に受診する青年期患者の実態を、一九八八年とその十年前の一九七八年とで比較してみた」結果（二九三―二九四頁）なども、見事な例と申し上げてよいでしょう。

＊

次に、成田先生の「権威」との接し方について触れてみよう。成田先生が「権威」と接する際の特徴の一つとして、「相手を敬する姿勢は勿論あるが、理想化したりおもねったりせず、あくまで自分の実感や考えを大切にする」ところがあると感じられる。このことは、外部の門外漢の僻目《ひがめ》からみると「家元制」のごとき一面のある精神分析の世界では、かなり例外的な事象のようにも感じられるが、いかがであろうか。

具体例をあげよう。フロイトのドラ症例をとりあげて、詳細に紹介し論評しておられる箇所がある（本書、九九―一〇五頁）。その中で、成田先生は次のような明快極まる判断を記し、フロイトに鋭く厳しい批判の矢を放っている。精神分析の世界に疎い不勉強者にとって圧巻の内容でしたので、いささか長くなりますが引用させていただきますね。

「……つまりこの治療が中断したのは、たしかにフロイトがドラの転移を適切に扱えなかったからであろうが、それは実はフロイトの逆転移のためであると考えられる。ドラがフロイトにK氏を見たのはドラの内心の性的願望だけに由来するのではなく、フロイトがまさしくあまりに性に関心をもつおとなであったということにある。そこに当時性を中心に理論を構築しつつあったフロイトの治療的野心を見ることもできるであろう。転移は何もない空中に向かって生じるものではない。転移が生じるのは、転移の対象となる人物にその転移を招きやすい要因があることがほとんどなのである。

　フロイトが治療が進展しつつあると考えていたまさにそのときに、ドラは治療中断の申し出をしてフロイトのもとを去った。そしてK氏夫妻を訪ね、K夫人に父親との関係を認めさせ、K氏には抱擁と接吻が事実だったことを認めさせた。おとなたちの隠しごとを明るみに出し、ドラ自身の正当性を承認させたのである。

　……そしてもう一つ興味深いことは、ドラという名前はギリシア語で『贈られしもの』という意味なのである。考えてみるとドラは、ドラの父親がK夫人との情事を黙認してくれるようにとK氏に贈った贈り物（賄賂）であった。またフロイトにとってもかつての患者であったドラの父親から格好の分析の対象を贈られたことになっている。父親はそのとき自身の情事についてドラに口止めしてくれとフロイトに依頼している。つまりドラは、おとなたちが自分たちの不誠実な関係を明るみに出さないために提供する賄賂として利用されていた。

　……フロイトがドラの症例の論文において夥しい贈り物を記述しておきながら分析していないのは、フロイト自身がドラという贈り物を受け取ったことにあるやましさを感じていたからではないかと疑ってみたくなるほどである。」（本書、一〇一－一〇三頁）

この「ドラの症例」の一節（本書、九九―一〇五頁）は、引用させていただいた以外の箇所も含め、すこぶる興味深い内容となっています。おそらく精神分析の世界では良く知られた事柄なのでしょうが、不勉強なわたしはその「人間的な、あまりにも人間的な」内容に少々驚きました。そして、たとえば小此木啓吾先生の名著『フロイト　その自我の軌跡』（日本放送出版協会）でも、ここまで詳しい裏事情の紹介やそれに基づく「自我の軌跡」の考察はなかったような気がしました。また『現代フロイト読本』（みすず書房）の該当項目の記載も、これほど歯切れは良くないように感じます。

そして、「ドラの症例」と同様のサプライズが「アンナ・O症例」をめぐる論述でもみられる（本書、九六―九九頁）。さらには、成田先生の症例報告に対するマスターソンのコメントへの感想（本書、二二二―二二三頁）でも、権威を前にして容易に土俵を割らない特徴が出ているといえるだろう。

なお、こうした権威との接し方を精神分析の視点から眺めて考察することもできるのでしょうが、個人的には成田先生が囲碁の名手でおられることを再度思い起こしました。囲碁は上手《うわて》と相対していても、相手のいいなりばかりになっていてはいい勝負にはならず、自己主張や反発を要するゲームです。上手の言い分の無理なところを見出し、うまくとがめて自分を通していく強靭さが求められるわけである。この「上手への態度」と「権威への姿勢」に、わたしは共通点を感じているしだいです。

＊

本書の長所の一つとしてさらに触れたいのが、精神分析の理念と実践を最良の形で学べることである。先に記したように、成田先生は精神分析界の権威を絶対視することがない。また本書全体を通して、精神分析で時にみられる「外部の人間にとってなじみにくい術語を用いての強引な論の進行」も皆無であり、余計なところでアレルギー反応を起こさずに精神分析について虚心に学べるところが大変ありがたい。

*

コースメニュー全体の感想（総論）の最後のテーマは、成田先生の「辺縁」意識とさせていただく。成田先生は精神療法家の特徴の一面を「辺縁的、境界的な存在」と規定して、次のように述べておられる。

「精神療法家は医学一般のなかにおいてはもちろん精神医学のなかにおいてすら中心的存在にはなりがたく、辺縁的、境界的な存在である。」（本書、一二二頁）

医学全体の中で精神医学は辺縁的存在であり、さらに精神医学の中の辺縁に精神療法があるという、ダブルの辺縁性が精神療法家についてまわるというご指摘です。しかるに、わたしの憶測では精神療法の大家になるはるか以前から、成田先生は辺縁的存在との自覚を持っておられたように見受けられる。その事情を、以下に記してみましょう。

*

成田先生は、「精神療法を学ぶこと、伝えること――一精神科医のライフサイクル」論文（『精神療法面接の多面性――学ぶこと、伝えること』金剛出版刊、所収）で、ご自身の少年期～青年期について次のように記しておられます。

「私は子どもの頃から引っ込み思案で、人付き合いが苦手で、一人で空想したり小説を読んだり宇宙の神秘について考えたりするのが好きで、よくひとり言を言っていました。運動はひどく苦手でした。やせて神経質でやや強迫的でシゾイド的な少年でした。」（『精神療法面接の多面性――学ぶこと、伝えること』、三二頁）

「青年期の私は、自分に正直であろうとすればするほど周囲と折り合いをつけるのがむずかしくなって、自分は一体どういう人間なのかと考えざるをえませんでした。そして、明るく社交的で自己肯定的な人たちからは遠ざかりたいと思っていました。そして精神科に行けばそうでない人間が、つまり自分と同類の人間がいるかもしれないと思ったのです。」（前掲書、三三頁）

このように少年期～青年期を通して辺縁に位置しがちな傾向がみられ、「医学の辺縁的な分野＝精神科」に進んだ背景にも辺縁性の自覚が一部関与していた事情が伺われる。

大学生時代～精神科入局後には、次のような経験をなさっています。

＊

「地元の大学の医学部に入学したのは日米安全保障条約改定の騒乱のあった年で、入学直後から反安保の運動に巻き込まれ、授業をボイコットしてデモに参加しました。また卒業前後にはインターン廃止闘争、国試ボイコット運動にも参加し、その延長で精神科入局後には大学院・博士号ボイコット運動にも参加しました。そのため医師免許取得も半年遅れ、現在でも医学博士ではありません。しかししだいに、いわゆる運動家の自己主張を相対化することのない観念的な言説に疑問を持つようになったので、それにもともと内界指向型の人間だったので、政治的運動からはしだいに距離を取り、囲碁部に入って碁を打つことに没頭するようになりました。世の中の役に立つわけではないけれども何か深いものがあって、それに人生を賭けている人たちがいる（精神療法も似たようなものですが）ことに惹かれました。放浪の賭け碁打ちにあこがれたり、碁のプロになりたいと思ったこともあります。しかしプロの卵（院生）と打つことで、努力ではどうすることもできない才能の差があることを知り、プロになることをあきらめました。自分はこのくらいだとわかってしまったのです。自分の限界を知り断念することを学んだわけです。」（前掲書、三二頁）

時代のうねりとなっていた政治的運動になじまない自己を意識なさり、囲碁の世界でも主流派には属さないと判断なさったとのこと。ここでも、それぞれの局面で体験された辺縁性の自覚と屈託が、色濃く表現されているると申し上げてよいでしょう。さらには精神科入局後も、辺縁性の自覚を強いられる経験がおありだった。

「医局では伊藤克彦先生（すでに亡くなられましたが、当時は講師）に出会い、先生がリーダーであった精神療法グループに入りました。伊藤先生の、患者に対する誠実な態度、空理空論に走らず経験を重視し自前で考えていく姿勢、若い者に対し親分になろうとしないところに惹かれ、この人に師事しようと思いました。しかし私には師のふところにとび込んで甘えるということはなく、師もそういう誘惑をまったくしなかったので、距離のある関係でした。
教授退官に伴い、新教授の選考が始まりました。教室内の意見が割れ、対立は感情的なものになりました。教室内で非主流であったわれわれには不愉快なことの連続でした。」（前掲書、三四―三五頁）

成田先生が伊藤克彦先生に惹かれたという特長が、すべてそのままご自身にも当てはまるところが興味深くなるほどと感じられるとともに、「教室内で非主流派であったわれわれ」という表現に辺縁性の自覚が強く出ていることも印象的です。さらに、精神療法の中で精神分析に関心を持つようになった背景にも、辺縁性の意識があったようです。

「……しだいに精神分析への関心が深まりました。精神分析がアウトサイダーの、つまり辺縁にいる人間の学問であるということもおそらく感じとっていたのでしょう。」（前掲書、三四頁）

そして学び始めた精神分析の世界でも、当初成田先生が辺縁性の自覚をお持ちだったことが語られています。

「……私がはじめて本学会（日本精神分析学会）に参加したころは、主要メンバーは慶應義塾大学と九州大学出身者に限られていて、その『ギルド』に属さぬ私などにはとうてい口をはさめぬ雰囲気であった。」（前掲書、五六頁）

「本学会（日本精神分析学会）には精神分析について正統的、専門的に学んでおられる方々が多々おられるのに、私のような中途半端な者――力動的精神療法を志してはいるが、精神分析の正統的訓練を受けたことのない者――がこういう場で発言の機会を与えられたことをありがたくかつ心苦しく思っております。」（本書、五三頁）

＊

加えて、臨床研究の対象選択にも辺縁性の自覚が影響を与えていた、との回顧もあります。

「……中心・主流でないもの、辺縁にあるものに関心をもち、かかわってきました。強迫性障害、境界例、心身症など私が多くみてきたのは、いずれも当時精神科医が関心を向けることの少ない領域でした。精神療法とくに精神分析はアウトサイダーの学問であり、コンサルテーション・リエゾン活動をする精神科医は現在でもごくわずかしかいません。」（前掲書、五三頁）

さらには「境界例との親和性」と「辺縁の意識」の関係について、次のようなご自身の感慨や見解を直截的に記しておられる。

「ボーダーライン患者に出会うと、治療者は気持を揺り動かされ、惹きつけられる。めぐり会ったのだという気がする。

ボーダーライン患者は漂泊者である。彼らは家庭にも学校にも職場にも定住できない。身体医学にも受け入れられず、伝統的精神医学の中にもとどまりえず、今この私のところにやって来た。精神療法家というものも社会において、また医学界においてしばしば辺縁の住人である。いくばくかの流浪ののち、ようやくそこにたどりついたという人間も多い。精神療法家は自分がすでに喪ったはずの、あるいは適応のために矯めてきた『境界人的心性』がボーダーライン患者の中に顕れているのを見出すのである。」（本書、二一三－二一四頁）

ここまでみてきたように、成田先生は幼少時から今日までのさまざまな局面で一貫して辺縁性の意識をお持ちであり、そのことが「精神医学～精神療法～精神分析への志向」に影響を与えたようである。また臨床研究の対象疾患や臨床活動の選択にも、辺縁意識が一部関与していた。さらには、この「解説」でわたしがここまで記してきた内容、たとえば「『権威』との接し方」も辺縁性の自覚との関係が深いと推測できるでしょう。

＊

ここから、「辺縁性の意識」の影響をさらに異なる視点から考えてみますね。

言うまでもなく、成田先生は「世界の辺縁の地＝日本」で生まれ育った日本人である。「辺縁の地」日本で「辺縁性」を抱き続けて歩んでこられたことが、成田先生にどのような影響を与えたであろうか。

内田樹は『日本辺境論』（新潮社）の中で、初めに「日本人は辺境人である」「辺境人の『学び』は効率がいい」と論じた上で、次のように書いている。

「辺境人の最大の弱点は『私は辺境人であるがゆえに未熟であり、無知であり、それゆえ正しく導かれなければならない』という論理構成を手放せない点にあります。……必要なのは、『私は辺境人である』という自己規定のかたくなさを解除して、『外部を希求する志』だけを取り出すことです。」（『日本辺境論』、一六九頁）

私見では、成田先生は「『私は辺境人である』という自己規定のかたくなさを解除して、『外部を希求する志』だけを取り出す」という「辺境人の最大の弱点」にまつわる課題を、見事にクリアーしておられます。たとえば、次の一節をご覧ください。

「……私は決して英語崇拝をしているわけではありません。むしろ反発を感じているところもあります。一九九一年東京で“Borderline Syndrome”という国際シンポジウムが開かれたおり、著名な境界例研究者であるジェラルド・アドラー氏が来日しました。私もシンポジストの一人として発表したのですが、私の日本語での発表を同時通訳の英語で聞いたアドラー氏は『面白かった。英語で出版してはどうか、われわれが読めるように』と話しかけてくれました。はじめは私の発表の内容に関心をもってくれたことをうれしく思いましたが、だんだん腹が立ってきました。『あなたが私の言うところを本当に知りたいのなら、日本語を学んではどうか』と言い返したくなったのです。言いませんでしたが。日本人は何世紀にもわたって外国の学問を吸収するために外国語を学んできました。医学においては、中国語、オランダ語、ドイツ語そして英語を。英米人も学ぼうとすればそうすべきでしょう。英語が国際語になっているのは、かつて大英帝国が世界を植民地化したからであって、英語という言語がとくに優れているからではありますまい。私が翻訳をいつも喜んでしているわけではなく、ときどき腹を立てながらしていることを知っていただきたい。」(『精神療法面接の多様性』、三七–三八頁)

＊

さらに内田樹は、「今まさにこの場において霊的成熟が果たされなければならないという緊張感を、私たちが持つことを妨げている」(『日本辺境論』、一六〇頁)辺境人の課題への対策の一つとして、「『機』の思想」を紹介しています。そこでは、「呼びかけの入力があったまさにその瞬間に生成したものとして主体を定義し直す」(前掲書、一八一頁)ことが要請されるという。わたしの理解では、大森荘蔵の「立ち現われ論」と軌を一にするように感じられるこの「『機』の思想」は、成田先生が書いておられる次のような間主観的な「実感」や「経験」と一脈通じるところがある。

「面接が重層的な意味を担ってくると、治療者と患者の今・ここのやりとりが同時に、患者をとりまく重要人物と患者との現在の、また過去とのやりとりに重なってくる。……その場その場の現在の自分として精一杯応答していると、そこに何か不思議な大きな手が働いて、治療者の応答が過去の重要人物の応答とおのずと重なってくる、といったほうが実感である。」（本書、七六頁）

「私の経験では、患者に『説明を与える』というよりも、私が自分の感情を正直に言葉にできたときに、面接が深まると同時に患者の自主性が育ってくる。つまり真の意味で治療的進展が生じるように思います。」（本書、五四頁）

以上をまとめてみると、「辺縁の国」日本で「辺縁の意識」を常に抱いてこられた成田先生が、「辺縁人＝日本人」の多数派が持っている「辺縁人の弱点」を克服して、「辺縁人の課題」への対策を見事に実践しておられる、と記すことが可能かもしれません。読者は「辺縁性」を通して成田先生の一面を知って理解を深めるとともに、自らの「辺縁性」を通じてさまざまな達成を実現なさり，「辺縁人の弱点・課題」もクリアーした姿に、自らの範を求めることができるだろう。

＊

さて、当然のことながら「辺縁の意識」を持つ人にも、さまざまなタイプが存在しますね。そうした中、河上徹太郎は『日本のアウトサイダー』で三好達治について以下のように書いている。

「三好達治について一言で言うべきことは、多くの場合インサイダーが常識家であるのに対し、彼は常識の側に立つアウトサイダーなのである。つまり彼にとって自明の理である常識が、世間で余りにも安易に踏みにじられていることへの憤りが彼のパッションなのである。」

わたしの印象では、ここの「三好達治」を「成田善弘」に代えてもまったく違和感はなく、そのまましっくりきます。

＊

ところで「辺縁」の代表選手、アウトサイダーの顔役というと、皆さんはどのような人物を思い浮かべられますか。わたしの場合、この資格を満たす魅力的な面々の中に、我が国の銀幕のヒーローでもある渥美清と高倉健がいます。はるか昔、満場の観客席からかかる「寅ちゃん!」の掛け声を聴きながら、正月の浅草で観た寅さんは最高でした。また、屈託を抱えながら場末の映画館で対面した仁侠映画の健さんは格好よかったなあ。

そしてわたしの中で、辺縁のヒーローというキーワードで成田先生と（落語的なヒーローでもある寅さんの方ではなく）健さんがつながるのですね。そういえばどうでしょう、すっきりとしていなせな背格好、ストイックで二枚目の容貌、男気と羞恥が交わる渋い表情、少しビブラートのかかった低音の魅力なども、何だか似ている感じがしませんか？　そうか、成田先生は精神療法界の高倉健だったのか!

＊

以上で全体を通しての印象（解説・総論）を終えて、ここからは各論文を読みながらわたしの頭をよぎった感想（解説・各論）を記させていただきます。

「診断と見立て　精神科医の立場から」

セレクション（選集）のトップバッターを務めるこの論文は、「精神科医の立場から診断と見立てについて」述べた、大変バランスが良く目配りのきいた教育効果抜群の内容となっている。全体が、「記述的診断」「力動的評価」「診断面接における留意点」の三部構成になっています。

「記述的診断」では、初めにヤスパースの疾患分類論、スピッツアーの操作的診断基準、吉松和哉による診断の三段階論が紹介される。次いで、「わが国で用いられている慣用的診断分類」が示され、「この分類はまだ大まかには有効」と高く評価されている。成田先生のこの判断は、多くの精神科医が同意するところでしょう。この章の内容は、オーソドックスだが教科書的な退屈さのない味わい深いもので、さすがと感じられる。

次の「力動的評価」「診断面接における留意点」もますます成田先生の本領発揮で、独自の卓見や名解説がふんだんにみられる充実一途の内容である。一例をあげよう。「5　『いま・ここ』での精神力動を理解する」の項では、具体的な症例をあげながら論が展開される。不登校と家庭内暴力を呈している高校生が、母親に言い含められていやいや受診した初診例。当初「いかにも不機嫌で表情も険しく」「ぶっきらぼう」だった本人が、成田先生とのやりとりを通して、診療の最後には「彼はうなずきました。彼はもう拒否的ではなくなっていました」。劇的な変化が生じたこの件について、成田先生は次のように書いておられる。

「彼は今までずっと親のレールの上を歩かされて、それを嫌だと思い、何とか自分らしく生きようと努力してきたが、いつもその試みが頓挫して現在に至っていました。お膳立てされたものはもう嫌だと思いつつ、結局それに乗ってしまっていたのです。内心依存したい気持ちもあって、本当に自分で決めることに不安を抱いていたとも考えられます。こういう葛藤が今この面接場面でまさに演じられているのです。おそらく不登校も家庭内暴力も、この葛藤の反映なのでしょう。こういった力動は青年期の患者にはよくみられるものです。それを『いま・ここ』の面接場面と結びつけて理解し（診断し）、患者に伝えることが重要です。」（本書、二九頁）

何とも見事な介入と解説でしょう？　この症例にまつわる解説は、この後の「6　面接者自身の感情を検討する」「7　診断を患者に伝える」にもあり、考察がさらに広がり深まっていますので、是非原文をご覧ください。わたしは認知行動療法をふまえた臨床研究会を行っていますが、実はここで扱われているような内容を議論し検討する機会が多いのです。各々の拠って立つ流派によらず、臨床家たるもの等しく本論文の内容を熟読玩味してしっかり手の内に入れるべし、と改めて感じているしだいです。たとえば認知行動療法を用いる治療者も、「力動的評価」という表題に偏った認知を抱いてひるんで敬遠することなく、積極的にしっかり学ぶ必要がある。言わずもがなでしょうが、認知行動療法が精神療法界の先輩である精神分析から学べる点は多々あります。もっとも、わたしは逆もまた真だろうと感じていますが、いかがでしょうか。

本編には、わが国独自の臨床の知が換骨奪胎された形で各所に何気なく組み込まれていて、読者を啓発してくれるという素敵な魅力もある。具体的には、見立て論（土居健郎）、軽い意識障害の診断法（原田憲一）、「生理」「行動」「言語」の三領域の所見の取り方と評価の仕方（神田橋條治）、非特異的症状に焦点を当てて治療関係を育てる方法（中井久夫）などのエッセンスが、十分に咀嚼・消化されて入っており隠し味になっているように見受けられます。もしも、これらの論考を詳しくご存じない臨床家がいらっしゃいましたら、是非原典に当たることをお勧めします。これらの叡智を知らずに臨床をするのは実に勿体ないつまらない話ですし、先達はあらまほしきことなり、ひどく危なっかしい診療になってしまいますよ。本論文は我が国の臨床の知を再認識させてくれ、しっかり受け継いでいきたいものだと改めて感じさせてくれる名編といえましょう。

ちなみに、今わたしが記しているこの解説文全体の副題を「成田先生と母国語で対話できる幸せ」としたのは、初めにこの論文を読んだ時に頭に浮かんだ感想をそのまま言葉にしたものです。現在、このように実践的で格調の高い診断学を書ける人は世界中を見回しても稀ですし、本論文には我が国の臨床の知がふんだんに組み込まれているという独自性、特殊事情もある。こうした達意の文章を、母国語で学び楽しめる私たち日本の臨床家は幸せだなあ、と感じたしだいです。

最後に、本編を読みながらわたしの頭に浮かんだ連想の一端を記させていただきます。「力動的評価」の冒頭部分に、「精神療法を行うかどうかで重要なのは、患者が『心理的に考える能力（psychological mind）』をもつかどうかです」（本書、二一頁）というくだりがあります。この見解にまったく異論はないのですが、わたしはこの後に「……が、一方で『心理的に考える能力』は心理教育などを通して育ててゆくという面もあり、このことも治療者が十分留意すべきところです」という内容をそっと添えたい気がしました。そして、成田先生もおそらく同意して下さるのではなかろうか、と感じております。また、最後の「7　診断を患者に伝える」の内容に関しては、読者の皆さんは近年の心理教育の動向を追加して勉強すると良いでしょう。

「転移／逆転移　役割からの逸脱と再統合」

セレクション（選集）の二番手は精神分析の十八番《おはこ》「転移／逆転移」を扱う本格派で、真打登場といったところでしょうか。冒頭の「『転移／逆転移』概念の歴史」では、ブロイエル、フロイト以降のこの分野に関する主な業績が手際よく紹介されており、わたしのような門外漢も大変勉強になる。「転移」と「逆転移」の項の最後に、それぞれ次の文が附記されています。この簡潔な一節に、精神分析の実践や理念の一面が見事に表現されている。

「転移とは、患者の過去と現在をつなぐ架け橋であり、患者は転移のなかで治療者をとおして、過去の重要な人物たちと、そして自分でも気づかぬ自己（の一部）と、意味深い対話をするのである。」（本書、三五頁）
「こういう治療者の役割を果たすためには、転移／逆転移を生きつつ、その由来と意味を洞察することが必要である。」（本書、三七頁）

続く「治療者と患者の役割　そこからの逸脱と再統合」の章では、総論でも触れた「表1　精神療法関係の二重性」の内容が圧巻です。ここでは、成田先生が書いておられる「精神療法関係の二重性」に関する解説文を引用させていただきましょう。

「精神療法関係とは『まずA関係（職業的・契約的関係）が成立し、その枠組のなかでB関係（個人的・転移／逆転移的な関係）が発展して、そこで患者の問題が展開され理解される。そしてふたたびA関係が再確認されて終結となる』そういう関係である。A関係は、そこでB関係の展開が可能になる舞台のようなものであり、その舞台でB関係が演じられる。B関係のドラマの最中には、A関係のことは忘れられているかにみえるが、B関係のドラマが終わると、A関係がずっと存在しつづけていたことが改めてみえてくる。」（本書、三八－三九頁）

引用文だけでは理解が少々難しいかもしれませんが、ここでは精神療法という営みの実態の一面が、抽象化された形で見事に言い尽くされている。われわれの頭を整理して視界を広げてくれること間違いなしの内容ですので、読者の皆さまにおかれましては、是非原文にあたって切れ味抜群の語り口をご堪能ください。なお、ここに出てくる「ドラマ」「舞台」というキーワードは本論文の最後でも登場します。この解説でも該当部分を後ほどご紹介しますので、お楽しみに。

続いて「治療者と患者の役割」が大変整理された形で提示され、次の文章に連なってゆく。

「……ここで注目すべきことは、患者はその役割を守ることを一貫して期待されはするが、同時に、その役割から逸脱することを予期されているということである。精神分析の諸概念（たとえば抵抗、退行、行動化、転移など）は、この逸脱に着目し、それにある意味を付与して概念化したものである。たとえば『抵抗』は、患者が治療関係を守らない、内界を包み隠しなく言葉にしない、治療者の介入を受け入れない、というようなことを言う。『退行』は患者がいつまでも依頼者（つまり被援助者）でありつづけようとすることを言う。『行動化』とは患者が自己の内界を言葉で表現せず行動に発散することを言う。『転移』は患者が治療者に対してここであげた治療者の役割以外の（あるいは以上の）ことを求めることを言う。この意味では、抵抗・退行・行動化とよばれる現象の底にある感情を『転移』とよぶと言ってよい。」（本書、四三頁）

この箇所では、精神分析のエッセンスの一部が実にコンパクトにわかりやすく表現されており、啓発効果抜群の名解説と感じ入りました。

最後の「一境界例とのかかわりから」も、甚だ密度の濃い力のこもった内容です。ご自身の過去の治療経過を振り返り、「それにいまの私がコメントする」形で論述がすすんでゆくユニークな進行をとる。成田先生がスーパービジョンの二役をお一人でこなすという、読者にとって贅沢至極な形式を通じて、境界例に対する精神分析的精神療法の実際がよく伝わってきます。

ここで展開される成田先生の自己スーパービジョンの特徴を、「精緻、誠実、峻烈」と評することができるでしょうか。たとえば、「(患者の) 母親が実際に狭心症の発作を起こし、重篤になった」際に、患者が処方箋を書き換えて（「元来の記載＝四日分」→「改ざん＝一四日分」）入手した抗うつ薬を大量服薬した時の記載。

「いまこれを書いていて愕然とするのは、そのとき私がまず『それは、私の処方ではない』と言ったことである。患者が処方箋を改竄したのだから、たしかに患者の服用した薬は私の処方ではない。私には責任はない。母親が重態になったとき、患者は『自分が薬を差し替えたわけではない』と繰り返し言い、治療者もそれを支持し『あなたには責任はない』と繰り返し告げていた。私は患者の立場にたって、母親役を演じて死のうとする患者に『自分のせいではない』と叫んだのであろうか。彼女と私のあいだで自他が逆転し、患者は治療者に、治療者は患者に、患者は母親に、治療者は娘になっていたのだろうか。投影性同一視の行き交う場では、こうした自他の逆転がしばしば起こるものである。しかしそのときの私には、そういう理解をもつ余裕はなかった。『それは、私の処方ではない』という私の言葉は、『患者の死（の可能性）への責任を回避したい』という気持が言わせた言葉であろう。私のなかに密かに大きくなっていた患者への怒りを否認しようとした言葉だったのであろう。

こういう転移／逆転移状況に気づかなかった私は『患者の行動化の意味を理解しそれを患者に伝える』という治療者のすべき仕事をすることができなかったのである。

幸い母親は回復し、患者も大事にはいたらなかった。この事件のあと患者は母親から距離をとれるようになり、精神状態もいくぶん落ち着いた。自殺を企てたことで彼女の自罰欲求が満たされ、罪責感が和らいだのであろうか。あるいは、自分が母親となりその死を演じることで、彼女のこころのなかの巨大な母親像を葬ったのであろうか。そのときの私には、患者がいくぶんか落ち着いた意味が理解できず、患者に伝えることもなかった。」（本書、四九-五〇頁）

精神分析家の栄光と苦労、その実情が間然するところなく伝わってくる渾身の筆遣いである。ここに出てくる「私は患者の立場にたって、母親役を演じて死のうとする患者に『自分のせいではない』と叫んだのであろうか」という一節もふまえてでしょうか、直後の「おわりに」は次のよう締めくくられる。

「転移と逆転移は、依頼者と専門家という役割関係で始まる『患者―治療者』関係のなかに少しずつ忍び込み、しだいにその力を増し、やがては治療の舞台中央に躍り出る。患者と治療者は、あたかもオペラの舞踏のパートナーのように、たがいに（無意識的に）協力しつつ転移／逆転移関係を踊る。二人がどういうドラマを演じるかに、おのおのの生きてきた人生が凝縮され、映し出される。……

――世界は舞台だ。すべての男と女は役者に過ぎぬ。誰にも出があり引っ込みがある。」（本書、五一頁）

「転移／逆転移関係を踊った」という鮮烈な実感や、「混沌とした実践から、臨床の真実を抽出して記している」という自覚が背景にあるためであろうか、成田先生のなみなみならぬ精神の充実と高揚が伝わってくる一節です。

さて、こうしたところに教えられ感嘆もしながら、本論のある箇所でわたしは少々ひっかかってしまい考え込みました。その部分を、ここで紹介させていただきます。一旦治療が中断した後の、初回面接のところです。

「再開後の最初の面接では、患者は、最近友人が死亡したこと、その友人に患者は何もしてやれなかったことを語った。ついで話は母親の再婚のときのことに及んだ。母親は再婚するとき患者を父親の実家に置いていこうとしたが、患者が『連れて行って』と訴えてついて行ったのだと言う。面接はその話に終始した。そのとき私は中断・再開の意味を話しあおうと思っていたのだが、患者はそれにふれず話題にしなかった。」（本書、四五頁）

そして、この経緯に関する成田先生の考察は以下のように始まっている。

「再開後の第一回目の面接で、患者は友人の死と母親の再婚のときの話をした。別れ・喪失・見捨てられを語ったのである。これは、いま思えば明らかに治療者との関係を暗示していた。治療の中断は、彼女にとっては、友人の死や母親からの見捨てられと等価であったのだろう。……ふり返ってみると、私との関係自体を話題にすることが患者のこころのなかに（実は私のこころのなかに）『ドロドロした手に負えないもの』をふたたびあらわにするのではないか、という恐れが私の中にあった。」（本書、四七頁）

この後もさまざまな展開が続いて、先に引用した「大量服薬」に至る。わたしがひっかかりをおぼえたのは、「再開後の第一回の面接」で患者が初めに語った「最近友人が死亡したこと、その友人に患者は何もしてやれなかったこと」という箇所にまつわることです。その後この内容がしっかり扱われた気配がなく、また考察でも十分な言及がみられず、もっぱら患者・治療者の二者関係に目が向いているように見受けられる点にやや違和感を覚えました。これは、本論が「転移／逆転移」をテーマとして扱っている論文であり、精神分析に基づく治療報告であることをふまえても若干バランスが悪いように感じられ、一臨床家・実務家としてはひっかかりが残ります。というのは、おそらくはこの「最近友人が死亡したこと、その友人に患者は何もしてやれなかったこと」が、患者が再受診したきっかけ（少なくとも、その一部）であり、この件を扱うことが治療をすすめるよい契機になるとわたしには考えられるからです。

わたしならば、再開した初めの面接で（二者関係の重要性は勿論わかりますが）まずは「いま・ここ」で初めに話題になった「友人に何もしてやれなかった」ことに関する認知を検討する作業に誘うだろうと感じました。ここで患者は「別れ・喪失・見捨てられ」に関連して、おそらくは「過度の自責」を体験している。この認知を扱っていくことで、患者の中に存在する「過度に自分を責める自分」「自分にダメ出しをする自分」があらためて自覚されるでしょう。そして、この「過度に自分を責める自分」をなだめてとりなせる「もう一人の自分」、つまり「事態を冷静・客観的に眺め判断できる自分」「自分の弁護団、応援団」を育てる作業に入ることができるかもしれない。そうすれば、後に治療関係や母子関係、成育史を検討し見直す共同作業の良い準備作業となるのではないか、というのがわたしの目論見です。加えて、こうした説明内容をこの患者ならばこの時点で理解して受け入れてくれるだろうという見立ても、わたしの腹の中にあるようです。

ここで、わたしが空想した介入の方針と変化のポイントを、箇条書で記させていただきます。

①おそらく再受診のきっかけの一つとなった「最近友人が死亡したこと、その友人に患者は何もしてやれなかった」というエピソードをとりあげて、自分を強く責めていて落としどころがわかりにくくなっていませんかと尋ねてみる。(成田先生も、考察で「(母親に対する)彼女の自罰欲求」「罪責感」という言葉を用いて、このテーマと関連のある内容を指摘しておられます。)

②同意が得られたら、「過度の自責」という認知を面接で扱ってみないかと誘ってみる。「過度の自責」は自分にダメ出しをすることであり、次のような悪循環を生みがちな事情を言い添える。(以下は、「自分へのダメ出し」に関する心理教育になります)。

③当たり前のことだが、自分に一番近い存在は自分。その自分が全面的に「自分へのダメ出し」(認知)をし

てしまうと、「自分なりに努力し頑張っている自分」の立つ瀬がなくなってしまい、「おちこみ、空しさ、イライラ」が生じがち。

④こうした「ネガティブな気分」(感情)が続くと、「だるさ、頭痛、胃痛、下痢」などの体調不良(からだ)につながり、日常生活でできること(行動)も少なくなりやすい。すると「きちんと動けない」自分への不満・批判が増し、また気分転換もしにくくなり、「自分へのダメ出し」(認知)がさらにつのる。

⑤こうして、「1　自分へのダメ出し(認知)↓2　ネガティブな気分(感情)↓3　体調不良(からだ)↓4　活動性の低下(行動)↓5　さらなる自分へのダメ出し(認知)↓……」という悪循環が形成される。

⑥それでは、この悪循環から抜け出すにはどうしたらよいか。そもそも「自分を責める自分」がいるのは自然なことでそれ自体に問題はなく、「自分を責める自分」をなくす必要は全くない。問題は自分の中に「自分を責める自分」しかおらず、only one 的な存在になってしまう事態。

⑦自分の中に「もう一人の自分」、すなわち「事態を冷静・客観的に眺め判断できる自分」「自分を応援・弁護できる自分」を育てることができると、変化が生まれるだろう。「もう一人の自分」が「ダメ出しをする自分」に語りかけて、「ダメ出しをする自分」がその言い分に耳を傾けて対話できるようになると、悪循環から抜け出すチャンスが巡ってくる。

⑧最近あった「友人の死」を考える材料にして、「ダメ出しをする自分」に対して「事態を冷静・客観的に眺め判断できる自分」「自分を応援・弁護できる自分」がどのようなことを言えそうか、一緒に検討していきませんか。

以上のような作業が進んでいれば、後の行動化の際に出てくる(母親に対する)「彼女の自罰欲求」「罪責感」

がよりマイルドな形で表出されて、そこで演じられる「ドラマ」の展開も違ったものになった可能性がありはしないだろうか。こうしたことをふまえて、成田先生が「おわりに」で書いておられる「二人がどういうドラマを演じるかに、おのおのの生きてきた人生が凝縮され、映し出される」という部分に、「……おのおのが生きてきた人生と治療経過が凝縮され、映し出される」と言葉を足したくなる誘惑を覚えたりします。

このようなところに、流派による違いや治療者の個性が出るのかもしれませんね。

「解釈の実際　転移と逆転移の観点から」

成田先生が、精神分析学会で発表なさった内容を基に書かれた論文です。冒頭でラプランシュ、ポンタリスの『精神分析用語辞典』の記載内容を引用した上で、権威と異なる見解を打ち出す成田先生の論法が（「解説・総論」で述べたように）舌鋒鋭く輝いている。この部分の記述（本書、五四頁）は実に大胆で含意に富んでいますので、是非本文にあたってこくのある滋味をお楽しみください。

次に供覧される「針恐怖」の症例1、「境界例」の症例2の治療経過と考察も、成田先生の面目躍如たる内容となっている。

たとえば、症例1。三十代女性、まき込み強迫があり子どもを夫の実家に預けている患者。治療開始一年半ほどの面接で、次のような展開が見られた。

①患者の述懐「あの子が母親（患者）がいないので『おかあちゃん』と呼んでいるかもしれない。自分もこのごろになってやっと本当に子どもに会いたくなった」。その後、再び「大丈夫？」と繰り返し始めた。

②成田先生の内的反応　患者自身と患者の子どもが私の心の中で重なって、その重なった存在が不安な子どもとして私の前にいた。以前は自分は父親と見られていると思っていたが、実はその奥で母親と見られていることに気づいた。
③成田先生の介入「そうか、昔から『大丈夫だよ』といってくれる人を求めていたんですね。」
④患者の応接「そうかもしれない」とめずらしく考え込む。
⑤その後の経過　保証、確認の要求が目に見えて減少。治療者に父親を見ていたこと、「安心させてもらいたくて」治療に来ていたこと、子どもの頃からずーっと孤独な気持があったことが語られた。母親の連想も語られるように。

こうした見事な進展の中で、治療から生まれた印象的な表現が二箇所（五七頁、五八頁）で紹介されています。実に美しい洞察の言葉ですので、読者の皆さまにおかれましては是非原文をご覧ください。

また成田先生は、次のようにも記しておられます。先に引用した場面で、患者が過去の重要人物に向けていた感情・態度が、そのまま治療者に向けられていることを直截的に指摘すると、たとえば「あなたは私を母親とみなして、母親に求めるように私の安全の保証を求めているのです」（本書、五八頁）となるだろう。そして、このような「平行移動の解釈」（＝成田先生のオリジナルな術語）を行っても「おそらくは治療の転機にはなれなかっただろう」。なぜなら、こうした内容は「理論や知識に基づく説明」であるし、「根本において『あなたは正当でない』と告げる」ことにもなるから。わたしはこの見解に賛成ですし、成田先生が創作なさった「平行移動の解釈」という非凡な言葉の妙にうたれました。

加えてわたしは、患者・治療者の二者関係に「平行移動の解釈」を持ち込もうとすると無理が生じがちだが、他の局面では案外スムーズにいくことが多く、臨床現場で結構用いているなあ、という感想もおぼえました。たとえば、患者と（治療者や両親以外の）第三者の人間関係を扱い、その特徴や問題点、修正の方向性を検討する作業の際に「平行移動の解釈」をすると（例：「お父さん・お母さんメガネで相手を見ていないかな？」）、患者がスンナリと受け入れて得心が得られる場合が少なくありません。ここでは、患者・治療者関係に「平行移動の解釈」を持ち込むことに伴う「肩透かし」的なところがなく、無理なく治療進展の契機となりうるのでしょうか。

次に移りましょう。症例1では、次のような治療状況が出現してしばらくの間続いたと書かれています。

「私との面接中も保証、確認の要求が多く、成育歴や夫との関係など重要な話題が深まりません。多弁で話題がころころ変わり、すぐ保証、確認の要求が出現します。このことについて私は『話題がよく変わりますね』とか『大事な話になると話がそれたり、症状の確認が出てくるようですね』と直面化したり、『あなたは保証、確認の要求によって、ここで自分の気持を見つめることを回避しているようですね』と解釈したりしていました。しかしこうした介入はそれほど有効でなく、患者は治療者の介入を一応肯定するもののすぐまた以前と同様の早口で話し始めたり、時には『先生は冷たい』と言ったりしました。」（本書、五五頁）

こうした経緯は、認知行動療法の治療場面では少し異なる様相を呈する可能性があるのではないかという空想が、わたしの頭をよぎりました。認知行動療法では治療の初めに行われる心理教育を通して、（まき込みを含めた）強迫行為が病態で果たす役割と変化の方向性、そして変容を実現するための原理と具体的な方法を説明して共通認識とします。患者・治療者双方が治療の方向性と方法論を明確に把握した上で診療をすすめると、次のような変化が生まれるかもしれません。

現行のやり取り

①患者　「針」に関する保証、確認を要求

②治療者の対応　「話題がよく変わりますね」（直面化）、「保証、確認の要求によって、自分の気持を見つめることを回避しようとしている」（解釈）

③結果　介入は、それほど有効でない。以前と同じ早口、保証・確認の要求。時に「先生は冷たい」

認知行動療法をふまえた治療場面でのやり取り（想定）

①患者　「針」に関する保証、確認を要求

②治療者の対応　「わたしが『大丈夫』と保証するのは簡単だが、それではまき込み強迫に応じてしまうことになる。それを実行すると、あなたが自分一人で行う強迫行為の場合と同じように病気がこじれてしまい、つらさが増すことにつながるのでしたね。だから保証はしない方がいいんですが、どうでしょう。

すべてのことにはリスクが伴うのに、特定のリスクを怖がるあまり強迫行為によってそのリスクを零にしたいと頑張る、しかしリスクは零にならずますますリスクが大きく重大に感じられるようになり、つらさがつのるのが強迫の世界でしたね。ここでの望ましい考え方は、『1　他のリスクと同じように、確かに針が混入していている可能性は零ではない。2　だがおそらくは大丈夫なので、事前にあれこれ考えすぎない。3　もしも実際に針が入っていて何らかの問題が生じたら、その状況に合わせてその時その場で対応を考える』となりそうです。こう考えながら、時間の経緯と共に針の不安が小さくなってくるのを待ってみませんか。」

③結果　（うまくいけば）患者の同意と協同が得られる（かもしれない）

勿論、こううまくいくかどうかは保証の限りではありませんが、少なくともこの種のやり取りを目指して治療が進んでいきます。ちなみに、それではこのタイプの治療は成育史の整理や洞察を試みないのか、たとえば「子どもの頃からずーっと孤独な気持があった」という患者の感情を無視するのかというと、必ずしもそうではありません。表面的な症状（ここでは針恐怖）がとれてから（あるいは、とれつつある際に）洞察が語られることは例外的ではなく、その場合には当然このテーマを扱うことになります。そして、この手順（「表層的な症状の治療」→「洞察」）をとった方が、診療に要する時間とエネルギーを節約しうる場合が多いでしょう。治療が省エネモードで進むことは、患者・治療者双方にとって好ましいところです。なお、症状がとれただけで問題が消褪して洞察が直接語られない場合には、それ以上深入りはしないのが定石と申し上げてよいでしょう。

次の症例2は、「母親に『着せ替え人形』のように育てられた境界例青年」です。ここでは、前の論文の境界例の記載に対して記させていただいた内容と同じような印象が、再びわたしの頭をよぎりました。すなわち、受診してから後の診察場面以外のさまざまな生活状況、たとえば「高校中退」「学習塾」「通信高校」「工場でのアルバイト」における具体的な患者の認知行動パターンの記載が少ないように感じられました。そしてこのことは、こうした局面でみられた認知行動面の特徴が十分扱われなかった可能性を示唆しています。わたしの臨床経験では、先ずはこうした内容を取り上げて検討し必要に応じて修正する作業を行うと、無理なく治療が進展しやすくなります。こうした作業の後に、必要な際に生育史の整理・洞察に進むという順序が、やはり患者・治療者双方にとって（一般的には）好ましいように感じられます。

「精神療法の深さ　精神科医の立場から」

この論文の素晴しさについては、「総論」の何箇所かですでに触れました。ここでは、本論文のいくつかの部分に関する個人的な感想を記させていただきます。

「私にはこのごろ、一回一回の面接の終わり方、治療の中断あるいは終了の仕方、つまり患者との別れ方が精神療法家にとってすこぶる重要な問題で、どういう別れを別れうるかに治療者の力量が反映し、その治療の成否もかかっていると思われる。」（本書、六九頁）

↓まったく異論のない大切なご指摘で、わたしも日々試行錯誤しています。一般的に言えば病態の軽い患者では、その回の面接の成果などを含め、治療者は比較的フランクに自分の内面を語ってよいことが多いでしょう。一方、病態の重い患者では（とくに、混乱がみられる際には）、「余計なことは言わない」（生活臨床）のが原則になりますね。

「自分が患者として受診したとして、精神療法のメニューとして表1を差し出され、『精神療法にはこの二つのタイプ（『深い』精神療法vs『浅い』精神療法）があるが、どちらにしますか』と訊かれたら、おそらく躊躇なく『浅い』方をとるだろう。『深い』方は時間もエネルギーもかかり負担が大きそうだから、できれば願い下げにしたい。浅く切っても深く切っても傷が治るのなら、浅い方ですませたいと思うのが人情だろう。『浅い』ということはつまり患者向きなのである。なかにはこの表を見せられて、ぜひ『深い』方をという患者もいるかもしれないが、そういう選択をする人にはすでにそこに問題がありそうである。」（本書、七〇頁）

↓精神分析の権威でおられる成田先生が、「『浅い』ということはつまり患者向き」とはっきり記されるバランス感覚と治療者としての誠実な姿勢に、改めて感激です。また、冒頭の「自分が患者として受診したとして、……」という問いは、時折治療者が自分に投げかけてみるとよい設問と感じています。

内緒話を一つ。かつてわたしは、「自分が精神科の病気にかかったとして、どのような治療を受けたいだろうか。はたして、認知行動療法を選ぶだろうか」と自問してみたことがあります。自分でもびっくりしたのですが、何としばらくして浮かんできた答えは「必ずしもそうではないなあ。もっとも、強迫性障害になったら認知行動療法を知らない治療者にはかかりたくないけれど」というものでした。そして、認知行動療法に（少なくとも、さほどは）詳しくない何人かの先生のお顔が、自分の主治医になってほしい方として脳裏に浮かんできました。これ以来わたしの面接スタイルは、（従来からその傾向がありましたが、さらに一層）「認知行動療法的な診療」ではなく、「認知行動療法を適宜加味した診療」になった気がしています。

「私は自分なりに精神療法的にかかわったつもりの患者に対して、治療終結のころに『私のところへこられて何か役に立ちましたか』と訊いてみることにしている。……『先生に何でも打ち明けて話せた』『先生の前で裸になれた』といった類の答えもある。いわばカタルシスの段階での治癒だと患者自身判断しているわけである。『ここで何でも吐き出した。ここは私のゴミ捨て場』というのになると、ゴミ捨て場になるのも精神療法家の大事な機能の一つかと思いはするものの、いま一つ釈然としない。」（本書、七二頁）

↓ここでの「カタルシス」には、「曝露」が生じたことによる効果、および「曝露の際に、治療者が患者を貶めないことを通して生じる認知の変化」の影響もあると、認知行動療法的に理屈をつけられるかもしれません。わたしなどは、こうした見方をふまえて「釈然としない」ところを自分なりに処理しているようです。

「精神療法家として医師の立場から心理療法家を見るとうらやましく思うことが多いが、一つだけ、これはこちらがうらやましがられるのではないかということがある。医師は患者の身体にふれることが許されるという点である。」（本書、七五頁）

↓これも「異議なし」です。あえて「こちらが（＝医師）うらやましがられるのではないか」という事項に加える内容があるとすれば、わたしの場合「医師が処方できる点」となりそうです。こう記す理由は、薬物療法で精神療法を含む治療過程が簡略化でき、患者・治療者双方にとって好ましい結果につながる場合があることだけではありません。医師が処方内容を検討・吟味して工夫する作業を継続的に粘り強く実践する中、治療者の真摯で前向きな姿勢が患者に伝わって精神療法にもプラスに働くことが少なくないと感じています。薬物療法と取り組む治療者の姿勢自体が、患者をサポートすることになりうるのですね。このメリットは、わたしのような平凡な治療者にとっては大変ありがたく感じられます。

「心理療法的関係の二重性」

この珠玉の論考についても、総論の何箇所かですでに触れさせていただきました。ここでも本論文のいくつかの箇所にまつわる個人的な感想を、以下記させていただきます。

「行動療法においては症状は誤った学習の産物であり治療はその脱学習（消去）であって、それは動物にも人間にも共通する原理に基づくものである。」（本書、九三頁）

↓正しい記載なのですが、①「行動療法」のいう「行動」が人間独自の活動、たとえば「言葉を介した認知」も含んでいる、②脱学習（消去）以外にも変容に関わるプロセスが存在する、という点は抑えておきたい気がします。そしてこうした見方をふまえると、原文のニュアンスが若干変わってくるかもしれません。

「行動療法では、治療者の指示に従って課題を行わない患者は治療対象から外されるだろう。」（本書、九四頁）

↓「必ずしもそうではありません」というのが、わたしの第一感です。一口に「精神分析」といってもその内実は多種多様で決して均一でないように、「行動療法」も十把一絡げにできるものではありません。「治療者の指示に従って課題を行わない患者」と接して、行動療法的にさらなる工夫を試みようとする治療者は少なからず存在します。またこうした状況において、「行動療法」にこだわらず融通無碍に治療をすすめようとする「行動療法をふまえた折衷派の臨床家」もいるでしょう。

「心理療法家はインフォームド・コンセントに集約されるようなA関係と、転移・逆転移に集約されるようなB関係の両方に目配りし、両方を生きなければならない。」(本書、一一四頁)

↓全面的に賛成です。前にも記しましたが、この指摘は他の流派による治療においてもそのまま当てはまります。他の流派の臨床家もこうした記述を正しく理解して、事態を的確に把握し対応できる膂力をつける必要がある。常々感じているところですので、蛇足になりますが繰り返し述べさせていただきました。

「青年期患者と接する治療者について」

この論文もまた、「総論」で随分引用させていただきました。既に触れたところは避けながら、内容を紹介させていただきます。

「はじめに」では、青年期患者と接する若い治療者が時として「へだたりの敬意」を持つことが難しくなり、「わかった気になりやすい」ことの問題点が次のように記されている。

「青年期患者が相手だと、こういうへだたりの敬意をもつことがむずかしい。わかったような気になりやすい。青年期患者と若い治療者はともに青年期にあるとはいえ、むろん別個の人格であり、それぞれの青年期もそれぞれに独自なものであるから、安易な理解を拒むへだたりが存在していることには変わりがないのに、ついそれが見えなくなってしまう。そのうえに青年期の孤独が、患者と治療者双方に共感と一体化への希求を作り出す。かくて両者は共謀して相互同一視へと進むことになる。」（本書、一二二頁）

これはまったくその通りですし、たとえば主語を「中年期患者」「中年の治療者」や「初老期患者」「初老期の治療者」などと変えても起こりうる事態ですが、殊に青年期において留意すべき事柄であることに異論ありません。ただしわたし個人にとっては、この「共感と一体化への希求」という現象が著しく生じてもてあました機会は、いくら記憶の糸をたどってみても（勿論弱いものはあったにしても）覚えがはっきりしないようです。「当たり前だが、個人差が大きいのだなあ」とか、「何だか、この部分を『へだたりの敬意』をもって読んでいる自分がいそうだ。これは必ずしも悪いことではないのだろうが、治療者としての自分のある種の欠陥を示しているのでもあろうなあ」という感慨をぼんやりと抱いたりしています。

次の「治療者の専門性について」は、「解説・総論」で触れた境界例の一少女の言葉、「先生にお願いがあるんです。医者と患者としてではなく、人間と人間として私に接してほしい。病気の人間が本当に求めているのはそういう関係なんです」で始まる。その後に展開する「誠実で熱意のある、しかし経験と技術に乏しい精神療法家」が青年期境界例患者とたどることのある道行のシナリオは、極めてリアルで説得力抜群です。また、成田先生がご自身の経験を通して治療が進展する要因の一つを語り、専門性の必要を説いておられる箇所も迫力満点ですよ（本書、一二六頁）。是非、原文にあたってみてください。

「治療者の年齢について」にもこころに残る箇所がいくつもあり、一部「総論」で引用させていただいた。ここでは、以下の文章を紹介しよう。当時の成田先生同様「患者の親の年代」にある今のわたしには、とてもしっくりきました。

「私の場合、かつては青年期患者に共感することはしばしば親を弾劾することにつながっていた。今、中年期も後半に入ってようやく親の気持もわかってきた。自分が中年期にあるのに無理に青年のごとくふる舞うことはすまないと思う。患者の治療者とはいえ、患者の親の年代にあるのだから、親への共感もあって当然である。治療者の中に青年と親という関係が内在化されて、その関係全体とその推移が見えてくることが望ましいのであろう。」（本書、一三〇頁）

また、この章で語られる「自分を『先生』と自称する治療者」「青年期の患者を『〇〇くん』と呼ぶ例外的な場合」「『ちゃん』づけやいわゆる愛称で呼ぶことはない」（本書、一三〇–一三二頁）なども、臨床上とても重要な事柄であることは申し上げるまでもないでしょう。

最後の「治療者の性について」でも多くの卓見が語られており、読者を様々に啓発・刺激してくれる。たとえば、「従来の精神医学の諸理論はその多くが男性中心の理論であった」(一三三頁)という指摘は正鵠を得ているし、不勉強なわたしが知らなかった「精神療法の対象として選択されやすい患者の特徴を示す」YAVIS(young, attractive, verbal, intelligent, successful)症候群という言葉には「さもありなん」と感じました。また、本章の最後にある次の箇所も強く印象に残りました。

「ある女性境界例は『先生といるとわたしのなかの頑ななものが溶けて、心がやわらかくなっていくんです。まるでお母さんの側にいるみたい』と語った。おそらく私が自分のなかの女性性と折り合いをつけ、それを多少とも受け入れられるようになったから、患者がこういう言葉を私に言うことができるようになったのだろう。誰もがテイレシアス(両性を経験したと言われる盲目の予言者)であるわけにはいかない。しかし精神において両性的であることは、精神療法家にとって大切なことだと思う。それは患者のさまざまな転移を可能にし、それによって患者の人格を広げ深めることにつながるだろう。

私はときどき女性言葉で独り言を言うようにしている。男性言葉で話すよりずっと自由に感情のひだを表出し、日常のささやかだが大切な出来事を語ることができるからである。まわりの若い同僚にも勧めているが、どういうわけかほとんどの人がそれほど乗り気にならない。まだ男性性を確立することで手一杯のせいだろうか。」(本書、一四六頁)

この一節を拝読しながら、わたしの中に浮かんだよしなき連想を記させていただきます。

何人かの著名な精神療法家のお顔を思い浮かべて、「女性性との折り合い」のつけ方(勿論、女性の治療者では「男性性との折り合い」のつけ方になるでしょう)の難易度という尺度で先生方をふり分けてみると、結構楽しめるような気がします。「自らの内なる異性との折り合い」の良し悪しによって、その方の治療や議論のスタイル、扱う臨床テーマなども結構影響を受けているような気がしますが、いかがでしょうか。

「強迫症者の世界　概念・臨床・精神病理学」

ここでも実に多くの論者の文献を引用しながら、独創的な自説を展開する成田先生の論調が素晴しく、臨床研究のお手本となっています。たとえば、「総論」で引用した「他者巻き込み型」強迫をめぐる考察が見事な一例ですし、男性・女性双方の強迫症者の発症モデルも圧巻です。後者では、「かまわれたくない」「かまわれたい」というキーワードで発症や病態を論じた箇所（本書、一七〇–一七一頁）にわたしの臨床経験と符合するところが多々あり、改めて成田先生の慧眼に敬服いたしました。

この論文の後半は「治療」にあてられており、私たち実務家にとって情報の宝庫となっている。全体が「受診しない患者」「初診時」「権威について」「薬物」「保証、確認の要求」「原因追求の構え」「原恐怖」「パニック」「言葉の煙幕」「感情」「身体性」「病気の改善度の患者自身による量的評価」「治療者の柔軟性」「患者からみた治療者の見え方の変遷」の一四項目に分かれており、成田先生が臨床の実際を微に入り細にわたって教示してくださる。その中で、成田先生の柔軟な姿勢が認知行動療法の視点・介入法と一致しているところが随分あることも、大変興味深く感じられました。「病気の改善度の患者自身による量的評価」が一例ですし、次の「感情」の一節も同様だ。

「『(強迫) 症状の裏に敵意あり』という指摘は治療的意味に乏しい。そう指摘された患者は恐ろしい死の配達人としての自分に圧倒され、ますます否認や反動形成といった強固な防衛を作動させるか、あるいはみずからの敵意を正義の名において正当化しようとするであろう。敵意や攻撃性は直面されると同時に、人間的なものとして許容されねばならない。治療者は患者のなかに敵意ありと指摘するのではなく、具体的現実状況のなかで、『そういう状況では (人間である) あなたが憎らしく思うのも無理はない』と患者の敵意を受け入れる。」(本書、二〇二-二〇三頁)

この内容は、認知行動療法の心理教育で行われる「侵入思考の知見をもとにした強迫観念のノーマライジング」と軌を一にしているように感じられる。加えてこの部分の論述では、「治療者の柔軟性」(本書、二〇六頁) の素晴しさを特筆したい。ここで書かれている内容は、強迫性障害で殊に当てはまる面はありますが、すべての精神障害の治療において該当する精神療法の勘所の一つと感じ入りました。読者の皆様におかれては、是非原文をご覧下さい。

「境界例の個人精神療法　治療者の気持とその変遷をめぐって」

「解説・総論」でも触れましたが、「治療者の気持とその変遷」をまとめた表1 (本書、二二〇頁) が実に見事な内容です。本文の冒頭「出会い」では、「ボーダーライン患者に出会うと、治療者は気持を揺り動かされ、惹きつけられる。めぐり合ったのだという気がする。」(本書、二一三頁) が目にまぶしい。こころのうぶ毛をなくして久しいすれからしのわたしなどは、忘却してしまい随分になる実にフレッシュな感覚です。しかしながら、やはり初心忘るべからず、こうした初々しさを忘れてはいけないのでしょうね。

次の「二者関係への埋没」「『裏返し』の病理」は、なるほどと思わせる説得力に満ちている。ここには、「こういう患者の病理に、『やくざの背広』というニックネームをつけている」(本書、二一七頁) という秀逸な表現も出てきて、思わずニヤリとさせられます。

さらに、「治療者の困惑」「生身の露呈」「どうすることもできない」「『裏返し』になる治療者」と論が進んで、成田先生の次の言葉で本章が終わる。ナイーブな善意が生み出す悲劇の全貌を俯瞰し解析して余すところない、ほろ苦い真実を記した箴言である。


「さきほどの治療者の感情の変遷を示した表1の一番上『力になってやりたい、助けてやりたい』というところと、一番下『悪いのはやはりおまえだ、おまえのような人間は皆に見捨てられて当然だ』というところを見較べていただきたい。まさしく治療者は『助けてくれるやさしい人物』から『攻撃し見捨てる恐ろしい人物』へと変わっている。患者の恐れ (予測) が適中してしまうのである。」(本書、二二二頁)

続く二章は、前に示された事態への処方箋、「どうかかわるか　治療者が『裏返し』にならぬために」が懇切丁寧に示される。初めに、「これらの点は私がスーパービジョンでしばしば指摘する点であり、私自身の自戒でもある」という但し書きがあり、読者は襟を正して活字を追うことになる。

第一節は、「治療という仕事の責任を患者と分担する」。冒頭は、「治療者がひとりで患者を抱えこもうとしないで、治療の仕事をできるだけ患者にも分担してもらう」(本書、二二二頁) で始まる。これは境界例に限らず精神障害の治療で常に正しい姿勢であるし、とくに「自分作り」の色彩が濃いパーソナリティ障害の治療では、なおさら大切な指摘といえるだろう。そして、治療者が「納得がいかないところを不思議がるようにする」大切さが説かれ、「どういうところを不思議がるかに治療者の治療観、人間観、ひいては文化の影響があらわれる」と続く（本書、二二一-二二二頁）。この部分の記載も、境界例の精神療法に限らない大切な内容であり、読者の皆さまにおかれましては是非原文にあたってください。この節は、以下の記述で終わる。

「精神療法過程の中での治療者の問いかけは、患者の外側からでなく内側からなされることが望ましい。治療者は我が身を患者に重ね合わせ、患者自身が（患者の観察自我が）かくも問うであろうという風に問いかけるのがよいと思われる。」（本書、二二三頁）

この指摘もまた、すべての精神療法において重要な内容である。そしてわたしの印象では、この姿勢は認知行動療法的アプローチとの共通性も高いように感じられる。

次いで、「第三者の眼を治療者の中に育てる」「困ったときは正直に言う」と続く。ここに出てくる、「治療者は自分の中の陰性感情を認め、少なくとも心の中のこととしてそれを許容しておくことが必要である。そして治療者としての困惑をときには患者に正直に伝えるのがよい」（二二四頁）は、わたしの乏しい臨床経験からも正しく大切な治療姿勢である。少なくとも治療者は、自分の持ち札の中にこうしたオプションも持っていることが望ましい。

続く最後は、「それであなたはどうするつもりですか？」。大変説得力があり成田先生の心境の変化もうかがわれる一節を、以下引用させていただきますね。

『どうしてよいかわからない、どうすることもできない』という患者に対して、たとえすぐには口に出さぬまでも『それではあなたはどうするつもりですか？』と思いつつ会うことにした。そうしてみると、それまで患者の問題行動としてしか見えていなかったことが、無力感に対処しようとする患者なりの努力、工夫であることが認められるようになってきた。つまり行動化のもつ適応的側面が評価できるようになってきた。それ以前は、患者に工夫する能力がないものと思い込み、『治療者たる自分は患者にどうしてやることができるのか？』と強迫的に自問していたことに気づいた。治療者はいかに患者に共感しようと患者自身ではないから、患者の状況や運命を患者になりかわってどうしてやることもできはしない。だからどうしてよいかわからなくなり、どうすることもできないという気持になる。『あなたはどうするつもりですか？』と問えば、それに答えて患者の方が考えなければならなくなる。つまり治療という共同の仕事の中での患者の分担がふえることになるが、それが患者の潜在能力を引き出すことにつながることになるのである。」（本書、二二六頁）

ここまでみてきたように、本章「どうかかわるか　治療者が『裏返し』にならぬために」で論じられている内容は、実はすべての精神療法で当てはまるものであり、「境界例の病理に合わせて、それを若干修正すればよい」（あるいは「境界例の診療では、当たり前のことが当たり前でなくなりやすいので、注意が必要」）という議論になっているようにも感じられる。成田先生の活眼と豊富な臨床経験が生み出した、コロンブスの卵のような認識と言えるでしょうか。そしてそうだからこそ、次の一文の重みが大きいのであろう。

「『あなたはどうするつもりですか？』……こういう問いは、患者に共感しようと努め、患者の力になってやりたいと願う、そういう積み重ねの中から生じてくる問いでなくてはならない。」（本書、二二六頁）

「境界例と思われる少女とその家族」

成田先生が境界例と関わった際に、家族（とくに母親）との関係が大きな影響を与えた治療経過を扱った論文です。成田先生が家族療法的な治療経験を語っておられる機会が多くない点からみても、興味深くまた貴重な報告である。

ここでは、成田先生と患者の波長合わせがなかなか難渋しているように見受けられ、たとえば「（初診のあとで）A子は『あんな先生はいや。屈辱だ』と泣いていやがった」（本書、二三三頁）、「感情や内的体験を問うと硬い表情で沈黙する」（本書、二四〇頁）といった経過が続く。成田先生にして、こうしたご苦労が時としてあるのだなあと感じられて、このような苦戦がしょっちゅうのわたしは勝手に親近感を覚えさせていただきました。

この治療の推進力の一つは、母親が早くから大きな変化を示したことにある。家族面接が始まってしばらくした時点で、母親が「自分とA子を重ね合わせて語る」ようになり、さらには「これまで忍従してきた祖母（姑）に反発し口論するようになる」という目覚しい変化がみられた（本書、二三三頁）。こうした顕著な変化が迅速に生じた背景には、後に記されているように「治療者への陽性感情」（本書、二四六頁）があったものと思われる。さらに治療に寄与した他の因子としては、成田先生が「父母の仲介者」（本書、二四四頁）の役割をとったこと、そして「自分も姉（A子）も『母原病』であり、別の見方をすれば『姑原病』だ」と喝破する弟の存在も大きかったのであろう。

ちなみに、患者は受診前に「自室へのとじこもりや物品の運び込み」を行っており、成田先生は「A子の症状行動」には「自己境界確立の意味があったのであろう」と書いておられる。わたしはこの見解に賛同するとともに、神田橋條治先生の「自閉療法」を連想しました。

「総合病院におけるリエゾン精神医学の実践」

「わが国における第一世代のリエゾン精神科医」である成田先生が、ご自身の豊富な経験をふまえて詳細に記した「コンサルテーションの留意点」は、啓発効果が極めて大きい優れた内容です。たとえば、以下の一節。

「他科医が器質的疾患はないと診断していてもそれをう呑みにしてはいけない。」（本書、二五七頁）

「報告書は日本語でわかりやすく書く。専門用語や略号の使用は必要最小限とする。精神医学の用語の中には他科医に当惑や恐れを惹き起こすものもあるので慎重に用いる。できるだけ日常の言葉で書く。『被害妄想あり』と書くより『周囲の人たちに意地悪されていると思い込んでいる』と書く。患者の言葉を入れて書くとよい。事実を書き、深層解釈は差し控える。その報告書を主治医が患者に読んできかせられる（それに近づける）ように書く。」（本書、二五八頁）

「報告書あるいはカルテに次にいつ来診するかを明記するとともに、緊急事態の際のコンサルタントへの連絡方法を明記しておく。」（本書、二五八頁）

加えて「コンサルテーションとリエゾンの実例」に出てくる四症例での対応の素晴らしさについては、すでに総論で触れました。読者の皆さまにおかれましては、是非原文にあたって「これぞ、コンサルテーション・リエゾンの真髄！」という見事な記録を満喫なさってください。

「心身症の心理治療的側面」

本論文では、多彩な身体症状を呈した女性症例の詳細な治療報告が、読者を様々に教示し刺激してくれる。患者は当初、「父親に深く同一化し、父親の価値観や生き方をほぼそのまま取り入れて」いたが、面接を通して徐々に父娘関係に変化が生じて身体症状も改善した。最終的には、「父が私の側にいたがるが、私も一人でいたい。放っておいてと言いたくなる」（本書、二七五頁）など父親批判がしっかり語られるようになった。また「小さいころから『ここに自分がある』という感覚がない」（本書、二七五頁）という、自己同一性のテーマも面接で扱われている。

治療の途中で、次のようなやり取りがある。

「治療者が『身体の出しているメッセージをすこし聞けるようになったの？』と問うと、『今まで身体がだるいとは思わなかった。まだいけると思って休む気持になれなかった』という。」（本書、二七四頁）

ここで、成田先生が試みておられる「身体の出しているメッセージを聞く」態度の育成が、心身症のみならず多くの精神障害の治療における重要なポイントの一つであることは言を俟たないであろう。

「分裂病者と会うときに」

本論と接する読者は、冒頭の一節「精神科医になって二十数年、数多くの分裂病者に会ってきたが、今まで分裂病について何一つ書いたことがない」を読んで、驚かれるのではあるまいか。そう、実に意外なことに成田先生は統合失調症について、あまり書き記しておられないようなのである。そして、それ故に本論文の価値はすこぶる大きい。

成田先生ご自身が後書で記しておられるように、土居健郎・中井久夫・神田橋條治先生らのお仕事のエッセンスが、十分消化された形であちらこちらで姿をみせている。加えて、新海安彦・松尾正先生や生活臨床の業績なども垣間見えるように感じられる。読者の皆さまにおかれては、統合失調症に関する我が国独自の臨床研究をふまえた本論文をたっぷりとご賞味ください。また、土居先生以下の業績を詳しくご存じない方は是非原典にあたられますように。

「若者の精神病理　ここ二十年の特徴と変化」

個人的な感慨の表出になってしまい恐縮ですが、わたしは「若者の精神病理」論の類にかなり強い苦手意識、アレルギーを持っています。その理由の一つは、多くの「若者の精神病理」論が十分な論拠が示されない中で粗い類推を行っていること、そして論者自身がその粗雑な論理構成を十分自覚していないように記されている点にあります。すなわち、「どういう根拠を基に論をすすめているのか」が明らかにされないまま、雑駁な「印象」に基づいて自説が声高に勇ましく語られる機会などが少なくないように見受けられる。たとえば、「精神科を受診する若者」の割合が時代と共に大きく変化している事実や、「若い頃の自分や自分の周囲にいた青年期の人」のさまざまなバイアスを無視して、「昨今の差異」が大胆に語られることも稀ではありません。こうした威勢のよい無鉄砲な論述と接すると、眉に唾をつけて頁を閉じたくなる誘惑に駆られてしまいがちです。

その点、本論文での成田先生はさすがに抜かりがなく、安心して論を拝聴し学ぶことができる。

一例をあげれば、冒頭で紹介される所見の根拠が「精神科に受診する青年期患者の実態を、一九八八年とその十年前の一九七八年で比較してみた」と明記されています。それ故に、そこで紹介される「①女性患者が著しく増加した。②行動障害の患者が増加した。③強迫的性格をもつ患者が増加した。④『怖い』と訴える患者が増えた」（本書、二九三－二九四頁）という要約に納得することができる。また、その結果を基にした「現代の青年期患者の人格構造」論（本書、二九四頁）に説得力が生じます。

そして、「その後すでに十年以上たった」時点での新たな考察にも、「この間とくに調査はしていないけれども、臨床家としての印象」という留保が明記されている。そのため、読者は安心してその「臨床家としての印象」を読み進むことができる。そして、その「印象」の要約は「①『怖い』という訴えよりもむしろ『むかつく』という表現が増えた。②解離、とくに解離性同一障害と診断せざるをえない患者がぼつぼつみられるようになった。③自らトラウマとか外傷という言葉を用いて自分の現状を説明しようとする患者が出現してきた」（本書、二九七－三〇〇頁）となっている。

ここでの指摘内容は、多くの臨床家が賛意を表するところだろう。そしてまた、「外傷論、虐待原因説、アダルト・チルドレン、PTSDといった、いわば他罰的な診断名が世に広く流布し、あたかも流行のごとく用いられていることについては多少の反省が必要」（本書、三〇二頁）という主張にも、諸手をあげて賛成する臨床家が多いことは間違いない。

こうした事情がある故に、成田先生が結論として述べている次の内容の説得力は大きい。

「思春期・青年期患者の精神病理についてここ二十年ばかりの特徴とその変化を見てきた。あえて簡単にまとめると、

①女性患者の増加
②精神内界の葛藤から外界の行動へ
③『恥ずかしい』から『怖い』へ、さらに『むかつく』と『きれる』へ
④人格の統合の努力からその放棄へ
⑤自罰から他罰へ

といった方向性があるように思う。いましばらくはこの方向への変化が続くのではないか。」（本書、三〇三頁）

＊

成田先生の長年にわたる類稀な臨床研究の営みが結実した本書は、わたしたち臨床家の精神の礎となり魂の核となってくれる珠玉の古典である。いつ難破するとも限らない波間に漂う小船のようなわたしたち実務家にとって、頼りがいのある灯台となり母港となってくれるだろう。日々涯なく続く六道の遊行のごとき臨床の中で、ふと気がつけば眉間にしわを寄せ背を丸めて長大息を吐き、ともすれば酒精に手をのばして一時の慰めを

求めようとしている自分がいる。心身がこわばりあえいでいるわたしに、新鮮な空気と燦光を届けてくれる蘇生の触媒がこの論文集《アンソロジー》だ。疲弊にくるまれて喪志の兆しを意識しながらも次の一歩を踏み出そうとする際に、わたしの掌中にあり持ち重りする珠がこの本である。成田先生と母国語で対話できるかけがえのない幸せを、たった今もわたしが感じている所以です。

［著者略歴］

成田　善弘
（なりた・よしひろ）

1941年　名古屋市に生まれる
1966年　名古屋大学医学部卒業
1967年　名古屋大学医学部精神医学教室入局　副手
1970年　愛知県立城山病院　医員
1971年　名古屋大学医学部精神医学教室　助手
1978年　社会保険中京病院精神科　部長
1994年　椙山女学園大学人間関係学部　教授
2002年　桜クリニック嘱託（2011年まで）
2003年　大阪市立大学大学院生活科学研究科　特任教授
（2010年まで）
2011年　成田心理療法研究室
現在に至る

著書

「精神療法の第一歩」診療新社，1981年
（新訂増補版，金剛出版，2007年）
「心身症と心身医学」岩波書店，1986年（新装版，1999年）
「青年期境界例」金剛出版，1989年（改訂増補版，2004年）
「精神療法の技法論」金剛出版，1999年
「強迫性障害」医学書院，2002年
「精神療法家の仕事」金剛出版，2003年
「セラピストのための面接技法」金剛出版，2003年
「贈り物の心理学」名古屋大学出版会，2003年
「治療関係と面接」金剛出版，2005年
「精神療法面接の多面性」金剛出版，2010年
「精神療法を学ぶ」中山書店，2011年

精神療法《せいしんりょうほう》の深《ふか》さ
成田善弘セレクション

二〇一二年六月一〇日　印刷
二〇一二年六月二〇日　発行

著　者　成田 善弘
発行者　立石 正信
印刷・製本　三協美術印刷
発行所　株式会社 金剛出版
〒112-0005
東京都文京区水道一-五-一六
電話　〇三-三八一五-六六六一
振替　00120-6-34848

ISBN978-4-7724-1253-7 C3011